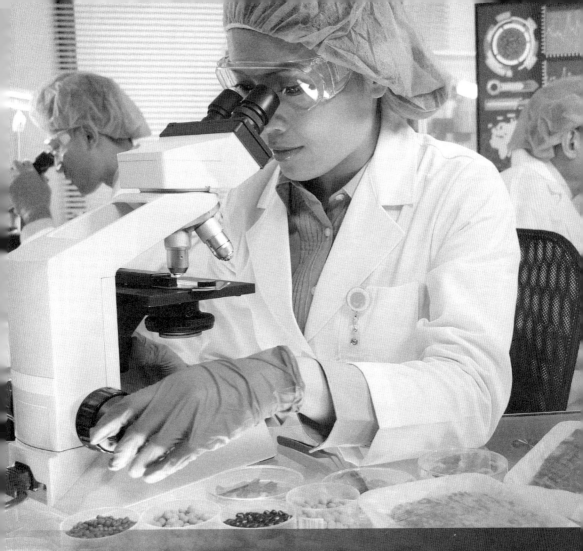

# 海峽兩岸食品安全
## 比較研究

梁文慧 李嵩義 著

巨流圖書公司印行

# 海峽兩岸食品安全比較研究

國家圖書館出版品預行編目（CIP）資料

海峽兩岸食品安全比較研究 / 梁文慧, 李嵩義著.
-- 初版. -- 高雄市：巨流圖書股份有限公司,
2022. 05
　面； 公分
ISBN 978-957-732-661-4(平裝)

1.CST: 食品衛生管理 2.CST: 比較研究

412.25　　　　　　　　　　　　　　　111006222

| | |
|---|---|
| 著　　　者 | 梁文慧、李嵩義 |
| 發 行 人 | 楊曉華 |
| 總 編 輯 | 蔡國彬 |
| 出　　　版 | 巨流圖書股份有限公司 |
| | 802019高雄市苓雅區五福一路57號2樓之2 |
| | 電話：07-2265267 |
| | 傳真：07-2264697 |
| | e-mail: chuliu@liwen.com.tw |
| | 網址：http://www.liwen.com.tw |
| 編 輯 部 | 100003臺北市中正區重慶南路一段57號10樓之12 |
| | 電話：02-29229075 |
| | 傳真：02-29220464 |
| 郵 撥 帳 號 | 01002323 巨流圖書股份有限公司 |
| | 購書專線：07-2265267轉236 |
| 法 律 顧 問 | 林廷隆律師 |
| | 電話：02-29658212 |
| 出版登記證 | 局版台業字第 1045 號 |

ISBN 978-957-732-661-4（平裝）
初版一刷·2022年05月

定價：500 元

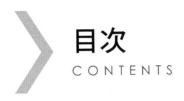

目次
CONTENTS

# 表次
CONTENTS

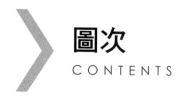

# 圖次
## CONTENTS

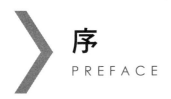

## 序

PREFACE

# 壹 》 研究的背景

　　過去二十年來，廣泛的食品安全醜聞以及爆發食品和食源性引發的疾病，已帶來全球性隱憂，但也引起消費者和食品管理當局對食品安全的關切與注意。因此，食品安全問題已成為目前社會中有關人們健康的全球性議題。現代人對食物的要求，不只是美味、好吃，更希望健康、養生、天然。最近爆發的黑心食品事件已使得社會大眾更加關注食品安全議題。近年來海峽兩岸的食品安全風暴越演越烈，消費者除了憂慮自己吃進嘴巴裡的食物是否安全，理應扮演把關防護傘角色的認證機制屢屢失靈，甚至傳統食品大廠也跟著淪陷，疑慮與不信任的惡性循環因此越來越嚴重。

　　人類為維持生命及追求健康生活，須從衛生及安全食品中攝取適當營養，才能讓人食得安心。反之，攝取不安全食品，可能因為食品受到環境或加工製造汙染，亦或受非法不當添加物影響，如此不僅危害人體健康，而且造成身體不適或中毒，甚至嚴重造成死亡，故食品安全是人們更應關注和重視之問題。台灣在 2011 年和 2013 年遭受兩次嚴重的食品安全醜聞後，台灣消費者對食品安全問題已顯現出擔憂和疑慮之態度。根據世界衛生組織（World Health Organization, WHO）公布，在工業化國家中，罹患食源性疾病（foodborne illness）者，占總人口 30%，例如美國 2007 年統計，每年約 7,600 萬 325,000 人次住院，5,000 人死亡情況發生（尤子彥，2012）。黃顗倫、吳國龍、侯正裕與黃錦川（2013）認為食品安全問題至今不僅是區域性、國內性，而是跨越國界擴展至全球性問題，其影響範圍涵蓋整個食物供應鏈。另高蓓蓓（2010）亦指出食品流通性是跨越國界，可導致一個國家或

地區所生產食品,一旦遭受到汙染同時波及、威脅其他消費國家,甚至影響全世界消費者健康及生命安全。因此,食品安全是一個全球性公共衛生及安全問題,受到食品全球化衝擊,不僅是食品汙染源擴散,民眾健康需要醫療救護,而致使醫療費用龐大支出及產業生產力下降,亦使各國經濟貿易損失,且破壞國際形象。

主要發達國家,以歐盟為例,歐盟從每個會員國有著自己一套的食品安全法規,到 1997 年開始制定出全體會員國都要共同遵守的《歐盟食品法規一般原則綠皮書》(*Green Paper on the Principle of Food Law in the European Union*),2000 年發布的《食品安全白皮書》(*European Commission White Paper on Food Safety*),不論會員國或非會員國,只要你有食品要在歐盟境內流通都必須依照它的規範,2002 年實施新的食品及飼料快速預警系統(Rapid Alert System for Foodand Feed, RASFF),對於歐盟會員國與第三方國家的食品與飼料安全有效地監測預警,2005 年成立歐洲食品安全管理局(European Food Safety Authority, EFSA),負責歐盟境內外所有食品相關事務和監督食品鏈的安全,2006 年起實施《歐盟食品及飼料安全管理法》(Regulation〔EC〕No 183/2005 of The European Parliament and of The Council of 12 January 2005 laying down requirements for feed hygiene)將整個食物鏈納入食品安全之內,以及提高動物的福利。

因此,澳門特區政府為了達成上述之目的必須詳細規劃完整的食品安全政策規劃,以實現並提高澳門民眾食品安全的認知及意識之目標。

# 貳 » 目的和意義

澳門近年發展迅速,國際貿易日趨頻繁,幾乎所有的食品皆是從外地進品,而食品是人類賴以生存的重要基礎,食品的安全與否不僅涉及人類的身體健康和生命安全,也影響了國家及社會的穩定與發展。隨著經濟全球化和食品工業的進步,國際上的食品貿易迅速發展,同時為人類帶來了更多食品

安全的風險，因此，與食品貿易及食品安全相關的風險管理措施，逐漸受到世界各國政府的重視。近年來食品安全相關問題層出不窮，如狂牛病，食品安全管理已受到各國政府及社會大眾的高度重視。是故，建立食品安全管理體系、確實執行食品的安全管理已成為世界各國所須面對之重大議題。

在此之際，進行中國大陸、台灣、香港及澳門四地食品安全（以下簡稱海峽兩岸）比較研究自有其時代性意義。本研究的目的及意義敘述如下：

## 一、目的

（1）了解主要發達國家食品安全的政策規劃。

（2）比較當前海峽兩岸食品安全的政策方向與實際成效。

（3）調查影響澳門民眾食品安全認知的重要因素。

（4）探究提升澳門民眾食品安全意識的務實做法。

（5）建構出澳門特區政府對於食品安全的具體建議。

## 二、意義

本研究及實務意義乃在於：（1）增加對主要發達國家及比較海峽兩岸在食品安全法規及政策之取向及成效分析以強化相關澳門對於食品安全文獻的補強；（2）具體提出引導澳門特區政府規劃高標準的食品安全衛生的政策方向及務實作法；（3）有效提升澳門民眾對於食品安全的認知及意識。

該專著的出版，感謝澳門基金會的部分研究資助。作者自 2006 年起針對海峽兩岸議題曾有多項研究成果出版發行，如〈海峽兩岸成人學習者境外學習偏好〉、〈境外學習態度與體驗學習之比較研究〉（2013）；〈澳門持續教育創新發展策略與保障體系〉（2011）；〈中港澳台大學成人網路自我調控學習素養之分析比較〉（2010）以及〈中港澳台大學發展持續教育合作之評估研究〉（2006）等。

「吾生也有涯，而生也無涯」，作者所做的研究目前還只是冰山之一角，這一宏大的課題還需要澳門教育界和文化界的有識之士在漫長的探索中

完成，「路漫漫其修遠兮，覓仁人志士共探索」。本書僅是作者在比較研究領域的一次嘗試，由於時間和水準有限，書中錯誤和不足之處在所難免，懇請讀者批評指正，以使我們不斷進步，您們的建議就是我不斷創作的動力。

　　最後，也是最重要的，這是對李嵩義博士的緬懷。

梁文慧謹識

於澳門科技大學

2022 年 5 月

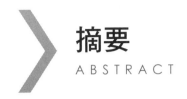

# 摘要

ABSTRACT

　　近年來國內外食品安全事件風波不斷，食品安全問題已成為大眾最關心的議題，本研究主要是在瞭解海峽兩岸及主要發達國家食品安全政策方向及認知之影響，由此分析澳門食品安全現狀，探究提升澳門民眾食品安全意識的務實做法。本研究之研究目的有：（1）了解主要發達國家食品安全的政策規劃；（2）比較當前海峽兩岸食品安全的政策方向與實際成效；（3）調查影響澳門民眾食品安全認知的重要因素；（4）探究提升澳門民眾食品安全意識的務實做法；（5）建構出澳門特區政府對於食品安全的具體建議。研究方法主要採問卷調查法，以海峽兩岸民眾為問卷調查對象，以分區分層叢集抽樣，四個地區分別抽取中國大陸 1,800 人、香港 300 人，澳門 300 人，台灣 600 人，約共計 3,000 人，作為問卷調查的對象做為研究樣本。問卷所得資料輸入電腦，以電腦統計套裝軟體 SPSS 20.0 for Windows 進行統計分析，包括項目分析、因素分析、信度分析、次數分配、平均數、標準差、百分比、t 檢定、單因子變異數分析等統計方法加以處理。

　　在主要國家可借鑑之處：歐盟採取風險分析作為食品安全的管理方法，並援引嚴謹的「預防原則」作為指導方針，會員國的食品安全法規，主要有《歐盟食品法規一般原則綠皮書》、《食品安全白皮書》、《歐盟食品及飼料安全管理法》將整個食物鏈納入食品安全之內，以及提高動物的福利。日本對於食品安全監管的組織運作架構、分級監管、品質安全認證與實施要點等皆有嚴格規定。台灣食品安全監管體系相對中國大陸而言比較完善，在監管體制、具體制度、社會監督及責任追究等方面的經驗值得借鑑。香港食品安全監管的體制和監管制度，如建立職能相對集中的監管體系、建立風險分析體系建立統一的食品安全法律法規體系、建立社會共同參與的食品安全治

理體系等。本研究亦採實證問卷調查，調查海峽兩岸民眾對於食品安全認知、態度與行為的差異性。最後，本研究的發現與結論，提出有關對澳門政府、高校、民眾之食品安全具體建議，以及作為未來進一步研究之參考。

關鍵字：海峽兩岸、食品安全、食品安全認知、食品安全態度、食品安全行為

# ○ 第一章·緒論

　　隨著全世界經濟的起飛，改變了台灣的社會結構，由農業社會轉變成忙碌的工商社會，生活形態的改變，現代的婦女大量投入社會工作，單身人口的增加改變了以前的飲食習慣，使得在家中烹調的家庭減少，加上離鄉背井求學與求職經商的人口明顯增加，出現了偏愛方便又節省時間的外食族，取代親自料理的習慣（Käferstein, Motarjemi, & Bettcher, 1997）。根據徐仁全（2007）所作的外食人口大調查顯示：台灣人外食比例已超過七成，達70.2%，一週內回答 7 天在外用餐的比例更高達 19.3%，以年齡來看，受訪者中特別是 20-29 歲的受訪者有超過三成五標示天天外食，顯示外食主力就是這群年輕學生和社會新鮮人及年輕的上班族群。教育部（2014）指出2013／2014 學年全國學生人數總共 1,345,973 人，而宿舍住宿人數為276,669 人。而根據 2011 年「臺灣民眾營養健康狀況變遷調查結果」顯示：高中生平均每天中有 1.9 次的用餐次數是屬於外食；更進一步看，一天之中，至少有一餐（含）以上為外食的人口比例，高達 89.3%；至少有兩餐（含）以上者為 48.3%，這些莘莘學子也正是龐大外食商機的客群（衛生福利部食品藥物署，2011）。

　　在經濟部統計處（2014）統計資料上顯示 2013／2014 學年餐飲業營業額為 4,007 億元，2014 年 6 月為止，累計較上年同期增加 4.7%的營業額，可以預測餐飲業會因為外食人口的逐年增加而成長，尤其是近幾年開放中國大陸人士來台旅遊，據交通部觀光局將使得餐飲業更加的蓬勃發展。影響消費者外食次數的原因有三：關心食品安全問題、對食品安全的觀點、有食品中毒經驗者（Knight, Worosz, & Todd, 2009）。當消費者決定外食的時候，他們就會認為比起食物供應形態、服務、地點和價格來說，衛生標準是最重要的（Worsfold, 2006）。美國人對於選擇異國餐廳外食時，餐廳廚房的乾淨度是首要條件（Lee, Niode, Simonne, & Bruhn, 2012）。在餐飲機構中不包括不當的食物溫度、不良的個人衛生、遭受汙染的食物和水，這些引起食源性疾病的事件不斷地發生在已開發國家和未開發的國家（Buchholz, Run,

Kool, Fielding, & Mascola, 2002; Irwin, Ballard, Grendon, & Kobayashi, 1989）。

台灣令人印象深刻的食安事件從 1979 年米糠油多氯聯苯事件、1982 年鎘米事件、1986 年綠牡蠣事件、1980 年代末餿水油事件、2013 年毒澱粉和胖達人手感烘焙摻入香精事件，以及 2014 年又再度爆發劣質豬油流竄全台，供應許多食品大廠和知名廠商食品製造原料用油，再度引發嚴重的食品安全問題，突顯出政府在食品安全管理上的漏洞、執行上的疏失和黑心商人的心態導致人民人心惶惶，健康遭受危害。儘管外食能夠滿足每一個人不同的需求，但重要的是提供食物給消費者不論是生產者、食品製造商或是餐廳，這個從農田到餐桌的整個供應鏈都有責任提供最安全的食物給消費者。

每年在美國，每三個人中可能就有一個人受到食源性疾病的影響，而且比例還在持續上升中，原因是畜產製品工業的明顯改變，大量的食品加工和銷售，全球貿易的頻繁和觀光業的發達（Sharif & Al-Malki, 2010）帶給人類另一項前所未有的食品安全管理的新挑戰。

世界衛生組織將食品安全風險的管制及管理功能分為風險評估、風險管理及風險溝通，其中風險溝通包含了執行方案的評估及選擇、執行方案、監督及檢查等（王宏文，2014）。

本研究主要是在瞭解海峽兩岸及主要發達國家食品安全政策方向及認知之影響，由此分析澳門食品安全現狀，探究提升澳門民眾食品安全意識的務實做法。本章針對背景與動機、目的、問題、範圍及重要名詞釋義進行說明。

## 第一節　研究背景與動機

過去十年來，廣泛的食品安全醜聞以及暴發食品和食源性引發的疾病，已帶來全球之隱憂。Röhr 等（2005）也指出食品安全與品質在近十年來已日趨重要且受到消費者之重視而成為熱門話題。同時引起消費者和食品管理

當局對食品安全的關切與注意。多數工業化國家之消費者也變得越來越關心與消費者飲食有關的健康問題（Smed & Jensen, 2005）。不斷檢出的食品添加物違規使用案例顯示，食品添加物充斥在大部分食品中，常常讓消費者長時間不知不覺的攝取，總是在造成重大健康危害才給予重視與檢討，而檢討聲音也常在事件過後就銷聲匿跡，不知情的消費者仍然還是處於危險的環境下。食品添加物的正面與反面資訊對消費者是有用的，因此，消費者如何判斷那些是有用的資訊，相信對於消費者的食品選擇有相當大的影響（Keiko, Junyi, & Tatsuyoshi, 2010）。

Smith 與 Riethmuller（1999）針對日本及澳洲消費者加以研究並發現，消費者對於食品品質的擔心包括下列幾點：細菌汙染、化學物質殘留、輻射性食品、抗生素的使用。由此可知，食品安全議題早已席捲全球並受到產官學界及社會大眾的注意與重視。

再者由於社會型態轉變，所得增加和民眾的生活水準提升。現代人對食物的要求，不只是美味、好吃，更希望健康、養生、天然。因此，食品消費也由對「量」的需求，轉變成對「質」的要求（吳佳靜，2000）。

然而，近年中國大陸卻發生了多起重大食品安全事故，大多與添加有害物質密切相關。如 2005 年爆發的「蘇丹紅事件」。「蘇丹紅」是一種化學染色劑，主要用於石油、機油及其他工業溶劑中，以使其增色、增光。2005 年 2 月，中國大陸政府查出包含肯德基、麥當勞等知名企業產品中，調味包均添加「蘇丹紅一號」，引發消費者信心危機。同年 6 月，又有所謂「孔雀石綠事件」。英國食品標準局在英國超市出售的鮭魚體內，發現對人體有極大副作用的化學製劑「孔雀石綠」，於是通報歐洲所有國家的食品安全機構。中國大陸政府下令清查，發現河南、湖北、四川、福建、江西、安徽、廣東多處水產養殖業違法使用「孔雀石綠」，除由農業部辦公廳下發〈關於組織查處「孔雀石綠」等禁用獸藥的緊急通知〉外，並一度全面禁止所有淡水魚出口到香港。這些食品安全事件的爆發，不僅損害消費者權益、引起大眾對進用食品的恐慌，也降低了民眾對政府食品監管的信心。

由此可見，食品安全所產生之問題不僅對消費者個體產生危害，更可能對社會整體產生重大影響，由於食品在生產、處理、零售和最終提供消費者服務的過程中，食品材料在每個階段均可能遭受汙染，此現象讓消費者處於食品所產生疾病的高度威脅中，讓個人與社會負擔更多的額外成本，進而更對食品製造業者和餐飲業者造成衝擊，導致經濟生產力的下降（Bolton et al., 2005）。因此，本研究目標在了解消費者對食品添加物的認知、態度偏向及其食品消費行為等；期待研究結果能提供政府相關單位或食品製造商，作為宣導食品添加物相關安全教育或使用時之參考，以增進消費者對於食品添加物的正確觀念與思考行為，進而提升消費者健康飲食的趨向；公、私部門如政府、食品製造商等應對於食品安全之檢驗更加重視，並提高消費者對於該方面資訊之接收，藉以重拾消費者之信心。

## 第二節　研究目的和意義

澳門近年發展迅速，國際貿易日趨頻繁，幾乎所有的食品皆是從外地進口，而食品是人類賴以生存的重要基礎，食品的安全與否不僅涉及人類的身體健康和生命安全，也影響了國家及社會的穩定與發展。隨著經濟全球化和食品工業的進步，國際上的食品貿易迅速發展，也同時為人類帶來了更多食品安全的風險。因此，與食品貿易及食品安全相關的風險管理措施，逐漸受到世界各國政府的重視。近年來食品安全相關問題層出不窮，如狂牛病，食品安全管理已受到各國政府及社會大眾的高度重視。是故，建立食品安全管理體系、確實執行食品的安全管理已成為世界各國所須面對之重大議題。

在此之際，進行海峽兩岸食品安全比較研究自有其時代性意義。本課題研究的目的及意義敘述如下：

本研究之研究目的：

一、瞭解主要發達國家食品安全的政策規劃；
二、比較當前海峽兩岸食品安全的政策方向與實際成效；
三、調查影響澳門民眾食品安全認知的重要因素；

四、探究提升澳門民眾食品安全意識的務實做法；

五、建構出澳門特區政府對於食品安全的具體建議。

研究意義：

一、增加對主要發達國家及海峽兩岸，比較在食品安全法規及政策之取
　　向及成效分析，以強化相關澳門對於食品安全文獻的補強；

二、具體提出引導澳門特區政府規劃高標準的食品安全衛生的政策方向
　　及務實做法；

三、有效提升澳門民眾對於食品安全的認知和意識。

## 第三節　名詞定義

### 一、食品添加物

　　食品添加物為：「食品之製造、加工、調配、包裝、運送、貯存等過程
中用以著色、調味、防腐、漂白、乳化、增加香味、安定品質、促進發酵、
增加稠度、增加營養、防止氧化或其他用途而添加或接觸於食品之物質」
（行政院衛生署，2009a）。本研究考慮食品添加物之種類眾多，乃以目前
衛生署重點稽查抽驗之食品添加物為研究範圍，主要包括防腐劑、殺菌劑、
保色劑、調味劑、漂白劑、色素等。

### 二、食品添加物認知

　　本研究食品添加物認知面向，包含食品衛生管理之認知、使用食品範圍
及限量標準之認知、食品添加物安全性之認知。並以五點量表「非常認
同」、「認同」、「沒意見」、「不認同」、「非常不認同」，分別給予5.
4.3.2.1分來測量消費者態度對於有安全疑慮食品安全之取認知。

### 三、食品添加物態度

　　態度係指個人對某些個體或觀念，一種持久性的喜歡或不喜歡的認知評
價、情緒感覺及行動方向（Kotler, 1993）。本研究食品添加物之態度面

向，包含對《食品安全衛生管理法》之態度、對食品添加物使用食品範圍及限量標準之態度、對食品添加物安全性之態度。並以五點量表「非常認同」、「認同」、「沒意見」、「不認同」、「非常不認同」，分別給予5.4.3.2.1分來測量消費者態度對於有安全疑慮食品安全態度之取向。

## 四、食品消費行為

本研究之食品消費行為定義「為當消費者面對食品添加物議題時所表現之食品消費行為」。題項依據受試者在「食品消費行為」分量表上的得分越高，表示越能了解於食品安全的行為表現，並以五點量表「非常符合」、「符合」、「不知道」、「不符合」、「非常不符合」五個選項，分別給予5.4.3.2.1分，反向題則分別給予1.2.3.4.5分，來測量消費者是否符合題項中之食品添加物消費行為。

## 第四節　研究範圍與限制

基於上述研究動機及為達成研究目的，本研究範圍與限制如下：

# 壹 》 研究範圍

## 一、研究地區

選取中國大陸、台灣、香港及澳門（依首字筆劃數排列）全職學生及在職學習的成人學習者為範圍。

## 二、研究對象

本研究以中台港澳四地的一般民眾為研究對象。對於其他地區的對象並未在本研究範圍內，因此在研究的推論及解釋上要相當謹慎。

## 三、研究時間

本研究於2016年1月進行研究計畫案，預計以24個月時間研究，而於

2019 年 9 月完成修訂。

# 貳 》 研究限制

　　本研究以中台港澳四地的民眾為研究主體進行研究，有以下幾點的研究限制：

## 一、研究對象

　　研究的對象為中、台、港、澳之民眾，然而中國大陸幅員廣大，相較之下，台、港、澳實無法與之相比，所以在選擇調查對象時，無法遍及中國大陸各地區，僅能以較有代表性的機構來選取對象，而在台、港、澳方面，雖然在地區面積較小，但其參與的比例也無法一致，除受限於研究的區域有較大的差異外，中、台、港、澳四地本身人口數不同、幅員大小不同等因素也有很大差異，再加上研究時間與經費的限制，因此本研究無法參照一定的比例來進行研究，此為本研究的限制之一。

## 二、研究方法

　　本研究採問卷調查法進行，唯海峽兩岸的文化民情各異，且研究的屬性不同，加上跨地區，時間安排不易；為了順利完成研究資料的完整，免於時間安排的限制，因此在使用研究方式上採用因地制宜的方式。雖然無法完全一致，然而在研究對象的時間安排上卻較為順利，也較能得到較準確的研究資料，這也是本研究在研究方法上的限制。

# 第二章 · 文獻綜述

本章將探討海峽兩岸食品安全之政策及實務做法，本章將對其相關理論詳加說明。

## 第一節 食品安全及食品安全認知

## 壹 》 食品安全認知

食品消費是人類最基本的消費活動之一，因此享用安全的食品也是每個消費者擁有的基本權利（楊正勇、梁文靜，2007）。

所謂「食品安全」，1984 年世界衛生組織（WHO）的解釋是將其定義為：「生產、加工、儲存、分配和製作食品過程中確保食品安全可靠、有益於健康並且適合人們消費的種種必要條件和措施」（林銀鳳，2010）。張凱斐（2011）指出食品安全乃指可以提供人類健康之食品。陳政忻（2011）將食品安全問題定義為食品本身對食品消費者的安全性。及至 1996 年，世界衛生組織將食品安全定義更新為：「對食品按其原定義進行製作並食用時不會使消費者受害的一種擔保」（林銀鳳，2010）。而食品從生產、製造到消費者購買後，均必須確保食品係在安全及衛生之情況。因此食品安全是指食物從生長、加工製造到民眾飲食消費過程，須確保食品的安全及衛生（吳錚，2018）。食品供應過程中，從生產到消費，基於科學原理之必要措施，以確保每個階段食品安全（農林水産省、厚生労働省，2005）。

認知（cognition）為個體經由意識活動對周遭事物認識與理解的心理歷程，舉凡知覺、記憶、想像、辨認、思考、推理、判斷、創造等複雜心理活動（張春興，1989）。鍾聖校（1990）將認知定義區分為狹義及廣義二種：狹義認知解釋為認識或知道，屬於智慧活動之最底層，僅需知道有該訊息存在即可；而廣義認知則為所有形式之認識作用，包含感覺、記憶、推論、知覺、計劃、決定、注意、問題解決及思想的溝通等。謝淑芬（1994）則將認

知定義是指對人對事物所持信念、評價或意見，而此信念、評價所依賴基礎，是在某特定時刻、某個個體知覺為事實的有形證據，即認知是指知識的獲得與使用（鄭麗玉，1993）。而 Kotler（2000）認為認知係指一個人選擇、組織與解釋外來資訊，以產生其內心有意義的過程。

許家祥、孔方正、張倩華與王翊安（2010）則認為認知是一種過程，經過感官刺激、注意、辨識、認知的過程，最後進入記憶中形成認知，將接收到的刺激或訊息組織或整合，轉化成為對事物的看法，並做儲存及應用，所以認知亦是一種知識的獲得。而個體可以對同樣的事物、外界環境等，因不同的外在情境，或個人的特性與內在因素影響而產生不一樣的認知，及不一樣的行為。

隨著近年來市場經濟的發展與國際食品貿易的增加，中國大陸食品安全議題越加複雜；食品生產源：包括種植、養殖汙染，以及不法食品生產業者人為汙染問題日趨嚴重。自 2004 年安徽阜陽爆發「假奶粉事件」後，中國大陸政府曾多次召開會議研究食品安全工作，國務院並於 2004 年 9 月下發〈國務院關於進一步加強食品安全工作的決定〉，對食品安全監督管理體制進行重大調整（繆永東，2007）。雖然如此，但因食品安全監管體制的調整是一項極其複雜的工程，儘管近年來中國大陸政府投注較大的心力謀求改善，卻因種種條件的限制，並未能完全達到其預期效果，甚至暴露了一些缺失及弊端。

歐盟食品消費大部分依賴進口，所以歐盟食品安全的標準概念建基於如何保護消費者的健康與利益。因之，歐盟對進口食品之安全標準嚴格控制，其中包括對肉類、水產品及家禽類等，均訂定出安全標準（洪德欽，2011）。同時歐盟食品安全標準並與國際接軌，參加國際食品法典委員會（Codex Alimentarius Commission, CAC/Codex，由聯合國糧農組織〔FAO〕和世界衛生組織〔WHO〕設立）之工作，接受該法典之規定。

其次，國際食品法中所定之食品安全標準乃是就食品全部生產過程至人類食用為止，所涉及各階段與各種層次的安全進行規範（林弈豪，2015）。

這是聯合國糧農組織（Food and Agriculture Organization of the United Nations, FAO）所發展出之國際食品法所支配。

產品客體部分從食品成分認知、食品標示認知、生產者品牌認知及食品標章認知等詳加說明。

## 一、食品成分認知

食品品質構成因素，除新鮮、美味及營養外，更重要者為安全衛生（吳榮傑，2010）。食品安全認知定義是指食物從生長、加工製造到民眾飲食消費過程，須確保食品安全及衛生，其中對食品及食品添加物瞭解、安全性、健康性等知覺、辨認及判斷。本研究定義為民眾對食品安全重視、食品成分、食品標示、食品生產者品牌及食品標章的認識與瞭解。

食品標籤上內容物名稱即為原料或成分，若二種以上混合物時，應依其含量多寡由高至低分別標示之（衛生福利部，2014a）。

政府已強制規範市售包裝食品須於容器或外包裝揭露應標示事項，幫助民眾合理地認識並依需求選擇食品。在 2013 年 6 月 19 日公布修正之《食品安全衛生管理法》規定，以全成分標示可以完善地規範企業在食品添加物標示資訊揭露責任。在飲料中添加檸檬酸調味，須標明成分含有「檸檬酸」，不能僅標示「調味劑」，而添加防腐劑、抗氧化劑及甜味劑食品，亦必須同時標明添加物與其功能，例如防腐劑（苯甲酸），以便消費者瞭解此添加物之作用（吳錚，2018）。

## 二、食品標示認知

根據 79/112/EEC 號指令，食品標示與不得以下列方式誤導消費者使購買之：

（1）以標示食品之特性（characteristics），如性質、成分、保存期限、生產製造方法等。

（2）以食品功能之屬性或該食品不具有之性質。

（3）以食品能產生之特性而建議消費者使用，然事實上類似之食品皆有該特性。舉例言之，禁止歸因於某食品之特性具有預防、治療、治癒之功效或可能性。

以上所述，乃食品禁止標示之原則；另根據同一號指令第三條，食品標示內容須包括下列各項：

（1）產品之銷售名稱

（2）成分表

（3）預先包裝完成之食品之淨量

（4）產品之最短使用期間

（5）保存方式或使用方式

（6）製造者、包裝者及在歐盟經銷者之姓名或公司行號名稱

（7）詳實之地點、來源或省分：如不說明該細節將誤導消費者食品真實的出產地者

（8）使用說明：若缺乏該說明將導致消費者無法恰當使用者

上開各項規定，供歐盟各會員國制定國內法時作為準則。

另 Mahgoub、Lesoli 與 Gobotwang（2007）亦指出食品標籤上資訊是消費者購買主要考量因素之一。食品標示能讓產品製造、加工業者或輸入廠商負起責任，同時食品正確標示可提供食品經銷販賣者、消費者對食品有著正確資訊，給予消費者合理認識和選擇不可或缺的訊息（張正明、蔡中和，2005）。而黃顗倫、吳國龍、侯正裕、黃錦川（2013）認為食品標示成為消費者和食品製成品間重要溝通工具，而讓消費者認識和瞭解食品標示資訊則是一個重要安全及健康問題。

依《食品安全衛生管理法》第三條所稱「標示」，其定義係指「標示於食品、食品添加物、食品用洗潔劑、食品器具、食品容器或包裝上，記載品名或為說明之文字、圖畫、記號或附加之說明書」。《食品安全衛生管理法》第二十二條食品之容器或外包裝，應以中文及通用符號，明顯標示下列事項：（1）品名；（2）內容物名稱：其為二種以上混合物時，應依其含量

多寡由高至低分別標示之；（3）淨重、容量或數量；（4）食品添加物名稱：混合二種以上食品添加物，以功能性命名者，應分別標明添加物名稱；（5）製造廠商或台灣負責廠商名稱、電話號碼及地址；（6）原產地（國）；（7）有效日期；（8）營養標示；（9）含基因改造食品原料；（10）其他經中央主管機關公告之事項。經中央主管機關公告指定須標示製造日期、保存期限或保存條件者，應一併標示之（衛生福利部，2014a）。

行政院衛生署對基因改造食品之管理，依據《食品衛生管理法》研擬了相關法規，包括〈基因改造食品查驗登記辦法〉、〈基因改造食品安全評估方法〉及〈基因改造食品標示辦法〉。促使基因改造食品的標示透明化，讓消費大眾得以清楚明瞭何種食物含有基因改造食品或原料（王裕民，2001）。

首先，在 2001 年 1 月 1 日起推動基因改造食品「自願標示」制度，並於 2003 年 1 月 1 日起針對農產品型態之基因改造作物實施強制標示，2004年 1 月 1 日以基因改造作物為主原料者皆須強制標示，2005 年 1 月 1 日凡加工原料中含有基改作物者，皆需強制標示其為「基因改造（含基因改造）」。換言之，行政院衛生署自 2004 年元月起，黃豆、玉米為主要原料的初級加工食品，如豆腐、豆乾、黃豆蛋白及冷凍玉米等，必須要「強制標示」為基改食品或非基改食品（呂麗蓉、江福松，2006）。

基因改造作物在全球的耕地面積持續增加，因此，各國對基因改造食品的標示均有不同規範。游素玲與黃伯超（2012）認為各國對基因改造食品的管理政策有以下三種：「等同型」認為基因改造食品與一般食品無異，無須標示；「標示型」為顧及民眾知的權利，以基因改造食品標示為主要措施；「預警型」規範基因改造食品標示，而且從農地到餐桌的所有程序均進行嚴格管理。

美國基因改造的食品在組成分與營養等與原來的食品實質上不等同，就必須標示，若實質等同可以自願標示（呂紹凡，2011）。

日本自 2001 年 4 月 1 日起，採取 5%的容許量，部分指定的食品中若含有基因改造成分，就須要標示。針對非基因改造食品則可自願標示（呂紹凡，2011）。

歐盟自 1997 年起即規定所有基因改造食品均須加以標示（包含已無轉殖基因但仍然存在 DNA 或蛋白質物質的產物及所有的添加物和香料）。其後，歐盟又補充規定，食品內含超過 0.9%基因改造成分的加工食品需加以標示（呂紹凡，2011）。

台灣的行政院衛生署於 2001 年 2 月 22 日公告「以基因改造黃豆及基因改造玉米為原料之食品標示事宜」，強制標示品項有：（1）農產品型態之黃豆及玉米，包括黃豆、黃豆粉、玉米、碎（粉）狀玉米；（2）以黃豆、玉米為主原料之初級加工食品，包括豆腐、豆乾、豆漿、豆花、冷凍玉米、罐頭玉米、黃豆蛋白製品；（3）其他較高層次含黃豆、玉米之加工食品（呂紹凡，2011）。

美國屬「等同型」管理政策。基改食品上市採自願諮詢程序，由業者提出食品安全與營養評估報告。基改食品一旦核准上市，無需特別標示，也無常規性抽檢業務（游素玲、黃伯超，2012）。

日本對基改食品採取「標示型」管理政策。政府對於基改食品的安全評估非常重視。對大豆、玉米、馬鈴薯、油菜、棉籽、苜蓿、甜菜和木瓜等八種農產品，以及大豆、玉米、馬鈴薯、苜蓿、甜菜做為主材料的加工食品，具有標示義務（游素玲、黃伯超，2012）。

歐盟對基改產品屬「預警型」的管理政策。標示規定如下：（1）基改農作物或含有基改成分之食品、飼料均需標示；（2）基改大豆、玉米生產的油、及此油炸成的餅均需標示；（3）傳統食品或飼料可能受到基改生物汙染，所以傳統產品中若有基改成分含量超過 0.9%者，應強制標示為基因改造產品；（4）管理法規並未要求使用基改飼料或藥品餵養產出之肉類、奶品及蛋品加以標示（游素玲、黃伯超，2012）。

台灣基因改造食品採「標示型」管理政策，管理品項為黃豆及玉米。食品必須辦理查驗登記，並且需經安全審查評估。採取「強制」及「自願」標示並行。凡超過 5%非刻意混雜容許量之基因改造食品必需明顯標示；非基因改造食品則採自願標示。台灣的大豆、玉米大部分從美國進口，既然美國不標示，台灣也無法標示。所以只要吃沒有標示「非基因改造」即有可能吃到基改食品（游素玲、黃伯超，2012）。

南韓指定產品如基因改造的玉米、黃豆及豆芽均須強制標示，容許量為3%。澳洲及紐西蘭 2000 年 12 月 7 日公告強制標示規月實施，採取 1%的容許量（呂紹凡，2011）。各國政府對於基因改造食品的標示，均有其規定，而中國大陸更是強制要求基因改造食品須詳加標示。食品以基因改造黃豆或玉米為原料，且該原料占最終產品總重量 5%以上，即應標示「基因改造」或「含基因改造」之字樣；反之，以非基因改造之黃豆或玉米為原料之食品，得標示「非基因改造」或「不是基因改造」之字樣。

郭愷琋（2005）認為消費者希望在兼顧基因改造食品的發展下，能夠透過標示瞭解基因改造食品，並希望對於基因改造食品在人類健康與生態環境影響方面能有更深入的瞭解。因此，其研究以苗栗縣國小教師為對象，探討其對於基因改造食品標示的瞭解情形。

此外，國際食品法典委員會針對「預包裝食品標示」、「食品添加劑銷售標示」、「專用膳食預包裝食品標示」等三類食品標示，分別於 1981 到1985 年間以法規訂立詳細之規範。分別為「預包裝食品標示法典通用標準」、「食品添加劑銷售標示法典通用標準」、「專用膳食預包裝食品標示與生明的通用標準」（楊光，2004）。

上列三種食品標示標準，其一般性原則可分為：

（1）說明或表述方式，皆不得有虛假、誤導或欺騙，或可能對其任何方面的特性造成錯誤印象；

（2）文字圖示或其他方式的說明或表述不得直接或間接提起或暗示任何可能與該產品造成混淆的其他產品；也不得誤導購買者與消費者認為此產品與比產品有關聯。

至於上列三種食品標示標準之強制規定項目，以「預包裝食品標示法典通用標準」為例，包含以下各點（楊桂玲、葉雪珠、袁玉偉、張志恒，2009）：

（1）食品名稱：應表明食品之真實性質，而非統稱；
（2）配料清單：除單一成分食品外，配料清單亦應出現於標示上；配清單應冠以恰當之標題，如「配料」；已知食品或配料會導致過敏反應者，應於標示中標明；當食品添加劑使用於食品原料或其他配料上並隨之進入食品時，該殘留物數量明顯，或者數量大到在該食品中實現其技術用途，該食品添加劑就該在配料清單中列出；
（3）淨含量與瀝乾物重；
（4）食品生產者、包裝商、批發商、進口商、出口商、經銷商的姓名和地址；
（5）原產國：若不標明原產國有欺騙或誤導消費者之虞者，應標明之。當一種食品在第二國加工時，該國改變了該食品之性質，該加工國被視為標示之原產國；
（6）批次確認以確認廠商與批號；
（7）日期標記和保存說明；
（8）使用說明。

## 三、生產者品牌認知

品牌是一個名稱、專門術語、標記、符號及設計，或是前述各項的組合，用以辨認一個或一群銷售者的產品或服務，而和競爭者的差異化（Murphy, 1992）。

Loudon 與 Della（1993）提到向良好形象企業進行購買商品決策時，可以降低消費者購買風險。而企業與產品品牌在市場上樹立良好形象，建立信賴感，成為消費者心目中品質保證（曾光華、饒怡雲，2012）。

林隆儀與曾席瑋（2008）研究顯示品牌與企業形象能增加消費者購買意願。許瓊文（2013）報導外食族應多瞭解相關知識，選擇有品牌食材，信譽良好餐廳，可以相對降低本身健康風險。

## 四、食品標章認知

民眾無法經由農產品外觀判斷是否安全，即不能從產品外觀去區隔差異，因此驗證把關標章，發揮其識別意義或功能，且民眾憑藉著產品上合格標章訊息，消費者則可放心安全選購（方雅卉，2015）。

目前常見驗證標章有台灣優良農產品證明標章（Central Authentication Service，簡稱 CAS），係指農產品及其加工品符合優良農產品驗證管理辦法，並經驗證合格者方得使用。以台灣產農產品及其加工品最高品質之代表標章，其特點為原料以台灣產品為主、衛生安全符合要求、品質規格符合標準及包裝標示符合規定；食品良好作業規範（Good Manufacturing Practice，簡稱 GMP），擁有此標章產品，以強化業者自主管理體制，代表製造過程中，加工品質與衛生安全均符合規範，消費者亦能安心食用（衛生福利部食品藥物管理署，2015）。

## 五、食品添加物

FAO/WHO 定義為無論有無營養價值，其本身通常都不當作食品食用，也不當作食品成分，在食品中添加該物質的目的是在於生產、加工、製備、處理、打包、包裝、運輸或保存食品處理過程中技術上（包括影響感官）用途，或希望可（直接或間接）合理成為食品一部分，或其副產品成為影響食品特性之一種成分，此術語不包括汙染物或為保持及提高營養品質所添加物質（蔣凌琳、李宇陽，2011）。

　　美國食品藥物管理局（Food and Drug Administration, FDA）根據《聯邦食品、藥品和化妝品法案》定義食品添加物是為達成合理預期結果在食品中添加之任何物質，用於生產、製造、打包、加工、製備、處理、包裝運輸、盛裝食物、包括輻射使用的物質，而直接或間接影響食物特性（吳國龍、侯正裕、黃顥倫，2015）。

　　根據台灣《食品安全衛生管理法》第三條定義，「食品添加物是指為食品著色、調味、防腐、漂白、乳化、增加香味、安定品質、促進發酵、增加稠度、強化營養、防止氧化或其他必要目的，加入、接觸於食品之單方或複方物質」（衛生福利部，2014b）。

　　張嘉佑（2012）則定義食品添加物是為特定使用目的，在食品製造加工過程中，額外添加一些與食物中之扮演著色、增加香味、調味等成分相同之物質。

　　依據衛生福利部食品添加物使用範圍及限量暨規格標準公布食品添加物有防腐劑、殺菌劑、抗氧化劑、漂白劑、保色劑、膨脹劑、品質改良劑、營養添加劑、著色劑、香料、調味劑、黏著劑、結著劑、食品工業用化學藥品、溶劑、乳化劑及其他，共有 17 類（衛生福利部，2014c）。

## （一）食品添加物之行政管理

　　目前有關食品添加物相關的法規，主要編列於《食品安全衛生管理法》。（2014 年修正公布名稱前）《食品衛生管理法》第十四條、第十二條對食品添加物採取兩種行政管理：一是食品添加物的製造以及輸入的管理，一是限制食品添加物的使用對象與用量。依據《食品衛生管理法》第十四條，衛生主管機關對食品添加物的製造與輸入均應先經查驗登記發給許可證後始可為之，換言之，未經查驗登記發給許可證的添加物均為違法的添加物，依法不得使用於任何食品中；這個規定的目的是確保使用於食品的添加物皆能符合公告的「食品添加物規格標準」，使其品質能符合要求。

依據《食品衛生管理法》第十二條：「食品添加物之品名、規格及其使用範圍、限量，應符合中央主管機關之規定」。因此，台灣對於食品添加物的類別與品名是採取正面表列方式，由行政院衛生署公告指定，被指定的類別與品名均收載於「食品添加物使用範圍及用量標準」中；至於未經指定可以使用之物質，除一般公認安全性的物質外，是一律不准當食品添加物使用的。此規定之目的在防止食品添加物的濫用，確保食品添加物的使用範圍限於改進品質或保存品質所必需，且在技術上或經濟上確已無替代方法的情況下，其使用量則控制在有效且安全的範圍內，以免影響消費者的健康。因此，「食品添加物使用範圍及用量標準」是相關單位不定期稽查抽檢的準則，如食品添加物使用之產品範圍不對，或其使用量超過用量標準，則均屬於違反規定，相關產品需下架停售（行政院衛生署，2010）。

此外，《食品衛生管理法》亦規定食品或食品添加物之標示說明、稽查制度等，其中消費者須注意的為食品添加物的標示、食品添加物安全性、食品添加物的使用規範與限量及稽查等相關資訊。依規定有容器或包裝之食品、食品添加物，應以中文及通用符號標示於容器或包裝上，標示事項包含品名、內容物名稱、食品添加物名稱等。其中，食品添加物屬防腐劑、抗氧化劑者，應同時標示其用途名稱及品名或通用名稱；屬甜味劑（含化學合成、天然物萃取及糖醇）者，應同時標示「甜味劑」及品名或通用名稱；屬調味劑（不含甜味劑、咖啡因）、乳化劑、膨脹劑、酵素、豆腐用凝固劑、光澤劑者，得以用途名稱標示之；屬香料者，得以香料標示之；屬天然香料者，得以天然香料標示之（行政院衛生署，2010）。

## （二）食品添加物之安全性

食品添加物之安全性一直是消費者所關注的項目之一，其中防腐劑之安全性，也讓消費者聞之色變。常見防腐劑苯甲酸、己二烯酸、去水醋酸等，其長期過量使用，對於人體肝腎可能會造成影響（行政院衛生署，2009b）。其次，殺菌劑過氧化氫，俗稱雙氧水，也是常違規使用的項目之一，食用多了可能會引起噁心、嘔吐、腹脹、腹瀉等急性腸胃炎的症狀，另

外過氧化氫具有較強的氧化力，可造成皮膚、眼睛及腸胃道的腐蝕性傷害（行政院衛生署，2009b）。漂白劑二氧化硫，遇水後會轉變為亞硫酸鹽，常使用於乾燥蔬果、蝦子等食品中，一般人食入亞硫酸鹽後，在體內可轉變為硫酸鹽而隨尿液排出體外，但對氣喘患者則可能誘發氣喘等不適的症狀，因此不宜接觸（行政院衛生署，2009b）。另外，調味劑中之人工甘味劑也常違規使用，其中糖精食用過量，常引起口乾、腸胃道不舒服，甚至會產生噁心嘔吐情況；環己基（代）磺醯胺酸鹽、又稱甜精，是代糖的一種，甜度為蔗糖的 30-40 倍左右，常與糖精以 10 比 1 混合使用，長期食用可能導致致癌危險，故不宜過量食用（行政院衛生署，2009b）。保色劑亞硝酸鹽，常用於肉製品及魚肉製品，添加後會使肉製品呈現特殊風味及色澤，但食入含過量亞硝酸鹽的食物，容易引起噁心、嘔吐等症狀（行政院衛生署，2009b）。

依表列食品添加物類別、常見品項、使用目的及食品的彙整，如表 2-1-1 所示。

表 2-1-1　食品添加物類別、常見品項、使用目的及食品表

| 類別 | 常見品項 | 使用目的 | 使用食品 |
|---|---|---|---|
| 1.防腐劑 | 己二烯酸、苯甲酸、丙酸鈣、去水醋酸 | 防止食物腐敗、抑制黴菌、細菌、酵母菌生長 | 魚肉煉製品、肉製品、豆類製品、烘焙食品、乳製品、果醬、飲料、調味料、醃漬蔬菜 |
| 2.殺菌劑 | 過氧化氫（雙氧水）、氯化石灰（漂白粉）、次氯酸鈉液 | 殺菌及漂白 | 魚肉煉製品、飲用水、食品用水的消毒 |
| 3.抗氧化劑 | 生育醇（維生素 E）、丁基羥基甲氧苯、二丁基羥基甲苯、亞硫酸鉀 | 延長保存期限、強化營養價值、預防細菌孳牛、防止食物褐變 | 油脂類產品、果汁、口香糖、脫水蔬菜、魚貝類乾製品 |
| 4.漂白劑 | 亞硫酸鉀、亞硫酸鈉、亞硫酸氫鈉、過氧化苯甲醯 | 漂白 | 乳清、乾酪之加工，除了飲料（不包括果汁）、麵粉及其製品（不包括烘焙食品）外，皆可使用 |
| 5.保色劑 | 硝酸鉀、硝酸鈉、亞硝酸鉀、亞硝酸鈉 | 增進食品外觀色澤及預防食物中毒 | 肉類製品、魚肉製品 |

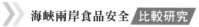
| 類別 | 常見品項 | 使用目的 | 使用食品 |
|---|---|---|---|
| 6.膨脹劑 | 碳酸氫鈉、碳酸銨、鉀明礬 | 增加食品體積、柔軟性及消化性 | 麵包、餅乾、油條、米果、米粉 |
| 7.品質改良劑 | 乳酸硬脂酸鈉、氯化鈣、二氧化矽（石英） | 增進食品彈性及體積安定性、改善釀造食品品質、消泡、減少結塊及幫助澄清 | 烘焙類食品、水果類罐頭製品、豆製品、奶精、奶粉、穀類嬰兒食品 |
| 8.營養添加劑 | 鈣化醇（維生 D2）、乳酸鐵、氯化鐵、L-醋酸離胺酸 | 補強缺乏維生素 D、鐵質、離胺酸的穀類製品食品 | 穀類食品、嬰兒食品、魚肉製品、乳製品 |
| 9.著色劑 | 食用紅色六號、食用黃色四號、食用綠色三號、食用藍色二號、銅葉綠素鈉、二氧化鈦 | 提供食品色澤 | 烘焙食品、調味醬、果醬、果凍、果汁、口香糖、米粉 |
| 10.香料 | 乙酸乙酯、桂皮醛 | 增強食品風味 | 烘焙食品、飲料 |
| 11.調味劑 | D-山梨醇、阿斯巴甜、乳酸、蘋果酸、L-麩酸鈉 | 提供食品甜味、酸味、鮮味 | 餅乾、糖果、飲料、蜜餞、果醬、醬菜、肉類加工品、水產煉製品 |
| 12.黏稠劑 | 阿拉伯膠、果膠、羧甲基纖維素鈉、羧甲基纖維素鈣 | 增加黏稠性及安定性 | 烘焙食品、果醬、果汁、乳酸飲料、速食湯 |
| 13.結著劑 | 磷酸二氫鈉、焦磷酸鈉、多磷酸鈉 | 增加結著力、膨脹性、保水性、保色力及乳化性 | 畜肉品、魚肉煉製品、烘焙食品、霜淇淋、水果加工品 |
| 14.食品工業用化學藥品 | 氫氧化鈉、氫氧化鉀、碳酸鉀、鹽酸、離子交換樹脂 | 食品加工中用於中和、去皮、去除雜質、脫酸、脫色使用 | 食用油、醬油、麵條、柑橘罐頭、味精、葡萄糖 |
| 15.溶劑 | 丙二醇、甘油、三乙酸甘油酯 | 保濕、軟化、萃取或溶解物質使用 | 麵包、餡料、羊羹、麵條、豆乳、口香糖 |
| 16.乳化劑 | 脂肪酸甘油酯、乳酸甘油酯、脂肪酸山梨醇酐酯、羥丙基纖維素 | 使油水相溶乳化 | 果醬、食用油、調味料、飲料、霜淇淋、冷凍魚漿、巧克力 |
| 17.其他 | 胡椒基丁醚、矽樹脂、矽藻土、聚乙二醇 | 防蟲、消泡、吸著、過濾及助濾、其他食品加工及製造使用 | 穀類、豆類、果菜、果實、口香糖、錠劑、膠囊食品、飲料、油脂 |

資料來源：本研究整理；衛生福利部（2014c）；周琦淳等人（2013）。

## 六、食品添加物用途

食品添加物的必要性在於食品在自然環境中，因微生物作用將使失去原有營養價值、組織性及色、香、味，因而有目的性在食品製造加工等過程添加食品添加物（監察院，2011）。

目前准許使用食品添加物，其用途可分為 5 項（周琦淳等人，2013）：

1. 提高食物保存性，預防食物中毒及降低成本天然食物不耐儲放，與空氣接觸而氧化、容易遭受細菌及病毒侵害而腐敗，為降低食物損失、抑制病菌生長，適時使用食品添加物維持食物新鮮度，並減少食物在採收、處理、運送時成本。

2. 改良食品風味與外觀改善或增進食物色澤、香氣、味道，使用色素或漂白劑、香料、調味劑等添加物，使食物更具吸引力也更美味。

3. 食品加工必備條件或提升製作品質部分加工食品必須透過某些食品添加物才能製作而成，如豆漿內添加凝固劑以形成豆腐；萃取油脂必須使用溶劑；或在食品加工過程中，使用有助於品質改善、縮短製作期的添加物等。

4. 為特殊用途製作機能性食品：人因為生病或特殊體質等因素，無法從天然食物中獲取所需營養，或禁止食用某些食材，必須利用食品添加物能製作替代性食品，以滿足特殊需求者，如糖尿病患使用代糖產品，可以減少熱量的攝取。

5. 藉增添營養提高商品附加價值為調節或增加食品營養成分，在市面上流行食品或飲料中，額外添加營養成分的產品，使商品更具競爭力，以提高產品附加價值，如 DHA 奶粉、含鈣餅乾、$\beta$ 胡蘿蔔素飲料等。

### 常見不當使用的食品添加物

台灣《食品衛生管理法》對於食品添加物規範是依法規使用特定表列食品，且用量必須符合標準，除法規所規定外皆為違法（周琦淳等人，2013）。在食品添加物使用範圍及限量暨規格標準中，應小心限量使用食品

添加物，添加物在食品上適量使用時安全無虞，若過量使用則可能對身體健康造成不良影響（衛生福利部食品藥物管理署，2014a）。

目前台灣常不當使用食品添加物以防腐劑為最多，主要有硼砂、甲醛及亞硫酸鹽等危害消費者最為嚴重（張正明、蔡中和，2005；張嘉佑，2012）。

表 2-1-2　常見不當使用的食品添加物案例表

| 類別 | 案例 |
| --- | --- |
| 防腐劑 | 1.白麵違規使用苯甲酸添加物，麵製品及包子饅頭依規定不可使用防腐劑<br>2.煙燻焙烤魷魚絲驗出己二烯酸使用過量<br>3.醬料（醬油膏、甜辣醬）驗出苯甲酸使用超量<br>4.豆乾產品驗出苯甲酸使用超量<br>5.菜脯、發糕驗出苯甲酸使用過量<br>6.水餃皮、餛飩皮檢驗苯甲酸使用過量 |
| 殺菌劑 | 1.豆乾（絲）檢出過氧化氫殘留 |
| 漂白劑 | 1.金針、高麗菜乾檢出二氧化硫使用過量<br>2.漂白劑不可用於生鮮蔬果、芽菜等，豆芽菜驗出含有殘餘二氧化硫<br>3.乾蝦仁檢出二氧化硫使用超量<br>4.驗出薑絲超出二氧化硫使用量 |
| 色素 | 烤花枝、紅魚片、果點軟糖檢出使用未核准色素（橘色二號、合成莧紅素） |
| 調味劑 | 蜜餞食品檢出糖精、環己基（代）磺醯胺酸鹽（又稱甜精）甜味劑過量，且混合使用。 |
| 著色劑 | 1.化學醬油及醬油膏檢出過量 3-單氯丙二醇與 4-甲基咪唑<br>2.大膳抹茶蕎麥麵添加水溶性銅葉綠素鈉檢出使用過量 |
| 結著劑 | 生鮮肉品不得使用保水劑，但驗出生鮮肉品使用保水劑磷酸鹽類之複方食品添加物 |
| 法規未核准的食品添加物 | 1.鄰苯二甲酸（2-乙基己基）酯，簡稱塑化劑（DEHP），食品中不得添加塑化劑，但被驗出果汁、飲料等食品含有塑化劑<br>2.使用法規未核准添加物（順丁烯二酸酐化製澱粉），影響之產品包括粉圓、芋圓類、板條、魚肉煉製品類（關東煮、黑輪）、肉圓、豆花、粉粿、粉條、肉羹、年糕、米粉及水晶餃等 |

資料來源：本研究整理；衛生福利部食品藥物管理署（2014b）。

## 七、食品安全的重要性

陳琪婷、何偉瑮、陳政雄與謝邦昌（2007）針對台北市民對健康食品認

知與消費行為的研究，研究結果顯示：三成受訪者表示曾購買過健康食品，其中仍繼續食用者約占四成六。多數受訪者在藥局（房）或是由直銷業者中購買健康食品，平均花費金額在 3,000 元以下。

根據海關進出口磁帶資料顯示，台灣進口食品之進口值在 2001 年為新台幣 708.4 億元，到 2011 年之進口值達新台幣 2,446.1 億元已大幅成長將近2.5 倍（劉翠玲，2012）。隨著國際貿易全球化和自由化，使得台灣進口食品重量與金額逐年增加，其顯示外國食品進口已逐漸在台灣民眾飲食消費中扮演重要角色，然而食品安全為消費者對食品基本要求（吳宗熹、劉翠玲、林淑莉、馮潤蘭、蔡淑貞，2012）。2013 年統計台灣食品工廠約 6,000 家，僱用從業員工約 12 萬人，2012 年產值達新台幣 6,533 億元，在所有製造業產值中排行第 7 位（簡相堂等，2013）。台灣食品產業近三年產值變化，以2011 年食品製造業產值為新台幣 4,998 億元，2012 年產值為新台幣 4,984 億元，2013 年產值為新台幣 4,924 億元（經濟部統計處，2014），產值有下滑趨勢。

由此數據分析可能是近年來受到瘦肉精、塑化劑、毒澱粉及假油等食品安全事件影響，使得食品產業呈現負成長狀況。全球食品添加物約有 2,500種，台灣核准可使用添加物為 17 類，共 838 種，其中最大宗為營養添加劑有 319 種，其餘為品質改良用、釀造用及食品製造劑、防腐劑等，而加拿大核准可使用食品添加物約為 400 種，台灣為其二倍之多（魯皓平，2014）。

隨著全球化的劇增，食品進出口資料逐年攀升，食品安全問題顯得尤為重要。近來包括美國牛肉檢驗出含有萊克多巴胺、紐西蘭產品原料濃縮乳清蛋白檢驗出含有肉毒桿菌毒素等國際食品安全事件，皆凸顯進口食品對台灣食品市場之重要性（劉依蓁，2013）。

而食品添加物存在日常生活中，已是無法改變之事實，每日生活飲食無法避免添加物，因食品添加物可以讓食物保存持久，製造過程避免細菌孳生，及增進食品色澤與風味等好處，倘若食品添加物符合法定規定之基本用量，人體都能擁有代謝排放能力，但食用過量食品添加物會對身體健康產生

不良的影響與兒童容易出現注意力不集中、過動、易怒的行為。監察院（2011）在《台灣食品安全衛生把關總體檢專案調查研究報告》報告中明確指出：

> 部分食品業者使用工業級化學品做為食品添加物，因未辦理查驗登記，復未將進口或生產化工原料之業者所生產之物質列管登記，是否流供食品添加使用，亦難有效掌握。據上，食品中摻入工業用化學添加物問題存在已久，政府管理上出現漏洞，民眾對食品添加物不甚瞭解，但亦對食品色澤風味等有所需求，讓業者有機可乘使用非法添加物。自從發生毒澱粉事件，傷害台灣食品王國美譽及國際形象，亦對台灣食品加工業造成衝擊和危機，並重創民眾對食品安全信心。

聯合國糧農組織（Food and Agriculture Organization, FAO）認為政府、業界及消費者是維護食品安全三大支柱，有責任共同負擔維護食品安全（洪德欽，2016）。

陳思穎與吳宜蓁（2007）指出在現今社會民眾越來越關心自身健康安全，而媒體亦越來越重視食品安全與風險危害情況下，應提供民眾更好、更快速且更正確報導資訊，其媒體報導內容品質需兼顧專家言論及考慮民眾需求，不僅陳述事件，應該提供民眾更多預防方法。

另甘志展與李明聰（2008）研究指出對食品安全認知態度中，消費者接收有關食品安全議題管道，以從電視上接收到頻率為最高，其次為報章雜誌，而媒體提供訊息正確性、可靠性及完整性，不僅影響消費者對其信任度，亦是引導一般民眾決定和判斷之重要因素。因此，透過新聞媒體報導與電視健康知識節目播出，民眾能獲知食品安全與健康訊息，故電視媒體已成為民眾獲得訊息管道之一，食安事件報導喚醒大眾對於食品安全之重視。

在食安事件個案中，標榜天然香料麵包香味濃厚，卻使用人工香精以加重食品香氣；或是口感Q彈的肉圓與粉圓，卻是添加未經核准的順丁烯二

酸酐化製澱粉，均是業者為迎合消費者味蕾喜好，而民眾盲目聽信追求消費，一旦被媒體爆發不實而造成過度恐慌。由於民眾對食品認知不足，影響對食品安全判斷，進而引起大眾消費者對食品安全關注。

據上，民眾最關心課題莫過於食品安全問題，政府應積極主動向民眾宣導食品安全正確觀念，透過媒體認識食品添加物及安全範圍的容許量等宣導方式，以提升民眾對食品添加物認知與風險，落實食品安全嚴格把關工作，應是政府對民眾進行食品安全教育宣導首要。

# 貳 》食品安全問題的分類

關於食品安全問題，據學者研究可分為下列七大類（林銀鳳，2010）：

1. 營養失控：在物資供應充足的時代，因飲食結構失控導致的高血壓、糖尿病及癌症等慢性疾病顯著增加，這代表食品供應量的充足不等於食品安全的改善。

2. 微生物致病：維生物因素所導致的食品腐敗變質、維生物毒素及傳染疾病，多年來危害著人類食品安全。

3. 自然毒素：自然毒素是指食品本身成分中含有天然有毒有害物質，如糧食、油料作物等在從收穫到儲存過程中所產生的黃麴毒素、食品經高溫油炸產生的多環芳烴類，都是毒性的致癌物。

4. 環境汙染物：如汞、鎘、鉛等重金屬、放射線物質及多氯聯苯等工業化合物進入食品領域。

5. 其他不確定的飲食風險：在食品加工、儲藏與包裝過程中也極易造成食品安全問題，如使用聚氯乙烯材質包裝食物、用陶瓷器皿盛裝酸性食物其表面釉料中的鉛鎘便會溶解出來；使用螢光劑處理的紙做包裝材料，紙上殘留的有毒物質易汙染食物。

6. 新科技發展給食品安全帶來的挑戰：隨著經濟的發展與科技的進步，近年來基因工程技術已在農業和食品領域出現極大的生產潛力與市場潛力。但基因改造食品的安全性問題也成為國際關注的焦點，以目前

的研究結果來看，還不能確定基因改造食品對人體的危害為何。

7. 人為加入食物鏈有害化學物質：人為加入食物鏈的化學物質，包括農牧生產及食品加工過程中為保障生產、提高質量及安全性所使用的多種化合物，主要為農藥、獸藥、飼料添加劑、食品添加劑及化工產品，這些物品都會影響食品的安全性。

# 參 》 食品安全問題的重大事件

根據世界衛生組織（WHO）公布，在工業化國家中，罹患食源性疾病（foodborneillness）者，占總人口 30%，例如美國 2007 年統計，每年約 7,600 萬例食源性疾病，而造成每年 325,000 人次住院，5,000 人死亡情況發生（尤子彥，2012）。

# 肆 》 食品安全恐慌原因

人類為維持生命及追求健康生活，須從衛生及安全食品中攝取適當營養，才能讓人食得安心。反之，攝取不安全食品，可能因為食品受到環境或加工製造汙染，亦或受非法不當添加物影響，如此不僅危害人體健康，而且造成身體不適或中毒，甚至嚴重造成死亡，故食品安全是人們更應關注和重視之問題。

在改革開放初期，中國大陸食品安全問題主要集中在製造、販售假冒偽劣食品；這部分在中國大陸政府嚴厲打擊不法，採取一系列整頓、規範市場經濟秩序的措施後，形勢略有好轉（韓俊，2007）。但相對而言，當前中國大陸食品安全形勢依然嚴峻，食品不安全因素貫穿整個食品供應過程，包括原料供給、生產環境、加工包裝、銷售販賣等環節的安全管理都存在各種問題。以致近年來屢屢發生重大食品安全事故，食品安全議題也越來越受到消費者的關切。

美國在食源性疾病或其他食品安全問題爆發後，立即受到媒體廣泛報導（李世敏，2005；Bruhn, 1997），而大眾媒體的內容都熱衷於報導食品安全恐慌（Griffith, Mathias, & Price, 1994），台灣媒體報導亦顯現相同情況。甘志展與李明聰（2008）認為消費者對於食品安全的關注，除自身警覺外，媒體傳達訊息亦會影響消費者決策和判斷。根據過去研究顯示消費者不同人口背景變項對食品認知或食品安全議題擔心程度、媒體資訊傳播認知及消費行為上有顯著差異（樊台聖、李一靜、葉憲弘，2009；劉思岑、李雅慧，2010）。若訊息中存有越多不確定性，則當接收者將訊息解碼產生意義時就顯得困難（許文怡，2019）。

衛生福利部（2014a）在《103 年度衛生教育主軸宣導計畫重點工作與策略》指出：受到全球化的影響，食品安全事件一經媒體報導後，常因民眾缺乏正確的食品風險觀念，引發過度的恐慌，使消費需求遽然下降，對產業界及國家經濟造成極大的影響。

高蓓蓓（2010）亦指出，食品流通性是跨越國界，可導致一個國家或地區所生產食品，一旦遭受到汙染同時波及、威脅其他消費國家，甚至影響全世界消費者健康及生命安全。因此，食品安全是一個全球性公共衛生及安全問題，受到食品全球化衝擊，不僅是食品汙染源擴散，民眾健康需要醫療救護，而致使醫療費用龐大支出及產業生產力下降，亦使各國經濟貿易損失，且破壞國際形象。

黃顯倫等人（2013）認為食品安全問題至今不僅是區域性、國內性，而是跨越國界擴展至全球性問題，其影響範圍涵蓋整個食物供應鏈。

隨著工業發展，加工技術進步，食品加工產業也紛紛興起，為促進食品加工生產更有效率，在加工製程中使用含有化學添加物，以延長食品保存期限、增進食品色香味及多樣化，縮短製程使得所有食品產出變得快速和便利。

王暄茹（2013）報導食品工業是由分工非常精細所組成供應鏈，從上游

原物料、添加物供應商，中游食品加工、代工廠、中盤商，以至於下游零售、餐飲小吃業，若其中一個環節出錯，即可能發生食品安全事件。因此食品工業是由上、中、下游分工所形成供應鏈，一旦其中一環出問題，食品加工業與產銷鏈將因全球化關係而迅速蔓延全世界，最終使民眾健康付出更多代價。

杜憲昌（2013）報導消基會公布評選 2013 年度台灣十大消費新聞，包括毒澱粉、假油品、胖達人及山水米，甚至有機米和豆類被驗出農藥等新聞，均與食品安全有關，顯示食安問題已造成消費者不安。

而民眾從媒體、網路上看到層出不窮塑化劑、瘦肉精、毒澱粉、假油、假醬油、蝦球沒蝦等等問題，深刻感受到食品安全已有嚴重狀況，其實對餐飲業、食品業者來說，偽食物早已不是祕密，甚至為營業常態（梁雲芳，2014）。

# 伍 » 食品安全相關研究及著作

為瞭解決食品安全問題，中國大陸學界及政府智庫開始針對相關議題進行研究。如從 2002 年起，中國大陸國務院發展研究中心邀集 50 多個機構、150 餘名專家學者，對科技部「十五」計畫（第十個五年計畫）中食品重大專項子課題之一──「中國大陸食品安全戰略」進行研究，並得到加拿大國際開發署（Canadian International Development Agency, CIDA）及加拿大農業及農業食品部（Agriculture and Agri-Food Canada, AAFC）的支持，出版了《中國大陸食品安全戰略研究》一書（陳錫文、鄧楠，2004）。

這些研究雖對中國大陸食品安全問題提出初步的建議，但距離全面建構食品安全體系尚有遙遠的路程，中國大陸食品安全危機仍然層出不窮。據2007 年中國大陸國務院發展研究中心農村經濟研究部韓俊主編的《食品安全綠皮書：中國大陸食品安全報告》一書所揭示，當前中國大陸食品安全面臨的挑戰多達下列八項（陳錫文、鄧楠，2004）：

1. 微生物汙染和化學性食物中毒是影響中國大陸食品安全的最主要因素；

2. 投入品供給、農業產地環境、防疫體系、農產品生產、加工以及銷售等環節，依然存在安全隱憂；

3. 食品安全標準體系、檢驗檢測體系、認證認可體系等方面還存在明顯的不適應性；

4. 食品安全管理體系和法律法規體系有待完善；

5. 食品安全科技成果和技術儲備不足；

6. 新產品、新技術、飲食習慣變化以及新的產銷方式給食品安全帶來了潛在威脅；

7. 食物中毒和食源性及並仍然對中國大陸的食品安全構成明顯的威脅，重大食品安全事故時有發生；

8. 食品安全問題對經濟和社會發展的影響不容忽視。

另根據《今週刊》蒐集近六年來台灣各衛生機構查驗違法使用食品添加物，其中防腐劑違規件數以 3,841 件居冠，為增加食物保存期限，是導致添加物濫用之禍首。另英、美等國研究報告顯示，經常食用含有添加物食品，可能導致兒童注意力缺乏過動症（ADHD）有關（黃惠如，2008；許瓊文，2013）。

賈玉嬌（2008）年發表的〈對於食品安全問題的透視及反思——風險社會視角下的社會學思考〉一文，堪稱極具代表性的文章。Yongmin（2004）發表〈The Challenges for Food Safety in China〉一文，認為在經過長期與食品短缺奮戰後，中國大陸自 1995 年以後食品已能自足。Waikeung Tam 與 DaliYang（2005）聯名發表〈Food Safety and the Development of Regulatory Institutions in China〉一文，主要是處理中國大陸食品安全與制度變革的關係。

「食品安全監管機制」是目前學界研究中國大陸食品安全的重要焦點，並有頗多深入的探討。劉為軍、魏益民、韓俊等人（2005）發表〈我國食品

安全控制體系及其發展方向分析〉一文，分就法規體系、管理體系及科技體系析論中國大陸食品安全控制體系的現狀，指出中國大陸食品安全控制體系應借鑑國際先進經驗，朝國際化方向發展，並提出完善中國大陸食品安全控制體系的一些政策建議，包括：整體設置上與國際接軌、建立以風險分析為核心的國家食品安全控制體系、新設《食品安全法》或修訂《食品衛生法》、設立國家食品安全委員會，以及加強國際交流與合作等。

禹桂枝（2008）發表〈強化我國食品安全法律規制的措施〉一文，指出要強化中國大陸食品安全法律規制，應採取下列措施：

1. 樹立食品安全法治理念：將食品的生產安全、經營安全、結果安全、過程安全、現實安全及未來安全等方面，全部納入法律規制範圍。

2. 提高食品安全法律的系統性、綜合性、協調性：（1）建構以食品安全基本法為龍頭，以其他具體法律為主幹，以食品安全技術法規和標準為底基的多層次、多功能的食品安全法律規制體系；（2）加強對食物鏈系統、綜合、全面、立體的法律規制；（3）充實食品安全法律規制內容。

3. 強化食品安全責任：（1）嚴格食品安全所涉產品責任；（2）拓展產品責任法的調整範圍；（3）加大懲罰性賠償力度；（4）加大刑罰力度。

4. 加大食品安全監管力度：（1）加強食品安全監管制度建設；（2）建立健全食品安全標準、檢測及認證體系；（3）切實清理、解決有關法律法規對食品安全監管權限不清及互相矛盾的問題。

以上這些建議，部分在《食品安全法》立法過程中被納入法律體系，成為未來規範中國大陸食品安全的具體內容。

楊正勇與梁文靜（2007）年發表〈中國食品安全監管問題研究〉一文，首先指出中國大陸食品安全監管所面臨的問題，主要有：（1）種植、養殖、捕撈業存在農藥殘留、飼料及飼料添加劑安全性、基因改造食品安全性等問題；（2）食品加工製造業存在無照經營、品牌假冒、違禁用料等問

題；（3）食品流通業存在使用違禁保鮮藥品、品牌假冒等問題；（4）餐飲業存在經營者資質、包裝運輸、生產過程衛生條件、餐廚垃圾、原料等問題；（5）食品安全監管制度的缺陷問題。

楊艷濤（2008）發表〈由「三鹿奶粉」引發的對我國食品安全管理體制的思考〉一文，從初級原料生產者—農戶的生產行為不守規範、監測預警體系的缺位、農產品加工產業鏈的失衡及政府監管的失控等四方面，深刻分析目前中國大陸食品安全管理體系存在的問題，並提出解決的措施建議。

在中國大陸食品安全缺失與現狀方面，目前學界研究成果堪稱豐碩，較重要的專著有周勍（2007）的《中國大陸食品汙染》及韓俊主編（2007）的《2007年中國大陸食品安全報告》二書。

Chang、Wei 與 Shih（2008）對台灣與澳洲消費者有機食品認知的研究結果顯示：台灣與澳洲的有機食品消費者均同樣擔憂，傳統農耕中大量使用化學藥劑而選擇有機食品；台灣與澳洲的消費者對有機食品的購買均能忍受較高的價格，較差的產品外表，以及時有缺貨的不便；台灣與澳洲的消費者對標榜有機食品的栽培過程與驗證標準均存有些許疑慮；宗教信仰與素食主義是許多台灣消費者食用有機食品的主因，而保護生態環境則是澳洲消費者採購有機食品的重要考量。

朱坤、范志紅與賈麗立（2010）研究消費者對含有反式脂肪烘焙食品的認知及態度，以及在告知反式脂肪害處之後購買意願的變化。研究發現，消費者普遍購買含有反式脂肪的烘焙食品，其中14%的消費者經常購買這類食品，女性消費頻率高於男性。消費者對反式脂肪的危害及來源缺乏了解，因此，99.6%的消費者支持產品標示含有反式脂肪。在告知反式脂肪的危害之後，94.2%的消費者表示會減少相關食品的消費，對於標籤上成分的標示也會提高注意。

呂麗蓉與江福松（2006）研究消費者對基因改造食品的認知與接受程度，結果顯示：受訪者大都聽過「基因改造食品」一詞，但對其真正意義無

法正確陳述；受訪者對市面上有哪些食品為基因改造食品，其瞭解程度，無地域性差異；受訪者偏好選擇非基因改造食品；受訪者對基因改造食品食用上存有安全疑慮，因此，願意花費較高的價格購買標示有非基因改造之食品。就 2000-2003 期間四個類似研究結果之比較，發現受訪者對基因改造食品的認知程度並無明顯的差異或改善，顯示基因改造食品相關議題的教育和宣導有待強化。

Februhartanty、Widyastuti 與 Iswarawanti（2007）研究印尼科學家對於基因改造食品的看法，結果顯示：根據認知測驗，69.8%有良好的認知分數。將近 50%指出，他們接觸到較多支持基因改造食品的新聞。超過 90%的受訪者認為非基因改造食品應該有一些標示，以區別是否為基因改造食品。在態度方面：大部分的受訪者（72.8%）傾向贊同基因改造食品、14.8%持中立立場，只有 12.5%反對。大部分受試者（78.3%）表示如果提供的話，他們願意嘗試基因改造食品。大部分（71%）的科學家知道基因改造食品的意涵。只有一半的受訪者認為他們對基因改造食品有基本的了解。

Chou（2007）的研究主要是探討民眾對基因改造食品相關問題的認知與態度，藉由 2003 與 2004 連續兩年的全台性電話訪問進行比較討論。結果發現：台灣消費者對基因改造食品的議題有一定程度的陌生，相當比例的受訪者未曾聽過此議題。聽過基因改造食品的民眾，就風險的感知、對風險的評估與國家技術官僚、科學專家有著不同的看法。另外，在風險溝通與參與層面上，受訪者認為政府提供的相關資訊與溝通機制或平台相當不完整。

烏雲塔娜、包梅榮與李鐵柱（2009）研究湖南省消費者對基因改造食品的公共認知程度，結果發現，只有 1/3 的消費者有基因改造的知識，其中以男性、高學歷、個人收入較高者對基因改造食品的認知程度較高；對於基因改造食品的食用，33%的消費者表示一定食用，只有 17%的消費者表示會給小孩子食用，有 35%的消費者表示高度關注基因改造食品；對於購買傾向，僅 6%的消費者表示會購買基因改造食品，對於不含基因改造的食品品牌，43%的被訪者表示會增加對品牌的信心。

吳維成（2011）研究消費者對基因改造食品的認知，結果顯示：18-30歲的消費者，聽說過的比例最高；31-49 歲的消費者，瞭解很少的比例最高；50 歲以上的消費者，也是瞭解很少的比例最高，可見，消費者對基因改造食品也是十分關注。另外，消費者對已上市銷售，含基因改造成分食品的消費態度，結果顯示：無論是 18-30 歲、31-49 歲或是 50 歲以上，大部分的消費者都沒有注意到食品是否含有基因改造成分，可見，基因改造與非基因改造，對他們來說並無分別。

# 陸 》 食品安全應對策略

由於現代科技的高度發展，在「從農田到餐桌」的食品鏈中，幾乎每一環節不可避免地都會與科技產生密切關係。因此，如何建構完善的科技體系，也成為健全中國大陸食品安全制度的重要項目。近年來，除了中國大陸農業科學院、江南大學、中國大陸農業大學等科研院所外，國務院衛生、農業、質檢等部門均設立與食品安全有關的科研機構，並在各自專業領域中具備一定的實驗條件。據學者估計，中國大陸從事食品安全工作的專業人員已經超過 1 百萬人，並將食品安全科技創新納入國家中長期科技發展規劃之中。為解決中國大陸食品安全中的科技問題，國務院科技部於 2002 年邀集相關科研機構開展「十五」（第十個五年計畫）重大科技專項（劉為軍、魏益民、韓俊等，2005）。其中「食品安全關鍵技術」專項的研究內容主要包括下列四個方面：

1. 開發快速、標準化的食品安全檢測技術及方法；
2. 建立食品安全監測網絡，進行風險評估；
3. 在食品生產、加工及流通領域中，建立技術規範及控制技術；
4. 重點為有害物質安全限量標準研究。

WHO 對全球食品安全戰略，其目標為減輕食源性疾病對健康和社會造成負擔，提出安全措施為監測食源性疾病、改進風險評估、新技術的安全性、國際合作及能力建設等五項因應策略（王海燕、孫效暉、陳理良、薛良

輝、江理平、孫中華，2003）。

隨著近年來市場經濟的發展與國際食品貿易的增加，中國大陸食品安全議題越加複雜；食品生產源：包括種植、養殖汙染，以及不法食品生產業者人為汙染問題日趨嚴重。自 2004 年安徽阜陽爆發「假奶粉事件」後，中國大陸政府曾多次召開會議研究食品安全工作，中國大陸國務院並於 2004 年9 月下發〈國務院關於進一步加強食品安全工作的決定〉，對食品安全監督管理體制進行重大調整（繆永東，2007）。

2009 年 8 月，中國大陸國務院發表《中國大陸的食品質量安全狀況》白皮書，開始在全國範圍內開展為期四個月的產品質量及食品安全專項整治工作（新華網，2009）。

為進一步解決食品安全的科技問題，中國大陸科技部在 2006 年「十一五」（第十一個五年計畫）中繼續設立「食品安全關鍵技術」重大科技專項，開展以風險分析技術為核心，包含全程控制技術、規範與標準技術、檢驗監測技術及預警應急技術等範疇的研究，以因應當前中國大陸食品安全監管對科技的迫切需求（劉為軍、魏益民、韓俊等，2005）。

各國在發展經濟時，亦要降低食品安全風險，加強國民對食物營養教育和食品安全認識。台灣早期食品工業主要是以農產品初級加工為主，產品以出口外銷為導向，賺取外匯以支持工業及農業發展，並透過農產加工來增加農產品價值，提升農民家庭所得。但隨著所得提高，食品工業角色逐漸轉為滿足台灣食品需求、提高民眾生活素質為主（陳國隆等，2012）。

另黃顯倫等人（2013）也認為基於 WHO 對促進食品安全所訂定指導原則中，將食品安全視為全民共同責任，須結合政府（監督、輔導、教育）、業者（自主管理）、消費者（消費認知）三者間互動，才能達成食品安全衛生目標。因此政府與業者間存在著監督和遵守關係，而政府應積極制定規範、扮演監督角色、加強稽查檢驗能力；業者應該本著企業道德良心與落實自主管理；民眾應提升食品安全認知，確保自身的健康，才能創造安全食品

消費環境。

除了一些應對食品安全的措施策略外，樂活的生活方式也被人們所提倡。樂活族秉持著健康生活態度，降低物質欲望、追求簡單卻永續生活型態（葉乃靜、陳怡如，2011）。

楊定一（2012）指出《康健雜誌》在 2005 年率先引進樂活思維，能由優質媒體帶頭提倡健康，且簡單往往即是最佳生活型態，不僅奉行清淡飲食，亦能以最少加工程式享用食物鮮活風味。另林雅純（2009）亦指出樂活飲食即講求新鮮自然與健康，沒有複雜烹調與調味，不會造成身體負擔與破壞環境的飲食方式，並不食用加工食品，不僅對健康沒有益處，反而在加工過程製造地球垃圾。因此，在樂活生活型態下，民眾追求健康更加注意飲食行為，樂活族在飲食方面特別注意食品來源、食品添加物及食物烹調料理過程，重視健康形成養生觀念，因而改變其消費行為。故民眾健康飲食習慣，應選擇原始風味食材，避免加工及食品添加物，成為最佳健康飲食之消費者。

而何雅慧（2012）亦研究顯示不同綠色產品消費行為會影響其民眾樂活觀念。隨著民眾飲食習慣改變，食品添加物已普遍存在於日常飲食中，民眾透過媒體傳播訊息對食品添加物應有正確認識，進而增進飲食觀念和消費行為，以健康與永續生活型態中實踐。因此，媒體資訊傳播認知對民眾食品安全認知與消費行為之影響將值得進一步探討研究。

# 柒 》 食品安全監管職能

2004 年 9 月，中國大陸國務院為釐清食品安全監管職能，在發布的〈國務院關於進一步加強食品安全工作的決定〉中，依據原先「分段兼管為主、品種監管為輔」的原則，進一步明確規範各部門對於食品安全的監管職掌，以利食品安全工作的推行。其對各部門工作職掌規定如下（劉為軍、魏益民、韓俊等，2005）：

1. 農業部門負責初級農產品生產環節監管；
2. 質檢部門負責食品生產加工環節監管，包括衛生監管；
3. 工商及商務部門負責食品流通環節監管；
4. 衛生部門負責餐飲業及食堂等消費環節的監管；
5. 食品藥品監管部門負責對食品安全的綜合監督、組織協調，以及依法組織查處重大事故；
6. 科技部門負責食品安全科技工作；
7. 環保部門參與產地環境和加工流通企業汙染物排放的監測與控制。

中國大陸省級（省、直轄市、自治區）及地方政府的食品安全管理，除了質檢總局的商檢系統屬於「垂直管理」（即各級政府的商檢系統均由國家質檢總局一條鞭管理）外，主要實行「分級管理」。所謂分級管理，是指各級食品安全監管機構的組織及任命，由當地政府決定，並實施主管領導問責制（劉為軍、魏益民、韓俊等，2005）。

為強化地方政府對食品安全監管的責任，中國大陸國務院在前述 2004 年發布的〈國務院關於進一步加強食品安全工作的決定〉中，明確規定地方各級人民政府對當地食品安全負總責，統一領導、協調該地區的食品安全監管及整治工作；並按照權責一致的原則，建立食品安全監管責任制及責任追究制（韓俊，2007）。

「食品安全監管機制」是目前學界研究中國大陸食品安全的重要焦點，並有頗多深入的探討。劉為軍等人（2005）年發表〈我國食品安全控制體系及其發展方向分析〉一文，分就法規體系、管理體系及科技體系析論中國大陸食品安全控制體系的現狀，指出中國大陸食品安全控制體系應借鑑國際先進經驗，朝國際化方向發展，並提出完善中國大陸食品安全控制體系的一些政策建議。

楊正勇、梁文靜（2007）發表〈中國食品安全監管問題研究〉一文，首先指出中國大陸食品安全監管所面臨的問題，主要有：（1）種植、養殖、捕撈業存在農藥殘留、飼料及飼料添加劑安全性、基因改造食品安全性等問

題；（2）食品加工製造業存在無照經營、品牌假冒、違禁用料等問題；
（3）食品流通業存在使用違禁保鮮藥品、品牌假冒等問題；（4）餐飲業存
在經營者資質、包裝運輸、生產過程衛生條件、餐廚垃圾、原料等問題；
（5）食品安全監管制度的缺陷問題。就制度面而言，食品安全監管制度失
靈的深層原因有：（1）政府監管中的尋租與地方保護主義；（2）不健全的
資訊披露制度；（3）縱向監督、橫向監督、獎懲制度不完備；（4）低水準
的生產者組織化程度。因此，中國大陸食品安全監管制度的改革當從這些缺
失著手。

中國大陸食品安全監管責任，是由中央、省級與地方政府共同承擔。在
中央方面，自 1995 年《中華人民共和國食品衛生法》頒布施行後，總則第
三條明定國務院衛生行政部門（即衛生部）為全國食品衛生監督管理工作的
主管部門，中國大陸食品安全管理體系粗具雛形（徐曉新，2002）。然而，
就在同一條文中，《食品衛生法》也明文規定「國務院有關部門在各自的職
責範圍內負責食品衛生管理工作」。因此，在實際運作上，中國大陸政府中
央一級的食品安全管理工作遂由衛生部、農業部、國家質檢總局、環保總
局、工商總局及商務部共同負責（劉為軍等，2005）。這些部門都有自己的
組織結構及管理範圍，彼此不相統屬，直接向國務院負責，並呈報工作概
況。中國大陸食品安全管理體制的基本特點，是「一個監管環節由一個部門
負責」；這樣的規定雖明確規範各監管環節的負責部門，但食品安全「從農
田到餐桌」牽涉多個環節，由於各環節的監管部門不相統屬，導致各監管部
門之間的協調性較差，難免會有「令出多門、多頭馬車」的弊端，所以國務
院必須進一步對各部門負責的工作範圍有較詳細的規範。

2003 年第十屆全國人民代表大會第一次會議召開後，中國大陸食品安
全監管體制進行了重大改革。其中最重要的舉措是在國務院下成立「國家食
品藥品監督管理局」，賦予該局對食品、保健品、化妝品安全管理的綜合監
督、組織協調，以及依法開展查處重大事故等三方面職責。此外，國務院並
將國家食品藥品監督管理局定位為所謂「抓手」的角色，直接向國務院報告
食品安全相關監管工作（韓俊，2007）。在執掌分工上，國家食品藥品監督

管理局雖作為食品安全綜合監督與組織協調部門，並不取代衛生部等具體監管部門的原有職能，但負責監督各項食品安全監管工作的實施。

2004 年 9 月，中國大陸國務院為釐清食品安全監管職能，在發布的〈國務院關於進一步加強食品安全工作的決定〉中，依據原先「分段兼管為主、品種監管為輔」的原則，進一步明確規範各部門對於食品安全的監管職掌，以利食品安全工作的推行。其對各部門工作職掌規定如下（劉為軍等，2005）：

1. 農業部門負責初級農產品生產環節監管；
2. 質檢部門負責食品生產加工環節監管，包括衛生監管；
3. 工商及商務部門負責食品流通環節監管；
4. 衛生部門負責餐飲業及食堂等消費環節的監管；
5. 食品藥品監管部門負責對食品安全的綜合監督、組織協調，以及依法組織查處重大事故；
6. 科技部門負責食品安全科技工作；
7. 環保部門參與產地環境和加工流通企業汙染物排放的監測與控制。

中國大陸省級（省、直轄市、自治區）及地方政府的食品安全管理，除了質檢總局的商檢系統屬於「垂直管理」（即各級政府的商檢系統均由國家質檢總局一條鞭管理）外，主要實行「分級管理」。所謂分級管理，是指各級食品安全監管機構的組織及任命，由當地政府決定，並實施主管領導問責制（劉為軍、魏益民、韓俊等，2005）。為強化地方政府對食品安全監管的責任，國務院在前述 2004 年發布的〈國務院關於進一步加強食品安全工作的決定〉中，明確規定地方各級人民政府對當地食品安全負總責，統一領導、協調該地區的食品安全監管及整治工作；並按照權責一致的原則，建立食品安全監管責任制及責任追究制（韓俊，2007）。

在科技體系中，由於現代科技的高度發展，在「從農田到餐桌」的食品鏈中，幾乎每一環節不可避免地都會與科技產生密切關係。因此，如何建構完善的科技體系，也成為健全中國大陸食品安全制度的重要項目。近年來，

除了中國大陸農業科學院、江南大學、中國大陸農業大學等科研院所外，國務院衛生、農業、質檢等部門均設立與食品安全有關的科研機構，並在各自專業領域中具備一定的實驗條件。據學者估計，中國大陸從事食品安全工作的專業人員已經超過 1 百萬人，並將食品安全科技創新納入國家中長期科技發展規劃之中（劉為軍、魏益民、韓俊等，2005）。

為解決中國大陸食品安全中的科技問題，國務院科技部於 2002 年邀集相關科研機構開展「十五」（第十個五年計畫）重大科技專項：「食品安全關鍵技術」研究。該專項的研究內容主要包括下列四個方面：

1. 開發快速、標準化的食品安全檢測技術及方法；
2. 建立食品安全監測網絡，進行風險評估；
3. 在食品生產、加工及流通領域中，建立技術規範及控制技術；
4. 重點為有害物質安全限量標準研究。

為進一步解決食品安全的科技問題，國務院科技部在 2006 年「十一五」（第十一個五年計畫）中繼續設立「食品安全關鍵技術」重大科技專項，開展以風險分析技術為核心，包含全程控制技術、規範與標準技術、檢驗監測技術及預警應急技術等範疇的研究，以因應當前中國大陸食品安全監管對科技的迫切需求（劉為軍、魏益民、韓俊等，2005）。

# 捌 》 食品衛生

食品衛生的概念，應指食品由農場到餐桌之過程，皆須符合衛生要求；消費者與食品專家憂心，不良的生產製造過程中，惡劣衛生狀況引發之健康風險，比起食物本身造成的健康風險更大（張守文，2005）。

之後，於 2009 年 FAO/WHO 國際食品法典委員會出版了《食品衛生》第四版（*Food Hygiene*，*4th ed.*），為了使食品衛生由初級生產到最終消費之各個階段，皆能加以衛生控制之宗旨，食品衛生法制適用之實質原則為：

1. 確認適用於食品鏈（the foodchain）之食品衛生基本原則，即由初級
   生產至最終消費之完整過程，以達確保食品安全與適於人類食用之目
   的；

2. 建議採行以食品安全管制系統（Hazard Analysis and Critical Control
   Point, HACCP）為基礎之方法，以提高食品安全；

3. 闡明如何實施這些原則；

4. 對食品鏈某些環節、加工過程或某些食品所需之特殊規定提供指導，
   以強化該領域關於衛生之需求。

在 FAO/WHO 國際食品法典委員會之「食品衛生之一般性原則」
（General Principles of Food Hygiene）與歐盟食品法制中對於食品衛生的實
踐面皆落實在 HACCP 系統中。歐盟 93/43 號指令第三條亦提出以該系統為
基礎之食品產製過程之衛生危害分析與控制程式。

## 第二節　主要發達國家食品安全的政策規劃

國內食品安全法制乃為確保本國所生產製造與銷售的食品，在法定範圍
內，必須遵守一定要求使國民的健康不致受到影響，因之，對食品生產程
式，品質，標示，添加物，基因改造等等，均設有不同程度的要件規定（張
斌，2010）。例如美國於 2001 年 1 月通過《新聯邦食品暨藥品管理局食品
安全現代化法案》（FDA Food Safety Modernization Act），其中採取預防控
制原則，以管理食品供應之安全，加強包括對外國食品供應商之檢查以確定
其是否符合美國所定之食品標準等等。

# 壹 » 美國

美國首在 1862 年設置農業部，負責小部分有關食品事項，並成立食品
與藥品局，直到 1865 年始提出通過《進口動物檢疫法案》，防止家畜傳染
疾病。隨後美國於 1906 年通過食《食品與藥品法案》（Food and Drug
Act）及《肉類檢查法案》（Meat Inspection Act）。美國於 1977 年再度成

立食品安全與品質服務局（Food Safety and Quality Service, FSQS），於 1981 年改為食品安全與檢驗局（Food Safety and Inspection Service, FSIS），美國始確立其現代食品安全法制（李丹、臧明伍、王守傳、周清杰、李笑曼、張凱華、張哲奇，2019）。

# 貳 》 歐洲國家

歐盟尚未成立之前，早於 1960 年代即已開始制定食品相關立法，在 1990 年代食品安全事件陸續爆發，迫使歐盟陸續制定新的食品相關法規（楊岱欣，2014）。

2000 年歐盟頒布《食品安全白皮書》（White Paper on Food Safety），並將現行各類法規、法律、標準及制度加以整合體系化，歐盟執委會 2001 年 9 月即提出從「農場到餐桌」（farm to table）整體環節控制與監督，使得食品安全完整體系涵蓋所有食物供應鏈，強調食品生產者對食品安全應負起全責，並引進食品安全管制系統（Hazard Analysis and Critical Control Points，簡稱 HACCP），要求所有食品和食品成分具有可追溯性（吳榮傑，2010；方立維，2011；張玉純，2012）。

歐洲食品安全局（European Food Safety Authority, EFSA）成立於 2002 年 1 月，作為科學諮詢意見與通報食物鏈相關風險獨立來源，EFSA 創立是為提高歐盟食品安全的一項綜合計畫，以確保消費者能獲得較高保障，並恢復大眾對歐盟食品供應信心（楊小敏，2013）。近年來中國大陸的食品安全事件，使得民眾對食品安全更加關心，除督促政府對食品安全重視外，建立一套可行、合理及完善食品安全制度顯得相當重要，對國民健康亦能多一層安全保障。

# 參 》 澳洲

蔡育岱與譚偉恩（2011）指出 2010 年第 63 屆世界衛生大會（World

Health Assembly, WHA）宣言內容，提出食源性疾病已成為威脅數百萬人健康問題；而 2007 年亞太經濟合作會議（Asia-Pacific Economic Cooperation，簡稱 APEC）在澳洲成立「食品安全合作論壇」（Food Safety Cooperation Forum，簡稱 FSCF），亞太地區針對食品安全所進行跨國性合作，為最具體一次行動計畫，並於 2011 年在夏威夷舉辦的 APEC 領袖會議，將食品安全列入核心重要議題。

# 肆 » 日本

日本於《食品衛生法》第四條第二項定義為添加物是食品製造過程中，食品加工或是為保存目的在食品裡添加、混合、浸潤或其他方法所使用物質（厚生勞働省，2013）。

研究資料顯示，食品安全在相關議題深受國際重視，且歐美、日本已掀起強制建立食品安全控管及追蹤體系運作（黃儀蓁、李明聰，2005）。

政府為因應食品安全問題，須建立一套完善食品安全制度，有效管理食品來源與品質，避免食安危機爆發與蔓延擴散而造成恐慌，以提供民眾衛生、健康及安全食品，營造良好飲食環境，保障國民飲食安全基本權利。

# 伍 » 國際聯盟

1919 年成立國際聯盟後，國際衛生檢疫與食品安全再度成為焦點。因之，國聯乃於日內瓦設立衛生組織（Health Organization），擴大對全球衛生，檢疫，傳染病防治與食品安全之保護等事項，成為聯合國專門性機構，負責全球傳染病防治與食品安全任務。同時於 1951 年通過《國際衛生條例》（International Health Regulation）。同時 WHO 與 FAO 於 1960 年共同設立國際食品法典委員會（CODEX）。

Alimentarius Commission 使國際食品安全體制逐漸建立，成為當前世貿

組織架構下所認定的食品安全標準（Poli, 2004）。

最後，國際食品安全亦受到世界貿易組織（World Trade Organization, WTO）相關的規定，其中尤以 GATT 附件中之協定有關「食品安全檢驗與動植物防疫檢疫措施協定」（Agreement on the Application of Sanitary and Phytosanitary Measures, 簡稱 SPS 協定）及「技術性貿易障礙協定」（Agreement on Technical Barriers to Trade，簡稱 TBT 協定），影響食品進出口貿易以及其安全標準之問題。WTO 概念下的食品安全界定在進出口貿易的層次之上，不得依本國相同衛生法規，以違反其食品安全規定停止進口，構成 WTO 體制下，非關稅貿易障礙之一。至於其認定之標準，依 WTO 判例法之規定，一方面不得違反 SPS 協定之外，亦不得與 FAO Codex Alimentarius 之規定相反。

表 2-2-1　歐盟、美國、德國、日本與中國大陸之食品安全管理法案

| 地區 | 時間 | 法規 | 原因 | 目標影響 |
|---|---|---|---|---|
| 歐盟 | 2000 年 | 食品安全白皮書（White Paper on Food Safety） | 1996 年英國狂牛症，1999 年比利時之戴奧辛雞毒事件 | 強化對食品安全衛生管理，希冀藉確保食品從農場到餐桌符合每一環節要求之最大安全度，俾使保護消費者之健康及恢復其對歐洲食品之信心 |
| 美國 | 1906 年 | 國會通過《食品及藥物法》 | | 使美國食品安全監管邁向法制化之道路，亦遏制食品生產經營領域的違法行為 |
| | 1907 年 | 國會通過《肉類製品監督法》 | | |
| | 1938 年 | 制定《食品藥物和化妝品法》 | | 擴大 FDA 在食品安全監管方面的權力。奠定美國現代食品安全監管體制的基礎 |
| 德國 | 2002 年 | 轉置 2000 年歐盟之食品安全白皮書 | | 除轉置歐盟法令於本國法之中，以與其他歐盟會員國共同遵循同一個食品及飼料安全標準之外，意味建立一個以防範於未來及透明化為基礎之食品及飼料統一監督架構 |
| | 2004 年 | 食品及飼料法規重整法草案 | | |
| | 2005 年 | 經聯邦眾議院及參議院審議後完成全部立法程序，於同年 9 月公布實施 | | |

| 地區 | 時間 | 法規 | 原因 | 目標影響 |
|------|------|------|------|----------|
| 日本 | 2003 年 | 《食品安全基本法》 | 2011 年狂牛症，2002 年黑心牛肉與黑心雞肉事件，且食品標示不當，進口蔬菜殘留農藥、擅用為核可之食品添加物 | 強化食品安全管理對策，以科學方式推動確保飲食安全之相關措施，重拾國民對飲食安全之信心 |
| 中國大陸 | 2009 年 | 《中華人民共和國食品安全法》 | 2008 年 9 月三聚氰胺奶粉事件爆發 | 三聚氰胺奶粉事件暴露出原本《食品衛生法》的缺失及不足；為謀求改善並健全食品監管機制，制定《食品安全法》 |

本研究整理（資料來源：邱雯雯，2010）

## 第三節　海峽兩岸食品安全的政策方向與成效

# 壹 » 中國大陸內地食品安全的政策方向

### 一、中國大陸內地食品安全政策

近年來，食品安全問題引起中國大陸社會各界的高度重視，輿論強烈呼籲為保證食品安全，需要在現行《食品衛生法》的基礎上，制定一部全面規範中國大陸食品安全法律制度的《食品安全法》。為了回應外界的訴求，中國大陸國務院法制辦公室（簡稱「法制辦」）於 2004 年 7 月奉命成立「《食品衛生法》修改領導小組」，統合國務院有關部門，組織起草「食品衛生法修訂草案」（黃薇，2009）。

在 2005 年 3 月全國政協及人大「兩會」期間，食品安全成為兩會代表、委員最為關注的熱點話題。在所收到的議案、建議及提案中，食品安全問題名列第一，有 223 位代表聯名提交了建議儘快制定專門的《食品安全法》的議案，顯見此議題已成為全國關注的焦點（周愉晴，2005）。中國大陸政府雖亦重視將食品安全法制化，但不同部會對此議題看法不一，如衛生

部傾向於在《食品衛生法》的既有基礎上加以修訂，而國家食品藥品監督局等部門則主張就食品安全性進行完整的立法，並以制定《中華人民共和國食品安全法》取代《食品衛生法》。由於各部會意見分歧，在一定程度上阻礙了食品安全法制化的進程。國務院「法制辦」經過數年的努力，在聽取各方的意見後，會同國務院有關部門對「食品衛生法修訂草案」做了進一步修改，並根據修改內容將「食品衛生法修訂草案」名稱改為「食品安全法草案」。

這些意見經過整理研究後，對「食品安全法草案」做出重要的修正，使其更臻完善，並於 2008 年 8 月送請全國人大常委會再度審議。2008 年 9 月，毒奶粉事件爆發，更加暴露出現行《食品衛生法》的缺失及不足；為謀求改善並健全食品監管機制，制定《食品安全法》的呼聲不斷，全國人大常委會乃加速審議過程，於同年 10 月進行草案第三次審議。2009 年 2 月，「食品安全法草案」送請第四次審議。2 月 28 日，《中華人民共和國食品安全法》經第十一屆全國人大會常委會第七次會議審議表決，以 158 票贊成、3 票反對、4 票棄權獲得高票通過，並於同年 6 月 1 日開始施行，五年的修法努力終於有成。至於《中華人民共和國食品衛生法》將於《食品安全法》正式實施後，同時廢止（中國大陸政府門戶網站，2015）。

中國大陸經過一連串食品安全事件後，於 2009 年 2 月 28 日公布新定《中華人民共和國食品安全法》。依該法之規定，食品安全係對食品生產加工，食品流通，餐飲服務，食品添加劑的經營，食品包裝材料，容器，洗滌劑，消毒劑，用於食品生產經營的工具，設備，添加劑，供食用的農業初級產品，質量安全管理等標的，均成為食品安全與否驗定的標準。換言之食品安全的概念側重「保障民眾身體健康和生命安全」（新華網，2009）。

《中華人民共和國食品安全法》共分十章 104 條，其主要內容包含下列各點（周勛，2007）：

1. 進一步明確食品安全的監管體制：
   《食品安全法》確定由國務院衛生部門承擔食品安全綜合協調職責，

負責食品安全風險評估、食品安全標準制定、食品安全訊息公布、食品檢驗機構的資質認定條件和檢驗規範的制定、組織查處食品安全重大事故。

2. 確立食品安全風險監測和評估制度：

《食品安全法》確立食品安全風險監測制度，規定由國務院衛生行政部門會同國務院其他有關部門制定、實施國家食品安全風險監測計畫。

3. 統一制定食品安全國家標準：

過去中國大陸食品安全標準存在政出多門的問題，《食品安全法》規定食品安全國家標準由國務院衛生行政部門負責制定、公布，除食品安全標準外，不得制定其他的食品強制性標準，即由一個部門制定統一的食品安全標準。

4. 強化生產經營者保證食品安全的社會責任：

《食品安全法》確立了以下各種制度：

（1）生產、流通、餐飲服務許可制度：食品業者應當依法取得食品生產、流通及餐飲服務許可。

（2）索票索證制度：食品生產者採購食品原料，應當查驗供貨者的許可證及食品合格的證明檔。

（3）企業食品安全管理制度：食品生產經營企業應健全公司內部的食品安全管理制度，加強對員工食品安全知識的培訓。

（4）食品召回和停止經營制度：規定食品生產者發現其所生產的食品不符合食品安全標準，應當立即停止生產、召回已經上市銷售的食品，通知相關生產經營者和消費者，並記錄召回和通知情形。

5. 加強對食品添加劑的監管：

《食品安全法》規定食品添加劑應當在技術上確有必要，而且經過風險評估證明安全可靠，方可列入允許使用的範圍。食品生產者應當按照食品安全。標準關於食品添加劑的品種、使用範圍、用量的規定使用食品添加劑；不得在食品生產中使用食品添加劑以外的化學物質和

其他可能危害人體健康的物質。

6. 加大對食品生產經營違法行為的處罰力度：

《食品安全法》規定構成犯罪者，依刑法追究刑事責任。此外，另有懲罰性賠償責任，凡生產不符合食品安全標準的食品，或是銷售明知不符合食品安全標準的食品，消費者除要求賠償損失外，還可以向生產者或銷售者要求支付價款 10 倍的賠償金。

細查《中華人民共和國食品安全法》內容（韓俊，2007），可以發現該法若全面施行，將重新建構中國大陸食品安全體系，並具體表現在下述兩方面：

1. 以《食品安全法》為基礎，完善食品安全法律體系：

（1）以事前規範取代事後處罰：

《食品安全法》第十一條規定：「國家建立食品安全風險監測制度，對食源性疾病、食品汙染以及食品中有害因素進行監測」。第十三條規定：「國家建立食品安全風險評估制度，對食品、食品添加劑中生物性、化學性和物理性危害進行風險評估」。第十四條規定：「國務院衛生行政部門通過食品安全風險監測或者接到舉報發現食品可能存在安全隱患的，應當立即組織進行檢驗和食品安全風險評估」。此種事前規範的做法改變過去中國大陸政府事先許可、事後抽驗、出了事故再處罰的傳統監管方式，以期降低食品安全事故發生的可能性。

（2）從分散規範到統一標準：

沒有統一的食品安全標準是中國大陸食品安全事故頻仍的主要原因之一，沒有統一明確的標準，民眾就無法判斷食品究竟是否安全。因此，在《食品安全法》第二十二條中明確規定：「國務院衛生行政部門應當對現行的食用農產品質量安全標準、食品衛生標準、食品質量標準和有關食品的行業標準中強制執行的標準予以整合，統一公布為食品安全國家標準」。

（3）從補償性賠償到懲罰性賠償：

《食品安全法》第六十三規定：「生產不符合食品安全標準的食品或銷售明知是不符合食品安全標準的食品，消費者除要求賠償損失外，還可以向生產者或銷售者要求支付價款十倍的賠償金」。同時，條文並且規定廣告機構、食品監管檢驗部門、食品行業協會、消費者協會或個人在虛假廣告中違法向消費者推薦食品的，依法與食品生產經營者承擔連帶責任，使消費者獲得更多保障。

2. 以食品安全委員會為中心，協調食品安全監管體系：

中國大陸國務院根據《中華人民共和國食品安全法》的規定，為貫徹落實食品安全法及切實加強對食品安全工作的領導，乃於 2010 年 2 月 6 日決定設立國務院食品安全委員會，以作為國務院食品安全工作的高層次議事協調機構。食品安全委員會的職責主要包括三方面：一、分析食品安全形勢，研究部署、統籌指導食品安全工作；二、提出食品安全監管的重大政策措施；三、督促落實食品安全監管責任。

在《食品安全法》及法制改革方面，隨著近年來中國大陸食品安全重大事件不斷發生，制定《食品安全法》及法制改革的呼聲不斷，此方面的研究成果深受各界矚目。周愉晴（2005）發表〈再論《食品安全法》立法〉一文，指出現行《食品衛生法》自 1995 年施行以來，由於未曾修訂，不少內容落後過時，包括：（1）《食品衛生法》調整範圍較窄、（2）食品衛生與食品安全的內涵不同、（3）《食品衛生法》確立的執法體系與食品安全監管的現實不符、（4）《食品衛生法》未引入 HACCP（危害分析和關鍵控制點）體系、（5）《食品衛生法》沒有涉及食品標準的法律規定。有鑑於此，加快制定《食品安全法》正當其時。至於《食品安全法》的基本原則，周愉晴指出須體現下列幾項主張：（1）整合法律資源的原則、（2）統一與協調的原則、（3）預防為主的原則、（4）實施風險管理原則、（5）資訊公開透明原則、（6）責任主體限定原則、（7）實行陽光立法的原則。

禹桂枝（2008）年發表〈強化我國食品安全法律規制的措施〉一文，指出要強化中國大陸食品安全法律規制，應採取下列措施：

1. 樹立食品安全法治理念：將食品的生產安全、經營安全、結果安全、過程安全、現實安全及未來安全等方面，全部納入法律規制範圍；

2. 提高食品安全法律的系統性、綜合性、協調性：
   （1）建構以食品安全基本法為龍頭，以其他具體法律為主幹，以食品安全技術法規和標準為底基的多層次、多功能的食品安全法律規制體系；
   （2）加強對食物鏈系統、綜合、全面、立體的法律規制；
   （3）充實食品安全法律規制內容。

3. 強化食品安全責任：
   （1）嚴格食品安全所涉產品責任；
   （2）拓展產品責任法的調整範圍；
   （3）加大懲罰性賠償力度；
   （4）加大刑罰力度。

4. 加大食品安全監管力度：
   （1）加強食品安全監管制度建設；
   （2）建立健全食品安全標準、檢測及認證體系；
   （3）切實清理、解決有關法律法規對食品安全監管權限不清及互相矛盾的問題。

以上這些建議，部分在《食品安全法》立法過程中被納入法律體系，成為未來規範中國大陸食品安全的具體內容。

如何健全食品安全控管、建立食品安全制度，乃成為中國大陸政府施政的當務之急。而食品安全制度的建立，其源頭當為食品立法，也就是法律體系的健全規範。中國大陸現行的立法體制是中央統一領導及一定程度分權，並按「多級並存、多類結合」的立法權限劃分體制。其立法類型有全國人大及其常委會立法、國務院及其部門立法、一般地方立法、民族自治地方立法，以及經濟特區和特別行政區立法（劉為軍等，2005）。

至於中國大陸食品立法係採部門立法模式，先由與食品安全管理有關的

各個政府部門，包括衛生部、農業部、國家質檢總局、國家食品藥品監督管理局等，依據《中華人民共和國立法》、《行政法規制定程式條例》、《規章制定程式條例》、《法規規章備案條例》等法律規章，結合各部門實際情況，經起草、審查、決定與發布等程式後，制定相關法律、規章、條例，公告實施。

長期以來，中國大陸政府對食品安全的概念僅停留在滿足人民「食」的需求上；但自改革開放後，誠如前述《食品安全綠皮書：中國大陸食品安全報告（2007）》一書所說，「新產品、新技術、飲食習慣變化以及新的產銷方式給食品安全帶來了潛在威脅」（韓俊，2007）。

有鑑於此，自 1982 年起，中國大陸政府按照上述立法程式，制定了一系列與食品安全有關的法律、法規及管理條例。首先是 1984 年《中華人民共和國水汙染防治法》的頒布，隨後有《食品衛生法》、《產品質量法》、《農產品質量安全法》等近二十部法律問世；另有《農藥管理條例》、《獸藥管理條例》、《生豬屠宰管理條例》等近四十部相關行政法規出台；以及《無公害農產品管理辦法》、《散裝食品管理規範》、《食品廣告管理辦法》等近一百五十部規章制定（劉菁，2008）。在這些眾多的法律、法規、規章中，最為重要的當推《中華人民共和國食品衛生法》的頒布。

自 1980 年代開始，《中華人民共和國食品衛生法》先是經歷較長時期的試行階段（在此階段，此法稱《中華人民共和國食品衛生法（試行）》），隨後於 1995 年 10 月 30 日正式公布實施。《食品衛生法》總則明確規範：「為保證食品衛生，防止食品汙染和有害因素對人體的危害，保障人民身體健康，增強人民體質，制定本法」；並明定由「國家實行食品衛生監督制度」，「國務院衛生行政部門主管全國食品衛生監督管理工作」（中國政府門戶，2015）。

《食品衛生法》的制頒是一個重要里程碑，代表中國大陸食品安全制度進入新的階段，並結合《產品質量法》、《農業法》、《標準化法》、《進出口商品檢驗法》等法律，建構了較完善的食品安全法律體系。在這些食品

安全相關的法律、法規運作下，中國大陸逐漸形成以《中華人民共和國食品衛生法》為核心，以《產品質量法》、《農業法》、《標準化法》、《進出口商品檢驗法》為基礎，以《食品生產加工企業質量安全監督管理辦法》、《食品標籤標注規定》、《食品添加劑管理規定》及涉及食品安全要求的大量技術標準為主體，以各省及地方政府關於食品安全的規章為補充的整體食品安全法律體系（劉為軍等，2005）。

此一龐大的食品安全法律體系，對健全中國大陸食品安全制度確實奠定了重要基礎。然而，徒法不足以自行，再良好的法律體系仍須由「人」來執行，此即涉及食品安全的相關管理體系。因此，下一階段中國大陸食品安全制度的重點，即在建構妥善的管理體系。

中國大陸政府雖亦重視將食品安全法制化，但不同部會對此議題看法不一，如衛生部傾向於在《食品衛生法》的既有基礎上加以修訂，而國家食品藥品監督局等部門則主張就食品安全性進行完整的立法，並以制定《中華人民共和國食品安全法》取代《食品衛生法》（周愉晴，2005）。

由於各部會意見分歧，在一定程度上阻礙了食品安全法制化的進程。國務院「法制辦」經過數年的努力，在聽取各方的意見後，會同國務院有關部門對《食品衛生法（修訂草案）》做了進一步修改，並根據修改內容將《食品衛生法（修訂草案）》名稱改為《食品安全法（草案）》（周愉晴，2005）。

2007 年 10 月 31 日，「食品安全法草案」經由國務院常務會議討論通過後，於同年 12 月提請第十屆全國人民代表大會常務委員會第三十一次會議進行初次審議。2008 年 4 月 20 日，經委員長會議決議，「食品安全法草案」向社會公布，徵求意見。從該年 4 月 20 日至 5 月 20 日一個月間，全國人大常委會法制工作委員會共收到各方面意見 11,327 件，足見各界反應之熱烈（黃薇，2009）。

意見經過整理研究後，對「食品安全法草案」做出重要的修正，使其更

臻完善，並於 2008 年 8 月送請全國人大常委會再度審議。2008 年 9 月，毒奶粉事件爆發，更加暴露出現行《食品衛生法》的缺失及不足；為謀求改善並健全食品監管機制，制定《食品安全法》的呼聲不斷，全國人大常委會乃加速審議過程，於同年 10 月進行草案第三次審議。2009 年 2 月，「食品安全法草案」送請第四次審議。2 月 28 日，《中華人民共和國食品安全法》經第十一屆全國人大會常委會第七次會議審議表決，以 158 票贊成、3 票反對、4 票棄權獲得高票通過，並於同年 6 月 1 日開始施行，五年的修法努力終於有成。至於《中華人民共和國食品安全法》將於《食品衛生法》正式實施後，同時廢止（中華人民共和國中央人民政府，2009）。

　　《中華人民共和國食品安全法》，期能促進中國大陸食品產業的健康發展，並提高食品的質量與安全水準。根據中國大陸學者的觀察，「《食品安全法》通篇貫穿著食品安全學的基本原理，風險管理的理念和方法，注重結合中國大陸社會的歷史型態和生產發展水準，吸收工業化國家食品安全管理的經驗，既體現了食品行業的特點，又強調法律的強制性和權威性」（魏益民，2009）。

　　足見中國大陸學界對此法的重視與好評。《食品安全法》重新梳理了中國大陸食品安全監管體系，確定了由國務院衛生行政部門承擔食品安全綜合協調職責；國務院質量監督、工商行政管理及國家食品藥品監督管理部門則依照《食品安全法》及國務院規定的職責，分別對食品生產、食品流通及餐飲服務活動實施監督管理（張芳，2009）。與此同時，在中央層級，國務院成立「食品安全委員會」；在地方層級，則由各級人民政府承擔組織協調工作。此外，《食品安全法》還要求食品行業協會應加強行業自律，引導食品生產經營者依法生產經營；也要求新聞媒體展開有關食品安全法律、法規，以及食品安全標準、知識的公益宣傳，對違反《食品安全法》的行為進行輿論監督；並鼓勵社會團體、基層群眾自治組織展開食品安全法律、法規及食品安全標準、知識的普及工作，賦予任何組織或個人舉報權（張芳，2009）。

不過，《食品安全法》雖在食品監管方面較《食品衛生法》有長足的進步，但仍有其灰色地帶。尤其是相對於立法的進步，政府的監管意識與民眾的法律意識卻相對落後，這無疑會大大的削弱立法的效果（劉為軍等，2005）。

這誠然是《食品安全法》規範不足之處，若要有效解決此問題，其重點當在管理制度的全面變革。

8月，中國大陸國務院發表《中國大陸的食品質量安全狀況》白皮書，開始在全國範圍內開展為期四個月的產品質量及食品安全專項整治工作。同時，並成立以國務院副總理吳儀為首的跨部會領導小組，專門負責食品安全整治工作。

在這些食品安全相關的法律、法規運作下，中國大陸逐漸形成以《中華人民共和國食品衛生法》為核心，以《產品質量法》、《農業法》、《標準化法》、《進出口商品檢驗法》為基礎，以《食品生產加工企業質量安全監督管理辦法》、《食品標籤標注規定》、《食品添加劑管理規定》及涉及食品安全要求的大量技術標準為主體，以各省及地方政府關於食品安全的規章為補充的整體食品安全法律體系（劉為軍等，2005）。

中國大陸食品安全監管責任，是由中央、省級與地方政府共同承擔。在中央方面，自1995年《中華人民共和國食品衛生法》頒布施行後，總則第三條明定國務院衛生行政部門（即衛生部）為全國食品衛生監督管理工作的主管部門，中國大陸食品安全管理體系粗具雛形（中國大陸政府門戶網站，2015）。然而，就在同一條文中，《食品衛生法》也明文規定「國務院有關部門在各自的職責範圍內負責食品衛生管理工作」。因此，在實際運作上，中國大陸政府中央一級的食品安全管理工作遂由衛生部、農業部、國家質檢總局、環保總局、工商總局及商務部共同負責（劉為軍等，2005）。

2003年第十屆全國人民代表大會第一次會議召開後，中國大陸食品安全監管體制進行了重大改革。其中最重要的舉措是在國務院下成立了「國家

食品藥品監督管理局」，賦予該局對食品、保健品、化妝品安全管理的綜合監督、組織協調，以及依法開展查處重大事故等三方面職責。此外，國務院並將國家食品藥品監督管理局定位為所謂「抓手」的角色，直接向國務院報告食品安全相關監管工作（韓俊，2007）。

在執掌分工上，國家食品藥品監督管理局雖作為食品安全綜合監督與組織協調部門，並不取代衛生部等具體監管部門的原有職能，但負責監督各項食品安全監管工作的實施（韓俊，2007）。

2003 年 7 月，國家食品藥品監督管理局協調公安部、農業部、商務部、衛生部、國家工商總局、國家質檢總局、海關總署等部門，共同制定「食品藥品放心工程實施方案」，推動「食品放心工程」，發揮了組織及綜合協調的作用（韓俊，2007）。

## 二、中國大陸食品安全法的意義作用

《中華人民共和國食品安全法》期能促進中國大陸食品產業的健康發展，並提高食品的質量與安全水準。根據中國大陸學者的觀察，「《食品安全法》通篇貫穿著食品安全學的基本原理，風險管理的理念和方法，注重結合中國大陸社會的歷史型態和生產發展水準，吸收工業化國家食品安全管理的經驗，既體現了食品行業的特點，又強調法律的強制性和權威性」（唐澤瀛，2008）。足見中國大陸學界對此法的重視與好評。

賈玉嬌（2008）認為《食品安全法》重新梳理了中國大陸食品安全監管體系，確定了由國務院衛生行政部門承擔食品安全綜合協調職責；國務院質量監督、工商行政管理及國家食品藥品監督管理部門則依照《食品安全法》及國務院規定的職責，分別對食品生產、食品流通及餐飲服務活動實施監督管理。

與此同時，在中央層級，國務院成立「食品安全委員會」；在地方層級，則由各級人民政府承擔組織協調工作（Bian Yongmin, 2004）。此外，《食品安全法》還要求食品行業協會應加強行業自律，引導食品生產經營者

依法生產經營；也要求新聞媒體展開有關食品安全法律、法規，以及食品安全標準、知識的公益宣傳，對違反《食品安全法》的行為進行輿論監督；並鼓勵社會團體、基層群眾自治組織展開食品安全法律、法規及食品安全標準、知識的普及工作，賦予任何組織或個人舉報權。

## 三、中國大陸內地食品安全法仍可改進

在九三學社界別的小組討論會上，吉林省政協副主席、中國大陸國家質檢總局副局長支建華就對《食品安全法》內容提出疑問。支建華說：「既然有常設的食品安全委員會，就應該讓質檢、工商、農業等幾個部門齊頭並進，現在又多了個中間環節，跟原來的管理有什麼差別？」他認為，「新食品安全法是好法，很及時，但解決問題還是不徹底。」比如，新法提到要設立常設的食品安全委員會，但在後面說要由衛生行政部門承擔食品安全綜合協調職責，而原來國務院就有領導小組，有點多此一舉。支建華說，此外，新食品安全法還有沒能涵蓋到的空白地帶，「三鹿奶粉事件就出在這裡。」他說，前面產奶與農業部門有關，後面製造奶製品又歸質檢部門管，「但負責收奶的奶站卻成了三不管地帶」（楊正勇、梁文靜，2007）。這誠然是《食品安全法》規範不足之處，若要有效解決此問題，其重點當在管理制度的全面變革。

自 1995 年中國大陸政府制頒《中華人民共和國食品衛生法》，揭開中國大陸食品安全制度改革的序幕後，食品安全法律體系的建立即為其改革重點之一。經多年努力，除《食品衛生法》外，中國大陸政府另行頒布《中華人民共和國產品質量法》、《中華人民共和國農業法》、《中華人民共和國標準化法》、《中華人民共和國進出口商品檢驗法》等多部法律，初步建立食品安全法律體系的雛形。中國大陸食品安全法律體系是以《產品質量法》及《食品衛生法》為主導，《產品質量法》是產品質量的根本大法，食物做為產品中的一種，該法只對食品質量方面應承擔的責任做了規範；至於《食品衛生法》，則是對食品衛生方面做了要求（劉菁，2008）。

儘管如此，中國大陸還是缺少一部有關食品安全領域比較全面的法律。

譬如在《食品衛生法》中，並不包括種植業及養殖業（此部分屬《農業法》），與《產品質量法》也有許多不一致之處。先進國家關於涉及食品安全的法律或許不只一部，但總有一部是最主要的，而為各部門所共同遵守。如德國的《食品法》、英國的《食品安全法》、日本的《食品衛生法》及歐盟的《歐洲食品安全法》均是如此（繆永東，2007）。

因此，制定一部有關食品安全管理的基本法，乃成為各界呼籲法律體系改革的重點。

由於中國大陸食品安全相關法律立法時，沒有遵循「基本法服從專業法」的原則，甚至根本沒有一部食品安全基本法，以致不同部門在執法中各自為政、矛盾重重。《食品衛生法》雖規定衛生行政部門（衛生部）負責食品衛生監督管理，但同時也將性質相近的食品管理事務授權其他部門，而且未明確劃分各自的職權，以致出現重複授權的現象（繆永東，2007）。

## 四、中國大陸內地食品安全的現狀研究

金偉、顧沈兵、華盛榮（2015）在上海市某地區做了一個關於餐飲從業人員食品安全知識、態度、行為的調查。該地區基本掌握食品安全知識的餐飲從業人員為 313 人（65.6%），平均得分為（10.93±2.22）分。68.1%的餐飲從業人員有食品安全知識培訓經歷。94.8%的從業人員認為很有必要加強規範操作以預防食物中毒事件的發生。餐飲人員的良好職業行為形成率為80.9-97.7%。食品安全知識得分、態度、行為三者間均存在較弱的正相關關系（$p < 0.05$），而知識得分與培訓經歷存在較強的正相關關系（r=0.349，$p < 0.01$）。結論是，該區餐飲從業人員食品安全相關態度積極、行為良好，但掌握知識尚有欠缺，應注重該人群食品安全操作技能的傳授，使其食品安全知識得到有效提高，做到規範操作，有利於逐步形成良好的從業行為。

民眾對食品安全程度高低的主觀感受決定了對監管部門日常監督、檢查力度的判斷。在食品安全事件頻發的背景下，民眾將保障食品安全的希望寄託在政府身上，監管部門應著力探索如何提高監管的力度和效率（中國八大

城市食品安全民眾認知度調查課題組，2012）。

在民眾食品安全中調查發現，民眾對食品違法行為懲戒力度的評價總體認為需要進一步加強的調查結果，為完善食品安全立法，加大對違反食品安全行為的制裁力度提供了社會學基礎。不同城市民眾對政府監管部門食品安全資訊提供頻次的判斷略有差異，上海、北京的民眾認為監管部門提供的食品安全資訊頻次相對較高，但總體比例仍偏低。調查數據顯示民眾對食品安全投訴處理的滿意度判斷總體呈現好趨勢，但滿意度不高。滿意度相對較高的城市有北京、成都和蘭州，滿意度分別為 57.6%、56.24%、54.83%。

至於林勇、平瑛與李玉峰（2013）在食品安全研究中發現民眾對食品安全的關注程度較高，瞭解程度較低。消費者一方面對於食品安全非常關注，但瞭解程度不夠，缺乏自己的判斷能力，對安全標示不熟悉，影響了食品企業實施安全體系的建設。對於中小型企業，考慮到成本利益之間的關係，既然消費者無法辨識那就沒有必要採用安全體系，這對中國大陸食品安全體系建立不利。

消費者需要統一權威資訊發布平台。表明人們對附於食品外包裝上的標籤資訊關注度非常高，食品產業鏈後端的消費者對於產品說明以及標示達到了一定的認知程度。消費者希望政府在發布視頻安全資訊的同時也能夠引導食品企業自律。結果表明，消費者不願意為食品安全額外支出的主要原因，是消費者認為國家應該出資負責食品安全問題。在訪談中我們瞭解到，國家在食品安全監管中的投入力度已經非常大，政府更需要做的是引導食品企業自律，鼓勵中國大陸食品企業進行安全認證，一旦企業誠信體系建立，產品品質就能獲得保障，食品安全問題減少就減輕了國家監管的壓力，使消費者購買更加放心，對國家食品安全建設更加有信心。

# 貳 » 台灣地區食品安全的現狀研究

民眾飲食與健康、生存及生活型態息息相關，食品安全管理與民眾保護

措施為制定政策重要一環。而王宏文（2014）在《公共政策與法律研究中心102 年度研究計畫案期末報告》指出：目前台灣食品安全管理主要是由行政院農業委員會、衛生福利部及行政院環境保護署三個單位所共同管理，在權責劃分上，農委會負責農漁畜牧產品之安全，針對食物栽種、養殖、生產、及收穫進行管理，及農藥核准、製造、販售及農民使用端輔導等；衛福部管轄食品安全與食品工業，規定食品添加物用法、用量或汙染物殘留量，並不定期抽驗市面食品，包含檢驗市場端的農藥殘留等；環保署則負責管轄環境與生態。

過去重大食品安全事件多會促使政府擬訂新的法規、成立新的組織及推行新的政策等，並因應國家食品安全問題與正視民眾健康之需要，例如1979 年多氯聯苯食油中毒案後，政府於 1981 年成立行政院衛生署食品衛生處；在 2008 年中國大陸三聚氰胺奶粉事件後，政府在 2009 年成立行政院衛生署食品藥物管理局（王宏文，2014）。

行政院因應組織改造，將衛生署於 2013 年 7 月 23 日升格改制為衛生福利部，亦食品藥物管理局改組為食品藥物管理署。台灣食品安全管理始於1969 年內政部擬具「食品衛生管理條例草案」；1975 年公布《食品衛生管理法》；2000 年修正《食品衛生管理法》，強調自主管理源頭管制，另外正式公告實施「食品良好衛生規範」（Good Hygienic Practices，以下簡稱GHP）；2003年公告實施危害分析重要管制點（Hazard Analysis and Critical Control Points，簡稱 HACCP）的食品安全管制系統。2007 年推動建置加工食品追溯系統，能有效預防與控制危害的發生，以確保產品安全；在 2011年塑化劑事件後，並修正《食品衛生管理法》第三十一及三十四條等，其顯示政府對食品安全之環境和管理制度因應食安事件而隨之更新法規（王宏文，2014）。並在 2014 年 2 月 5 日修正公布為今日 2014 年最新修訂公布的《食品安全衛生管理法》，其內容共分為十章，共計六十條：以食品之「安全與衛生」管理為主要核心。

## 一、食品良好衛生規範（GHP）

〈食品良好衛生規範〉是根據 2000 年 9 月公告之《食品衛生管理法》第二十一條第一項規定訂定之，其內容為規範食品業者製造、加工、調配、包裝、運送、儲存、販賣食品或食品添加物之作業場所、設施及品保制度之管理規定，以確保食品之衛生、安全及品質。其中並對（1）食品業者建築與設施、（2）食品業者衛生管理、（3）食品製造業者之程及品質管制、（4）食品製造業者倉儲管制、（5）食品製造業者運輸管制、（6）食品製造業者檢驗與量測管制、（7）食品製造業者客訴與成品回收管制、（8）食品製造業者記錄保存等有詳細的規範解釋（李壽崧，2010）。

## 二、危害分析重要管制點（HACCP）

依據台灣 2008 年發布之食品安全管制系統第二點規定，食品安全管制系為一鑑別、評估及控制食品安全危害之系統，援引危害分析重要管制點原理，即 HACCP（Hazard Analysis Critical Control Point），用以管理原料驗收、加工、製造及貯運等全程之食品安全危害品保系統。為從農場到餐桌之全程食品安全品保系統，它包括：危害分析、決定重要管制點、建立管制界線、建立監視過程、建立矯正措施、建立確效過程及監理記錄與文件管理等七大原理（許朝凱、蕭欣宜、鄭維智、馮潤蘭，2011）。

為提升台灣餐飲衛生食品安全之管理，衛生福利部於 2014 年 5 月 9 日發布「國際觀光旅館內餐飲業應符合『食品安全管制系統準則』相關規定」強制國際觀光旅館內餐飲業應有 1 廳以上實施食品安全管制系統，並自 2015 年 7 月 1 日生效（衛生福利部，2014a）。此舉為國際間首度對餐飲業要求實施 HACCPA，期望引領台灣餐飲業邁向食品安全管理新紀元。餐飲業控制微生物的危害，要比食品加工廠更加徹底執 HACCP 的管理，取得 HACCP 認證（溫佳茹，2010）。許秀華、許惠美、蔡東亦與莊立勳（2007）台南地區筵席餐廳對 GHP 落實成效大致是符合政府規定；通過 HACCP 認證及取得衛生優良餐廳標章者，在各項規範落實成效較佳。趙嘉裕（2008）的研究中顯示：空廚業衛生管理人員的專業能力中必須具備修習

食品衛生管理相關課程；以及食品工廠衛生管理證書、HACCP 實務訓練證書。許瀞尹等人（2011）藉由經過研究輔導之 5 家國際觀光旅館中餐廳，多次的現場輔導及教育訓練後幾項缺失均已改善；而旅館高層的支持、從業人員的分工合作、確實記錄表單和教育訓練的落實是成功實施 HACCP 系統的重要因素。

# 參 》 香港食品安全的現狀研究

香港絕大部分的糧食都由外地輸入，而中國大陸內地更是其中最主要的進口來源地。鑑於內地食品安全問題頻生，在本書的問卷調查當中，我們發現民眾對「地溝油」的關注程度最高，超過八成（84.3%）受訪者表示相當留意該問題；其次為「蔬菜殘餘農藥超標」，接近六成（57.4%）受訪者表示相當關注。其餘的肉類及魚類食品安全問題較少於香港媒體曝光，受訪者的關注程度亦相對較低。

# 肆 》 澳門食品安全的現狀研究

近期本地和外地接二連三的食品安全事件，令民眾較過往更關注食品安全相關資訊（494 人，48.2%）。數據顯示，多數受訪者（899 人，87.5%）透過「電視、電台」瞭解食品安全存在的隱患，540 人（52.6%）透過「報刊、雜誌」獲取食品安全的訊息，只有 147 人（14.7%）透過教育，如「學校」、「知識講座」和「社團」瞭解相關資訊。這樣的結果反映人們在面對食品安全問題時，多以「頭痛醫頭，腳痛醫腳」的被動態度更新資訊，無論是透過「電視、電台」甚至「互聯網」，各傳媒在食品安全問題發生後主要公布的是現況或原因，並未能做到預防效用（澳門工會聯合總會，2011）。在社區性預防教育方面，雖在事件發生後有較多資訊讓民眾認識，但「學校」作為培養青少年知識和品德的地方，在此次調查結果中只有 6.3%（65人）受訪者表示透過「學校」接觸到相關資訊，反映目前學校教育有關食安知識的不足；由上述可見，本澳關於食品安全的日常預防教育較少，補救措

施為多，這是預防意識普遍薄弱的主因。

調查結果顯示超過六成（627 人）受訪者對食品安全的法律法規「沒聽過」，「聽過，但不瞭解」的達 35.7%（366 人），或許與目前本澳公民教育未及至此有關，加上政府對相關法律法規宣傳推廣不足，致受訪者相關意識弱；但男性較女性受訪者對相關法律法規有較多瞭解；而教育程度亦未能反映受訪者在相關法律法規上的認識，只有極少數「碩士或以上」（4 人，12.9%）教育程度的受訪者表示「瞭解」相關法律資訊，可見不論教育程度如何，受訪者普遍都對食品安全相關法律法規不瞭解。

另外，在陳可欣（2013）的研究中，我們可以看到研究結果：

1. 食品安全認知的平均知曉率 59.1%，不同教育程度（$p < 0.01$）和居住堂區（$p < 0.01$）之間有差異;食品安全態度中位數為 19 分（總分 24 分），不同教育程度之間有差異（$p < 0.05$）；購買及處理食品行為中位數為 26 分（總分為 30 分），而女性的分數高於男性（$p < 0.05$），不同教育程度之間有差異（$p < 0.05$）。

2. 食品安全認知分別與態度（$p < 0.01$）、行為存在相關（$p < 0.01$）；食品安全的態度與行為存在相關（$p < 0.01$）。

3. 食品安全認知影響因素有教育程度和年齡，教育程度高及父母年齡較高的認知較好；購買及處理食品行為影響因素有性別、教育程度和年齡，女性、教育程度高及父母年齡較高的行為較好。

4. 74.2%家長對澳門食品安全現狀放心；擔心出現問題的食品按順序是奶及奶製品（59.9%）、魚類海產及禽畜蛋類相同（55.9%）和蔬菜水果（54.5%）；擔心的三種食品問題分別是重金屬汙染或毒素（67.8%）、殘留農藥／獸藥（66.8%）、以不可食用的原料或物質加工食品（65.6%）。食品安全的資訊來源以電視／電台（89.9%）、報紙雜誌（68.3%）和互聯網（60.5%）三種方式最多。研究對象認為食品安全責任，87.3%是政府，77.6%是業界，只有24.9%認為是市民。

5. 澳門特別行政區立法會（2013）於《食品安全法》定義係指食品無毒、無害，符合應具有的營養要求，對人體健康不會造成任何急性、亞急性或慢性危害。

## 第四節　食品安全之認知、態度、行為之相關研究

# 壹 » 相關定義

## 一、食品安全知識

本研究的食品安全知識包括食品中毒、食品保存、食品製備、交叉汙染、個人衛生、器具環境清潔、食品安全衛生法規。

## 二、食品安全態度

本研究的食品安全態度包括追求衛生知識、衛生安全操作態度、員工責任。

## 三、食品安全行為

本研究的食品安全行為包括食品保存、食品製備、交叉汙染、個人衛生、專業修養、器具環境清潔、食品安全衛生法規。

# 貳 » 消費者認知相關研究

## 一、食品安全的定義

根據聯合國糧食及農業組織（Food and Agriculture Organization of the United Nations, FAO）以及世界衛生組織（WHO）聯合組成之國際食品法典委員會（Codex Alimentarius Commission, CAC）把食品安全定義為：「確保食物在依據其欲製備或食用時不會對消費者產生危害的狀態，稱為食品安

全。」食品安全是食品本身對食品消費者的安全性。食品要保證其安全首先即不得含有毒有害物質，確保食品在適宜環境中生產，加工、儲存和銷售，減少其在各階段所受到的汙染，以保障消費者身體健康（陳政忻，2011）

## 二、食品安全衛生知識

人類有兩種知識，即顯性知識（具條理及系統化的知識）和內顯知識（無法以系統化方式進行陳述的知識），在日常生活中或是在科學活動中，兩者共同組成了人類知識的總體（Polanyi, 1958）。人們取得食品安全知識來源是朋友、網路、電視、新聞雜誌、廣播、專業的食品機構以及食品期刊（Lee, Niode, Simonne, & Bruhn, 2012）。

楊昭景（2001）研究 21 世紀中餐主廚職業能力需求中發現，受訪的主廚承認食物衛生安全管理的知識上是最重要需求的能力。而餐飲烹調人員教育程度偏低，政府鼓勵從業人員報考烹調技術士證照檢定以提升從業人員專業水準（文長安，1998）。林佳蓉（2003）對托兒所廚工餐飲衛生教育需求及意願調查中顯示廚工對課程內容有超過 85%廚工選擇製程衛生管理為第一優先課程。食品在製程當中，食品從業人員是最容易無預警地攜帶病原體汙染食品（Cruichkshank, 1990）。知識的缺乏與疏忽容易造成不正確的操作行為，而引發食源性疾病（Martins, Hogg, & Otero, 2012）。

Santos、Nogueira、Patarata 與 Mayan（2008）研究葡萄牙餐廳從業人員的食品衛生知識發現有 80%的餐飲從業人員不知道病原體的名稱，20%的餐飲從業人員只知道沙門氏菌。餐飲從業人員應該擁有優良的衛生行為去降低交叉汙染的機會，才能保護消費者遠離食源性疾病的威脅，而確保製備食物時的正確衛生行為最佳的方法即是食品安全知識和教育訓練（Martins et al., 2012）。由許多的文獻當中可以了解建立餐飲從業人員的食品安全知識，才是降低食源性疾病風險的有效辦法。

## （一）食品中毒

衛生福利部在 2011 年發布對食品中毒的定義為：「二人或二人以上攝

取相同的食品而發生相似的症狀，則稱為一件食品中毒案件，如因肉毒桿菌毒素而引起中毒症自人體檢體驗出肉毒桿菌毒素，由可疑的食品檢體檢測到相同類似的致病菌或毒素，或經流行病學調查推論為攝食食品所造成，即使只有一人，也視為一件食品中毒案件。如因攝食食品造成急性中毒（如化學物質或天然毒素中毒），如果只有一人，也視為一件食品中毒案件。」（黃萃薇，2008）。

2011 年 5-6 月間德國爆發 0104 型腸道出血性大腸桿菌數千人感染造成數十名個案死亡，德國官方宣布感染來源為受汙染的芽菜。在美國和澳大利亞估計食源性疾病有 50-87%的發生是與家庭有關（Clayton, Griffith, & Price, 2003），而且也漸漸被發現其實消費者在整個食品安全鏈上是最弱勢的一環，因而越來越需要去管控他們的行為（Brennan, McCarthy & Ritson, 2007）。每年美國因食源性疾病通報案例約為 7,600 萬件，而加拿大每年的病患數約為 300-1,000 萬人，耗費成本約有加幣 30-130 億元（陳政忻，2011）。美國農業部及其農業研究署指出，食源性疾病造成身體不適的原因中，有 67.2%係由病毒所引起、30.2%為細菌、2.6%為寄生蟲。因食源性疾病而導致住院情形中，細菌占 59.9%、病毒占 34.8%、寄生蟲則占 5.3%；此外，細菌則是病患因食源性疾病而死亡的最主要因素（陳政忻，2011）。病毒性則為諾羅病毒，寄生蟲海獸胃線蟲為主要病因物質。根據歐盟食品安全管理局（European Food Safety Authority, EFSA）在 2010 的統計證實食物中毒有 48.7%發生的場所是餐廳，包括一般供膳餐廳、學校餐廳（Martins et al., 2012）。

## （二）造成食品中毒的因素

2000 年美國 FDA 公布的食源性疾病中指出 40%的全天候供應餐和 26%的速食店有具有比其他供膳餐廳更具風險性的因素存在（Brannon, York, Roberts, Shanklin, & Howells, 2009）。

## （三）預防食品中毒之四大原則

### 1. 清潔

大腸桿菌和金黃色葡萄球菌會因為從業人員疏忽洗手而交叉汙染食物（Lues & Tonder, 2007）。在製備食物前用肥皂洗手能減低食源性疾病發生的機率（Ali, Verrill, & Zhang, 2014）。有效的洗手步驟包括流動的水、抹肥皂、搓出泡沫、沖洗、紙巾擦乾（Snyder, 2001）。器具、設備以及食物應妥善保存，以免受到老鼠、蟑螂、蒼蠅等病媒汙染（文長安，1998；陳元科，2001）。

### 2. 迅速

時間越短，越可避免食品中毒，調理後之食品，應迅速食用，剩餘食物，亦應迅速處理，調理後之食品以不超過二小時食用為原則。在 Garayoa 等（2014）供膳飲食研究中提到在食物送餐廳時，溫度會隨著時間的流逝，而達到與盛裝容器等溫的狀態，因此，容器先加熱也能延長供餐食物的保存溫度。

### 3. 加熱與冷藏

加熱食品要充分煮熟，食品中心溫度需達 75℃，1 分鐘以上；冷凍庫溫度維持在-18℃，冷藏溫度維持在 7℃以下（陳元科，2001）。

### 4. 避免疏忽

餐飲調理工作，按部就班謹慎行之，遵守衛生原則，以免將有毒物質誤以為調味料而造成不可挽回之痛苦。

而 WHO 提出預防食源性疾病的五要素：（1）保持清潔、（2）生熟食分開、（3）食物徹底煮熟、（4）食物維持在安全溫度、（5）使用安全的水和新鮮的食材（李泰然，2003）。

防範食品中毒無論是政府相關衛生行政單位或者是食品業者都必須有一套遵循的管理機制，除了目前全世界公認最佳的 HACCP 管理系統之外，對於餐飲業和政府相關衛生行政單位也有各自應努力之方向（陳樹功，

1996）。

由有機食品、旅遊等認知相關研究顯示，消費者個人變項中性別、年齡、婚姻狀況、職業、教育程度、月平均所得對於認知會有顯著差異（吳蔓莉，2003；劉淑芬，2009；郭芳裕，2008；李雅慧，2009）。針對有機食品之認知研究顯示，在台東消費者中，已婚者在健康行為及有機產品認知上顯著高於未婚者；大專學歷者在有機產品認知上顯著高於高中職以下者；家庭月收入 110,000 元以上者在健康行為及有機產品認知上顯著高於 30,000 元以下者；家中有慢性病患者在有機產品認知顯著高於家中沒有慢性病患者（郭芳裕，2008）。針對北中南消費者的研究顯示，消費者的有機認知概念仍不足，尤以「有機食品安全」面向的答對率最低，此外消費者的有機認知概念隨年齡、婚姻狀況、有無小孩、教育程度及職業的不同而有顯著差異（李雅慧，2009）。然而，多數消費者對於有機農產品驗證與標章之認知，並沒有非常清楚。

食品衛生安全之認知研究方面，調查消費者對 CAS 認證漁產品之認知顯示，消費對漁產品的認知正確率頗高；認為目前漁產品衛生安全屬嚴重情況占有五成七之比例；消費者「有」聽過 CAS 優良食品認證的比例高達92.3%，但消費者的印象中有 CAS 認證標示的產品仍大多停留「肉類產品」；消費者大多數「不知道」CAS 標章的主管機關是哪個單位（林素連，2006）。而在針對高雄地區消費者對於石斑魚養殖漁業與食品安全之認知研究顯示，消費者對產銷履歷認證制度認知普遍不足（陳素珍，2007）。

## 三、研究結果分析

### （一）性別

研究顯示性別在食品安全知識上有有顯著差異（溫佳茹，2010），而且女性優於男性。曾芬玲與黃韶顏（1995）在對台灣地區餐飲從業人員衛生知識調查中發現男性衛生知識優於女性；陳奕志（2010）針對台北縣市觀光旅館餐飲從業人員衛生知識在食品良好衛生規範中男性優於女性。

## （二）學校

以調查顯示不同學校對營養知識有差異，以大學生較科技大學和技術學院為佳（傅安弘、簡嘉靜，2009）。林明舜（2011）的調查不同學校類別的大專院校學生在食品安全與衛生、體重控制的知識有顯著差異，其中食品安全與衛生以科技大學或專科學院優於大學。

## （三）專業

陳明祥（2014）的調查顯示科系在烘焙知識上有差異，烘焙相關科系的烘焙知識優於餐飲和餐旅相關科系。

## （四）年級

不同年級對營養知識有差異（傅安弘、簡嘉靜，2009），而且大二的營養知識顯著高於大一學生；林明舜（2011）不同年級的大專院校學生對於營養知識總平均、均衡飲食有顯著差異，在均衡飲食以一、二年級知識優於四年級，營養知識總平均以二年級優於四年級。陳明祥（2014）調查顯示不同年級在烘焙知識上無差異。

綜合消費者認知文獻探討得知，消費者性別、年齡、婚姻狀況、教育程度、職業、月平均所得等變項對於認知皆有影響。本書之研究將探討消費者對於有安全疑慮食品添加物之認知程度，及其與個人背景變項間之關係。為了瞭解消費者對於食品添加物議題的認知為何，本研究將依《食品安全衛生管理法》、「食品添加物使用範圍及限量暨規格標準」之規範來設計問卷。

黃韶顏（1994）調查不同國家校內餐飲從業人員衛生知識分為微生物的認識、細菌性食物中毒、真菌食物中毒、天然毒素中毒、化學毒素中毒、餐具洗滌。黃韶顏（1995）調查台灣地區餐飲從業人員衛生知識的差異衛生知識分為微生物的認識、細菌性食物中毒、真菌食物中毒、天然毒素中毒、化學毒素中毒、餐具洗滌。劉貴雲、呂槃與陳瓊珠（1997）調查台灣地區學童衛生知識分為食物的選擇、食物的處理、食物的保存、食物標示、食物及碗盤的清洗。陳奕志（2010）調查台北縣市觀光旅館餐飲從業人員衛生知識分

為食物中毒知識、食品良好衛生規範、HACCP。蘇俊旗（2012）調查高職餐飲科學生中餐知識分為安全衛生、事務儲藏、食物的選購、營養知識、食物製備與食物特性。

　　關於食品安全知識的得分，本研究整理如下：

　　黃韶顏（1994）調查不同的國家校內餐飲從業人員衛生知識發現：微生物知識以台灣地區餐飲從業人員得分最高，答對比率占 61.54%；依次為中國大陸 60.71%；美國餐飲業從業人員最低 59.60%。傅安弘、簡嘉靜（2006）調查生魚片製備流程衛生認知，有關分切生魚片時手套的佩戴、生魚片處理區域內應設洗手台，均有 91%的得分率；時常洗手、要有專用砧板、抹布專一用途等答對率達 92-97%。Santos 等人（2008）調查葡萄牙校園餐廳廚師衛生知識得分食源性疾病病原體有 80%的廚師不知道病原體名稱，20%者只知道沙門氏菌，食源疾病傳染途徑答對率 69.2%、個人衛生答對率 91.1%、交叉汙染答對率 92.2%、加熱溫度答對率 46.3%、冷卻方法答對率 56.7%、冷卻保存方法答對率 69.8%。吳旺達（2009）調查台北地區餐和從業人員對食品安全管制系統知識得分食物中毒答對率 86.6%、法規答對率 70.9%、潛在危機性食品 63.8%、交叉汙染 66%、食品溫度及時間控管 53%、管制點失控及矯正措施 84%。田琳（2011）調查銀髮族對日本料理餐廳食品品質認知得分：餐廳員工個人清潔衛生平均數 4.48、餐廳內的餐桌地面等之清潔平均數 4.46、餐具衛生平均數 4.66、服務人員的衛生習慣平均數 4.36、用餐環境清潔平均數 4.58。陳明祥（2014）調查大專院校餐旅系學生烘焙知識職場衛生與安全知識答對率 58.7%。

# 參 》 消費者態度相關理論

　　消費者態度的研究，起源於行銷策略的需要，因為態度會直接影響到消費者的購買決策，而購買決策幾乎完全決定於購買時對該產品的態度（Myers & Reynold, 1976）。因此，消費者態度之研究對消費者行為而言是一件非常重要的事。

　　態度（attitude）是由經驗組成的一種心理與神經的準備狀態，是個人對於事物有關情況所做的反應，做引導與動態的影響（Allport, 1967）。然而，影響食品選擇分為個人的態度與環境的因素（Shepherd, 1990）。態度可以定義為表示評價個別形體喜愛與不喜愛程度的一種心理偏向（Eagly & Chaiken, 1993）。因為態度強烈的影響食品選擇行為，所以可以用以解釋消費者的食品選擇（Tuorila, 1997）。

　　態度是習得的、影響個人對特定對象作出行為選擇的有組織的內部準備狀態（邵瑞珍、皮連生，1989）。態度包含認知、情感、行動三種成分；態度的形成與文化傳統、家庭環境、學校教育等因素有關，一般相信態度是學得的人格特質（張春興，1992）。態度是一種天生的學習素質，使個人能夠對事物產生讚同或不讚同的一致性觀點（Iso-Ahola, 1984）。態度是消費者對某些客觀或觀念存有持久喜歡或不喜歡之評價、情緒的感覺及行動傾向（Kotler, 2000）。

　　食品安全的知識和行為之外，食品安全的態度也是使食源性疾病趨於下降的重要因素（Howes, McEwen, Griffith, & Harris, 1996）。餐飲從業人員將正向的行為態度和持續的教育互相連結，能有助於維持食品安全處理的行為（Howes et al., 1996）。

　　許多研究曾對有機餐廳、綠色消費者、營養標示、有機食品等，探討消費者的個人背景變項對態度之影響，歸納出性別、教育程度、婚姻狀況、職業、月收入與消費者態度之間的關係（李青芳，2001；林玉貴，2001；梁銘修，2004；李知諭，2007）。在性別方面，消費者對有機餐廳的態度與需求結果顯示，女性消費者對有機食品態度的認同程度高於男性消費者，對有機餐廳態度的認同程度也高於男性消費者（李青芳，2001）。在青年與青少年綠色消費態度研究中顯示，性別與態度有顯著正相關（林玉貴，2001）。在消費者營養標示的研究中也指出，女性消費者對營養標示有較正面的態度（梁銘修，2004）。不同性別中，個人背景對於消費者態度則有顯著差異（李知諭，2007）。

有關教育程度對消費態度之影響方面，於消費者對有機餐廳的態度與需求調查中，顯示教育程度越高的消費者對有機食品越認同（李青芳，2001）。在營養標示的研究上，教育程度較高者，對於營養標示有較正面的態度（梁銘修，2004）。

有關婚姻狀況對於態度之影響方面，在有機食品消費態度之研究中顯示，已婚的消費者對有機食品態度之認同程度高於未婚的消費者（李青芳，2001）。然而，在消費者對於營養標示之態度研究則出現相反之結果，未婚獨身會有較正面的態度（梁銘修，2004）。

有關職業對於消費者態度之影響方面，在有機食品消費態度之研究中顯示，家庭主婦對有機食品的態度之認同度最高，而職業為工的消費者則較差（李青芳，2001）。消費者對營養標示之態度研究顯示，職業是學生者有較正面的態度（梁銘修，2004）。

不同月所得之個人背景對於消費者態度有顯著差異（李知諭，2007）。在有機食品的消費者態度上，顯示個人月收入越高的消費者對有機食品的態度越認同（李青芳，2001）；然而，在營養標示之態度結果則相反，顯示個人收入在 30,000 元以下的消費者，較會注意營養標示，且對營養標示的態度有較正面的態度（梁銘修，2004）。

## 研究結果分析

### （一）性別

研究指出餐飲從業人員衛生態度與性別無顯著差異（黃韶顏，1993；徐詩旻，2005；陳奕志，2010；溫佳茹，2010；Tan et al., 2013）。而黃韶顏（1995）調查台灣地區飲食從業人員衛生態度結果顯示男性優於女性。陳明祥（2014）研究大專院校餐旅系在烘焙態度女生優於男生。

### （二）學校

研究顯示不同學校對營養態度無差異（傅安弘、簡嘉靜，2009）；而林

明舜（2011）的調查顯示不同學校的大專院校學生在營養態度總平均、健康、信念、進食與健康有顯著差異，以科技大學或專科學院優於大學。

### （三）專業

陳明祥（2014）的調查顯示科系在烘焙態度上無差異。

### （四）年級

研究顯示不同年級對營養態度無差異（傅安弘、簡嘉靜，2009；林明舜，2011）。陳明祥（2014）研究大專院校餐旅系不同年級學生在烘焙態度上無差異。

經各類消費者態度之文獻探討得知，個人變項對於消費者之態度會有影響。本研究將探討不同個人背景之消費者對於食品添加物的態度為何、消費者對食品衛生管理態度為何、消費者對「食品添加物使用範圍及限量暨規格標準」態度為何，以及消費者的購買態度等。

## 肆 » 行為相關理論

行為一詞有四種含義：（1）傳統行為論者將行為界定是可以觀察的外顯反應或活動；（2）新行為論者除外顯行為之外，也包括內隱性的意識歷程；（3）認知論者將行為視為心理表徵的歷程，集中在注意、概念、訊息處理、記憶、問題索解、語言獲得等複雜的心理歷程；（4）廣義的用法是包括內在的、外顯的、意識的與潛意識的一切活動（張春興，1992）。

TPB 的中心理論認為人類實質上是理性的決策者，在做決定和行動之前會運用各種資源來思考是否要完成某一行為（Conner & Sparks, 2005）。當個人認為自己擁有的資源越多，所預期的阻礙越小，其對行為的控制知覺就會越強（李能慧，2008）。

廚房工作人員的正確衛生行為攸關飲食安全，而所有的不良衛生行為，

有可能造成食物的交叉汙染食物中毒等情形，所有的廚房作業，端看工作人員願不願意配合執行正確衛生行為是重要的關鍵點（胡淑慧、王惠珠、蔡政融，2008）。

Ajzen（1991）根據理性行為理論（Theory of Reason Action）加以延伸演變而提出的計畫行為理論（Theory of Planned Behavior, TPB）認為行為意向由三個構念所決定：對該行為所持的態度（Attidute）：即行為者從事該行為之後所感到喜好或厭惡的感覺；主觀規範（Subjective Norm）是行為者預測執行某一行為之後所會感覺到的社會壓力；知覺行為控制（Perceived behavioral control）是指個人直覺到完成某一行為容易或困難的程度。

消費者行為係指人們在購買與使用產品或勞務時，所涉及的決策行為（林靈宏、魁峰，2006）。消費者行為又分為狹義與廣義：「狹義的消費行為，係指為獲得和使用經濟商品及服務，個人直接投入的行為，包括導致和決定這些行為決策的過程；而廣義的消費者行為，則除狹義的消費者購買行為之外，還包含非營利組織、工業組織及中盤商的採購行為」（Engel, Kollat & Blackwell, 1968）。此外，消費者行為又可解釋為消費者為了滿足需求，對服務或產品所產生搜尋、選擇、購買、使用、評價及處置等的行為（Schiffman & Kanuk, 1991; Kotler, 1997）。消費者行為演變至目前，已經橫跨經濟學、心理學、管理學、社會學等領域，所以欲了解各領域中消費者對於產品及服務的需求、選擇、使用及評估等方面，需從消費者行為去探討。

E-K-BModel 在 1986 年由 Engle、Kollat 及 Blackwell 三位專家學者所提出，歷經七次修改而成；它將消費行為視為行為連續的過程，而非間斷的獨立行動。E-K-BModel 主要分為四部分，依序為資訊投入、資訊處理、決策過程及影響決策過程之變數。

本研究探討食品消費行為，將採取 E-K-BModel 中的決策過程來探討消費者決策過程。其中決策過程為 E-K-BModel 的主要結構，是問題解決的過程。決策過程又分為五步驟：

1. 問題認知

消費者感到自己的理想狀態與現實狀態有所差異時，而此差異已經超過標準，足以使消費者開始進行決策程序時，則稱消費者已經確認了需求。其影響因素為儲存在記憶單位的資訊、個人差異及環境。

2. 資訊搜尋

消費者需求確認後，便會開始去搜尋資訊。消費者會先進行內部搜尋，即搜尋儲存在內部記憶中的知識；假如內部搜尋資訊之知識無法提供足夠的資訊，則會進一步搜尋外部環境中的資訊，即外部資訊搜尋。

3. 方案評估

消費者經過內部與外部資訊搜尋後，依個人所設定之評估標準，對蒐集到的資訊去評估各種可能的方案，包括評估標準、信念、態度、意願等四個部分。

4. 購買

消費者在經過方案評估後，會選擇一個最能解決原來問題的方案，並且採取購買行動。

5. 購後行為

消費者實際購買行為之後，若對於消費結果感到滿意，對於再購的意願會增強；相對地，若對於購買後之結果不滿意，則會產生購後失調，轉而繼續從外界搜尋資訊。

## 一、相關理論

### （一）產品標示及認證標章對於消費者行為之關係

有關食品事件對消費者行為之影響方面，結果顯示事件後，消費者最重視的評估準則為正字標誌、商品標示（葛孿娥，1984）。在基因改造食品的消費行為研究，結果顯示多數受訪者覺得基因改造食品標示有一定的重要性，但是只有部分的受訪者知道政府目前有實施標示制度（郭愷琤，

2005）。消費者對 CAS 認證漁產品消費行為研究中指出，消費者在購買漁產品「會」注意到安全認證的標章者之比例未達五成之比例，且消費者印象中有 CAS 認證標示的產品主要是「肉類產品」；消費者大多數「不知道」Certified Agricultural Standards（CAS）的主管機關是哪個單位；消費者大多數「願意」花錢來購買有 CNS，台灣認證標章的漁產品（林素連，2006）。

在國產鮮乳使用品質驗證標章對消費者行為影響之研究中，消費者大多認識鮮乳標章與 CAS 標章，且了解鮮乳標章與 CAS 標章之意涵與功能，並認為鮮乳標章主要是代表鮮乳的品質保證，CAS 標章主要是代表產品品質及成分規格一定合乎 CNS 標準（陳婉婷，2006）。

### （二）產品安全性對於消費者行為之關係

在食品事件對消費者行為之影響研究中，結果顯示事件後，「衛生安全」為最重視的評估準則之一（葛變娥，1984）。消費者對 CAS 認證漁產品之消費行為研究中，顯示消費者購買標示有 CAS 認證產品的考慮因素以「衛生安全」的比例最高（林素連，2006）。

### （三）相關資訊對於消費者之關係

負面口碑對消費者購買決策之研究結果顯示，負面口碑強度、傳播者專業與關係強度會影響消費者購買決策。當負面口碑訊息越強烈、越是堅定時，消費者就越會受此負面口碑所影響；當訊息傳播者越專業時，消費者就越會受此負面口碑所影響；當訊息傳播者與訊息接收者雙方的關係強度越強時，負面口碑就越會影響消費者購買決策（蔡文碩，2003）。在食品事件對消費者行為之影響研究中，結果顯示事件後，消費者最重視的各類資訊為公共報導、使用過試用品經驗、過去購買使用過經驗等（葛變娥，1984）。在消費者對有機農產品之認知與消費行為之研究中，顯示消費者獲取資訊的來源主要是經由親友介紹與大眾傳播管道（李雅慧，2009）。

黃韶顏（1995）調查台灣地區餐飲從業人員衛生行為，分為工作人員個

人衛生行為、進貨貯存衛生、食物處理衛生、環境衛生。李學愚、謝峻旭與文長安（1999）調查中式餐廳廚房工作人員在教育介入之後衛生行為分為一般衛生行為、手部衛生行為、熟食處理行為。徐詩旻（2005）調查台北縣市餐盒從業人員餐飲行為分為：供膳及清潔衛生、個人衛生、製程衛生。Tan等人（2013）調查國小廚師手部衛生行為分為洗手、避免交叉汙染行為、衛生法規。

黃韶顏（1995）調查台灣地區餐飲從業人員衛生行為得分，工作人員個人衛生行為占滿分比率 74%、進貨貯存衛生占滿分比率 84.6%、食物處理衛生占滿分比率 65.4%、環境衛生占滿分比率 86.4%。徐詩旻（2005）調查台北縣市餐盒從業人員餐飲行為得分，供膳及清潔衛生總分為 25，平均分數 22.96 分，占該構面滿分的 91.8%、個人衛生總分為 30，平均分數 26.39 分，占該構面滿分的 88%、製程衛生總分為 25，平均分數 21.77 分，占該構面滿分的 87%。Rebellato 等人（2011）調查廚師證照課程對廚師行為分為個人衛生行為、食物處理行為，後側得分均比前測分數高 4.3%以上。Tan等人（2013）調查國小廚師手部衛生行為得分率 97.69%、避免交叉汙染行為得分率 90.99%、手套的使用得分率 96.41%。

## （四）個人基本變項對於消費者行為之關係

食品事件對消費者行為之影響研究中，結果顯示事件後，消費者最常去的購油地點為軍公教福利中心、開架式自助商店、住家附近雜貨店，此結果受消費者職業、教育水準之影響（葛變娥，1984）。由減肥藥物的消費者行為研究顯示，不同的「人口統計變數」在減肥藥物「購買行為」上具顯著差異，且在「購買選擇過程」之各構面中亦具顯著差異（林素連，2006）。而針對國產鮮乳使用品質驗證標章對消費者行為影響之研究中，顯示一週中購買含有 CAS 生鮮農產品次數、是否知道鮮乳標章意涵與功能、是否同意將鮮乳標章改為 CAS 標章等，其在年齡、教育程度、職業、個人平均月收入上皆有顯著差異（陳婉婷，2006）。有機農產品消費行為之研究發現，消費者的購買與否和頻率，隨居住地、年齡、婚姻狀況、有無小孩及家庭月收入

的不同而有顯著差異（李雅慧，2009）。

## 二、研究結果分析

### （一）性別

黃韶顏（1995）研究顯示性別對餐飲從業員的行為有差異而且男性從業人員優於女性。而溫佳茹（2010）的研究也顯示有差異，但女性從業人員優於男性。徐詩旻（2005）研究則表示性別與餐飲從業員的行為無顯著差異。陳明祥（2014）研究性別對大專院校餐旅系學生之烘焙行為有差異，而且女生優於男生。

### （二）學校

研究顯示不同學校對營養態度無差異（傅安弘、簡嘉靜，2009）；林明舜（2011）的調查顯示公、私立的大專院校生對於飲食行為總平均、均衡飲食行為、注意標示與包裝無顯著差異，但在情緒性進食行為以私立大專科院校生飲食行為優於公立大專科院校生。

### （三）專業

陳明祥（2014）的調查顯示科系在烘焙行為上無差異。

### （四）年級

研究顯示不同年級的營養行為大一學生表現顯著優於大四學生（傅安弘、簡嘉靜，2009；林明舜，2011）。林明舜（2011）不同年級的大專院校生對於總平均、均衡飲食行為、注意標示與包裝無顯著差異。陳明祥（2014）研究不同年級對烘焙行為上無差異。

由相關消費者行為文獻歸納得知，有無認證、標示有無、安全性、相關資訊及個人背景等變項，對消費者在行使相關食品之決策過程時有影響。本研究將以 EKR 消費行為模式探討消費者食品消費行為之決策過程。

## 第五節　認知、態度、消費行為之關係分析

青少年及青年食品綠色消費認知、態度及行為研究結果顯示，食品綠色消費認知、食品綠色消費態度、食品綠色消費行為、綠色食品消費行為意向等，兩兩之間均有顯著的正相關性；而這四者之間的可能關係為，食品綠色消費認知與食品綠色消費態度、食品綠色消費態度與食品綠色消費行為，其彼此間會相互影響；食品綠色消費認知與食品綠色消費行為之間亦會相互影響，但關係較弱；綠色食品消費行為意向同時受食品綠色消費態度及食品綠色消費行為之影響，但食品綠色消費態度的影響力較大（林玉貴，2001）。

在高中職生對於綠色消費認知、態度與行為之研究結果顯示，高雄縣市、台南縣市高中職學生綠色消費認知與態度呈正相關，綠色消費態度與行為亦呈正相關，但綠色消費認知與行為未達顯著標準（黃仁珍，2007）。在高雄市民眾對年節習俗的飲食認知、態度與行為之相關研究中，飲食認知、飲食態度、飲食行為三者的關係為單向正相關係，即飲食認知影響飲食態度，飲食態度再影響飲食行為，但是飲食認知不直接影響飲食行為（洪蘇翠娟，2004）。

在有關知識、態度與行為之相關中，Schwartz（1975）根據社會心理學者的認知影響行為理論，與在此領域的態度行為關係，改編為營養知識（knowledge）、態度（attitude）、**餐飲行為**（practice）三者間的交互關係，產生了四種模式。

## （一）模式一：

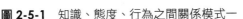

**圖 2-5-1**　知識、態度、行為之間關係模式一

此模式表示：態度是知識與飲食行為之中間變項：態度是最主要變因，分別與知識及行為有相關，也就是說，態度與知識有相關性，態度與行為的表現有相關性，因此，態度分別與知識及行為有相關性，知識與行為皆受到

態度的影響，但彼此卻沒有相關性存在。

## （二）模式二：

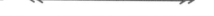

**圖 2-5-2** 知識、態度、行為之間關係模式二

此模式表示：知識與態度互相作用同時影響行為；知識與態度兩者相互作用產生的結果會影響行為，亦影響行為的改變。

## （三）模式三：

**圖 2-5-3** 知識、態度、行為之間關係模式三

此模式表示：知識與態度各自獨立影響行為：知識會影響行為的改變，態度也影響行為的改變，但是知識與態度卻無相關性也互不影響。

## （四）模式四：

**圖 2-5-4** 知識、態度、行為之間關係模式四

此模式表示：知識、態度與行為三者兩兩間相互影響，知識、態度、行為這三者之間可能有相關的存在。

目前整理的文獻中得知：劉貴雲等人（1997）〈台灣地區學通食品衛生知識、態度、行為及教育需求〉結果顯示食品衛生知識、態度、行為兩兩皆有相關。陳奕志（2010）〈台北縣市觀光旅館餐飲從業人員衛生知識、衛生態度與自我規範之研究〉中顯示衛生態度與衛生知識間有顯著相關。溫佳茹（2010）〈台北縣市大專院校餐飲從業人員餐飲餐飲衛生知識、衛生態度、餐飲衛生行為〉分別呈現兩兩顯著相關，證明餐飲衛生知識、態度與行為三者間相互影響。Rebellato 等人（2011）在廚師證照課程對廚師知識、態度、行為的影響顯示知識、態度、行為在課程之後有提升，三者有正相關。

Tan 等人（2013）調查國小廚師手部衛生知識和行為有正相關。

　　綜合上述有關認知、態度、消費行為之相關文獻，顯示認知、態度、行為兩兩之間可能呈現正相關，或呈現單向之相關，或未達顯著關係。本研究探討消費者對於食品添加物認知、態度及食品消費行為間之關係，依循相關研究之結果，本研究假設消費者對食品添加物的認知、態度及食品消費行為，兩兩之間均達顯著相關。

# 第三章 · 研究設計與實施

本章依據研究目的和相關文獻的分析與探討提出本研究之研究架構、研究對象、研究工具、研究方法與進度與資料處理方法等五節，茲分述如下：

## 第一節 研究架構

本研究綜合文獻分析之結果，旨在探討食品安全認知、食品安全行為與食品安全態度之關係。通過第二章文獻綜述及結合本研究前述的動機與目的，提出本研究的架構圖，藉由瞭解各變項間的關係及內涵。本研究的研究架構圖如下：

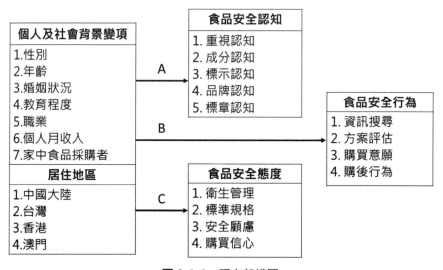

**圖 3-1-1** 研究架構圖

茲將本研究架構之研究路徑說明如下：

## 一、研究路徑 A

為分析不同個人背景變項之中國大陸、台灣、香港、澳門及海峽兩岸地區民眾在食品安全認知上的差異情形。若分析結果 F 值達到統計上之顯著水準，則進一步進行事後比較。

## 二、研究路徑 B

為分析不同個人背景變項之中國大陸、台灣、香港、澳門及海峽兩岸地區民眾在食品安全行為上的差異情形。若分析結果 F 值達到統計上之顯著水準，則進一步進行事後比較。

## 三、研究路徑 C

為分析不同個人背景變項之中國大陸、台灣、香港、澳門及海峽兩岸地區民眾在食品安全態度上的差異情形。若分析結果 F 值達到統計上之顯著水準，則進一步進行事後比較。

## 第二節　研究假設

本研究之研究假設如下：

## 一、假設 1：海峽兩岸民眾對「食品安全認知」、「食品安全態度」及「食品安全行為」情形在中等以上水平

假設 1-1：中國大陸民眾對「食品安全認知」、「食品安全態度」及「食品安全行為」情形在中等以上水平。

假設 1-2：台灣民眾對「食品安全認知」、「食品安全態度」及「食品安全行為」情形在中等以上水平。

假設 1-3：香港民眾對「食品安全認知」、「食品安全態度」及「食品安全行為」情形在中等以上水平。

假設 1-4：澳門民眾對「食品安全認知」、「食品安全態度」及「食品安全行為」情形在中等以上水平。

假設 1-5：海峽兩岸地區民眾對「食品安全認知」、「食品安全態度」及「食品安全行為」情形在中等以上水平。

## 二、假設 2：不同個人背景變項的海峽兩岸民眾其食品安全認知有顯著差異

假設 2-1：不同個人背景變項的中國大陸民眾其食品安全認知有顯著差異。

假設 2-1-1：不同居住地區的中國大陸民眾其食品安全認知有顯著差異。

假設 2-1-2：不同性別的中國大陸民眾其食品安全認知有顯著差異。

假設 2-1-3：不同年齡的中國大陸民眾其食品安全認知有顯著差異。

假設 2-1-4：不同婚姻狀況的中國大陸民眾其食品安全認知有顯著差異。

假設 2-1-5：不同教育程度的中國大陸民眾其食品安全認知有顯著差異。

假設 2-1-6：不同職業的中國大陸民眾其食品安全認知有顯著差異。

假設 2-1-7：不同月收入的中國大陸民眾其食品安全認知有顯著差異。

假設 2-1-8：家中食品採購者不同的中國大陸民眾其食品安全認知有顯著差異。

假設 2-2：不同個人背景變項的台灣民眾其食品安全認知有顯著差異。

假設 2-2-1：不同居住地區的台灣民眾其食品安全認知有顯著差異。

假設 2-2-2：不同性別的台灣民眾其食品安全認知有顯著差異。

假設 2-2-3：不同年齡的台灣民眾其食品安全認知有顯著差異。

假設 2-2-4：不同婚姻狀況的台灣民眾其食品安全認知有顯著差異。

假設 2-2-5：不同教育程度的台灣民眾其食品安全認知有顯著差異。

假設 2-2-6：不同職業的台灣民眾其食品安全認知有顯著差異。

假設 2-2-7：不同月收入的台灣民眾其食品安全認知有顯著差異。

假設 2-2-8：家中食品採購者不同的台灣民眾其食品安全認知有顯著差異。

假設 2-3：不同個人背景變項的香港民眾其食品安全認知有顯著差異。

假設 2-3-1：不同居住地區的香港民眾其食品安全認知有顯著差異。

假設 2-3-2：不同性別的香港民眾其食品安全認知有顯著差異。

假設 2-3-3：不同年齡的香港民眾其食品安全認知有顯著差異。

假設 2-3-4：不同婚姻狀況的香港民眾其食品安全認知有顯著差異。

假設 2-3-5：不同教育程度的香港民眾其食品安全認知有顯著差異。

假設 2-3-6：不同職業的香港民眾其食品安全認知有顯著差異。

假設 2-3-7：不同月收入的香港民眾其食品安全認知有顯著差異。

假設 2-3-8：家中食品採購者不同的香港民眾其食品安全認知有顯著差異。

假設 2-4：不同個人背景變項的澳門民眾其食品安全認知有顯著差異。

假設 2-4-1：不同居住地區的澳門民眾其食品安全認知有顯著差異。

假設 2-4-2：不同性別的澳門民眾其食品安全認知有顯著差異。

假設 2-4-3：不同年齡的澳門民眾其食品安全認知有顯著差異。

假設 2-4-4：不同婚姻狀況的澳門民眾其食品安全認知有顯著差異。

假設 2-4-5：不同教育程度的澳門民眾其食品安全認知有顯著差異。

假設 2-4-6：不同職業的澳門民眾其食品安全認知有顯著差異。

假設 2-4-7：不同月收入的澳門民眾其食品安全認知有顯著差異。

假設 2-4-8：家中食品採購者不同的澳門民眾其食品安全認知有顯著差異。

假設 2-5：不同個人背景變項的海峽兩岸地區民眾其食品安全認知有顯著差異。

假設 2-5-1：不同居住地區的海峽兩岸地區民眾其食品安全認知有顯著差異。

假設 2-5-2：不同性別的海峽兩岸地區民眾其食品安全認知有顯著差異。

假設 2-5-3：不同年齡的海峽兩岸地區民眾其食品安全認知有顯著差異。

假設 2-5-4：不同婚姻狀況的海峽兩岸地區民眾其食品安全認知有顯著差異。

假設 2-5-5：不同教育程度的海峽兩岸地區民眾其食品安全認知有顯著差異。

假設 2-5-6：不同職業的海峽兩岸地區民眾其食品安全認知有顯著差異。

假設 2-5-7：不同月收入的海峽兩岸地區民眾其食品安全認知有顯著差異。

假設 2-5-8：家中食品採購者不同的海峽兩岸地區民眾其食品安全認知有顯著差異。

## 三、假設 3：不同個人背景變項的海峽兩岸民眾其食品安全態度有顯著差異。

假設 3-1：不同個人背景變項的中國大陸民眾其食品安全態度有顯著差異。

假設 3-1-1：不同居住地區的中國大陸民眾其食品安全態度有顯著差異。

假設 3-1-2：不同性別的中國大陸民眾其食品安全態度有顯著差異。

假設 3-1-3：不同年齡的中國大陸民眾其食品安全態度有顯著差異。

假設 3-1-4：不同婚姻狀況的中國大陸民眾其食品安全態度有顯著差異。

假設 3-1-5：不同教育程度的中國大陸民眾其食品安全態度有顯著差異。

假設 3-1-6：不同職業的中國大陸民眾其食品安全態度有顯著差異。

假設 3-1-7：不同月收入的中國大陸民眾其食品安全態度有顯著差異。

假設 3-1-8：家中食品採購者不同的中國大陸民眾其食品安全態度有顯著差異。

假設 3-2：不同個人背景變項的台灣民眾其食品安全態度有顯著差異。

假設 3-2-1：不同居住地區的台灣民眾其食品安全態度有顯著差異。

假設 3-2-2：不同性別的台灣民眾其食品安全態度有顯著差異。

假設 3-2-3：不同年齡的台灣民眾其食品安全態度有顯著差異。

假設 3-2-4：不同婚姻狀況的台灣民眾其食品安全態度有顯著差異。

假設 3-2-5：不同教育程度的台灣民眾其食品安全態度有顯著差異。

假設 3-2-6：不同職業的台灣民眾其食品安全態度有顯著差異。

假設 3-2-7：不同月收入的台灣民眾其食品安全態度有顯著差異。

假設 3-2-8：家中食品採購者不同的台灣民眾其食品安全態度有顯著差異。

假設 3-3：不同個人背景變項的香港民眾其食品安全態度有顯著差異。

假設 3-3-1：不同居住地區的香港民眾其食品安全態度有顯著差異。

假設 3-3-2：不同性別的香港民眾其食品安全態度有顯著差異。

假設 3-3-3：不同年齡的香港民眾其食品安全態度知有顯著差異。

假設 3-3-4：不同婚姻狀況的香港民眾其食品安全態度有顯著差異。

假設 3-3-5：不同教育程度的香港民眾其食品安全態度有顯著差異。

假設 3-3-6：不同職業的香港民眾其食品安全態度有顯著差異。

假設 3-3-7：不同月收入的香港民眾其食品安全態度有顯著差異。

假設 3-3-8：家中食品採購者不同的香港民眾其食品安全態度有顯著差異。

假設 3-4：不同個人背景變項的澳門民眾其食品安全態度有顯著差異。

假設 3-4-1：不同居住地區的澳門民眾其食品安全態度有顯著差異。

假設 3-4-2：不同性別的澳門民眾其食品安全態度有顯著差異。

假設 3-4-3：不同年齡的澳門民眾其食品安全態度有顯著差異。

假設 3-4-4：不同婚姻狀況的澳門民眾其食品安全態度有顯著差異。

假設 3-4-5：不同教育程度的澳門民眾其食品安全態度有顯著差異。

假設 3-4-6：不同職業的澳門民眾其食品安全態度有顯著差異。

假設 3-4-7：不同月收入的澳門民眾其食品安全態度有顯著差異。

假設 3-4-8：家中食品採購者不同的澳門民眾其食品安全態度有顯著差異。

假設 3-5：不同個人背景變項的海峽兩岸地區民眾其食品安全態度有顯著差異。

假設 3-5-1：不同居住地區的海峽兩岸地區民眾其食品安全態度有顯著差異。

假設 3-5-2：不同性別的海峽兩岸地區民眾其食品安全態度有顯著差異。

假設 3-5-3：不同年齡的海峽兩岸地區民眾其食品安全態度有顯著差異。

假設 3-5-4：不同婚姻狀況的海峽兩岸地區民眾其食品安全態度有顯著差異。

假設 3-5-5：不同教育程度的海峽兩岸地區民眾其食品安全態度有顯著差異。

假設 3-5-6：不同職業的海峽兩岸地區民眾其食品安全態度有顯著差異。

假設 3-5-7：不同月收入的海峽兩岸地區民眾其食品安全態度有顯著差異。

假設 3-5-8：家中食品採購者不同的海峽兩岸地區民眾其食品安全態度有顯著差異。

## 四、假設 4：不同個人背景變項的海峽兩岸民眾其食品安全行為有顯著差異。

假設 4-1：不同個人背景變項的中國大陸民眾其食品安全行為有顯著差異。

假設 4-1-1：不同居住地區的中國大陸民眾其食品安全行為有顯著差異。

假設 4-1-2：不同性別的中國大陸民眾其食品安全行為有顯著差異。

假設 4-1-3：不同年齡的中國大陸民眾其食品安全行為有顯著差異。

假設 4-1-4：不同婚姻狀況的中國大陸民眾其食品安全行為有顯著差異。

假設 4-1-5：不同教育程度的中國大陸民眾其食品安全行為有顯著差異。

假設 4-1-6：不同職業的中國大陸民眾其食品安全行為有顯著差異。

假設 4-1-7：不同月收入的中國大陸民眾其食品安全行為有顯著差異。

假設 4-1-8：家中食品採購者不同的中國大陸民眾其食品安全行為有顯著差異。

假設 4-2：不同個人背景變項的台灣民眾其食品安全行為有顯著差異。

假設 4-2-1：不同居住地區的台灣民眾其食品安全行為有顯著差異。

假設 4-2-2：不同性別的台灣民眾其食品安全行為有顯著差異。

假設 4-2-3：不同年齡的台灣民眾其食品安全行為有顯著差異。

假設 4-2-4：不同婚姻狀況的台灣民眾其食品安全行為有顯著差異。

假設 4-2-5：不同教育程度的台灣民眾其食品安全行為有顯著差異。

假設 4-2-6：不同職業的台灣民眾其食品安全行為有顯著差異。

假設 4-2-7：不同月收入的台灣民眾其食品安全行為有顯著差異。

假設 4-2-8：家中食品採購者不同的台灣民眾其食品安全行為有顯著差異。

假設 4-3：不同個人背景變項的香港民眾其食品安全行為有顯著差異。

假設 4-3-1：不同居住地區的香港民眾其食品安全行為有顯著差異。

假設 4-3-2：不同性別的香港民眾其食品安全行為有顯著差異。

假設 4-3-3：不同年齡的香港民眾其食品安全行為知有顯著差異。

假設 4-3-4：不同婚姻狀況的香港民眾其食品安全行為有顯著差異。

假設 4-3-5：不同教育程度的香港民眾其食品安全行為有顯著差異。

假設 4-3-6：不同職業的香港民眾其食品安全行為有顯著差異。

假設 4-3-7：不同月收入的香港民眾其食品安全行為有顯著差異。

假設 4-3-8：家中食品採購者不同的香港民眾其食品安全行為有顯著差異。

假設 4-4：不同個人背景變項的澳門民眾其食品安全行為有顯著差異。

假設 4-4-1：不同居住地區的澳門民眾其食品安全行為有顯著差異。

假設 4-4-2：不同性別的澳門民眾其食品安全行為有顯著差異。

假設 4-4-3：不同年齡的澳門民眾其食品安全行為有顯著差異。

假設 4-4-4：不同婚姻狀況的澳門民眾其食品安全行為有顯著差異。

假設 4-4-5：不同教育程度的澳門民眾其食品安全行為有顯著差異。

假設 4-4-6：不同職業的澳門民眾其食品安全行為有顯著差異。

假設 4-4-7：不同月收入的澳門民眾其食品安全行為有顯著差異。

假設 4-4-8：家中食品採購者不同的澳門民眾其食品安全行為有顯著差異。

假設 4-5：不同個人背景變項的海峽兩岸地區民眾其食品安全行為有顯著差異。

假設 4-5-1：不同居住地區的海峽兩岸地區民眾其食品安全行為有顯著差異。

假設 4-5-2：不同性別的海峽兩岸地區民眾其食品安全行為有顯著差異。

假設 4-5-3：不同年齡的海峽兩岸地區民眾其食品安全行為有顯著差異。

假設 4-5-4：不同婚姻狀況的海峽兩岸地區民眾其食品安全行為有顯著差異。

假設 4-5-5：不同教育程度的海峽兩岸地區民眾其食品安全行為有顯著差異。

假設 4-5-6：不同職業的海峽兩岸地區民眾其食品安全行為有顯著差異。

假設 4-5-7：不同月收入的海峽兩岸地區民眾其食品安全行為有顯著差異。

假設 4-5-8：家中食品採購者不同的海峽兩岸地區民眾其食品安全行為有顯著差異。

## 第三節 研究樣本

在問卷調查方面，為顧及研究樣本之代表性及考慮到母群的特性，預分層叢集取樣，四個地區將分別抽取中國大陸 1,300 人、台灣 515 人、香港 250 人、澳門 235 人，約共計 2,300 人，作為問卷調查的對象做為研究樣本。中國大陸按行政區域劃分七區，台灣分北部、中部及南部三區，香港及澳門不分區。

## 第四節　研究工具

為達成研究目的，本研究的研究以調查問卷為主：

# 壹 》 調查問卷

以研究者編製之「海峽兩岸食品安全認知、態度與行為」問卷為研究工具，以蒐集實證資料，以進行實證研究。

### 一、問卷編製

為研究需要，研究工具的發展除蒐集國內外有關食品安全「認知」、「態度」與「行為」變項之相關理論文獻資料、相關研究及量表作為編製問卷的參考外，為考驗假設，乃以問卷工具蒐集實證資料，以進行實證研究，以相關文獻、在問卷的施測方面，先進行問卷的預試，然後依預試題目分析的結果修改後，編製成正式問卷，再進行正式施測。

### 二、問卷設計

本研究調查問卷所使用之測量工具計分為四部分：第一部分為「個人基本資料調查表」，第二部分為「食品安全認知」量表，第三部分為「食品安全態度」量表，第四部分為「食品安全行為」量表。

### （一）第一部分：個人基本資料調查表

調查問卷基本資料調查表包含個人背景資料如下：

（1）所屬地區：分為中國大陸、台灣、香港及澳門四組。其中，中國大陸按行政區域劃分七區，分別為華東地區、華南地區、華北地區、華中地區、西南地區、西北地區、東北地區；台灣分北部、中部及南部三區；香港及澳門不分區。

（2）性別：分為男、女兩組。

（3）年齡：在本研究中，受試樣本的年齡層面分布很廣，為便於統計分析，研究者以 10 歲為級距區分為 20 歲以下、21-30 歲、31-40 歲、41-50 歲、51 歲以上等五組。

（4）婚姻狀況：分為已婚和未婚兩類。

（5）教育程度：分為初中及以下、高中、大學、研究生及以上等四類。

（6）職業：分為學生、服務業、製造業、金融業、自由業、軍警／公務／教師、家庭主婦及退休等八類。

（7）個人月收入：本研究中將收入按照海峽兩岸當地平均工資、生活水準、消費能力等具體實地因素進行具體劃分。

（8）家中食品採買者主要是：分為父親、母親及自己三類。

## （二）第二部分：改編「食品安全認知」量表

依據第二章文獻探討結果及參考相關問卷，編修成「食品安全認知」量表，包括「重視認知」、「成分認知」、「標示認知」、「品牌認知」、「標章認知」與「傳播認知」六個層面（構面），共計 28 題，各層面及相對應之題號如表 3-4-1。

表 3-4-1　食品安全認知層面及相對應之題號

| 層面 | 相對應之題號 |
| --- | --- |
| 重視認知 | 1、2、3、4、5 |
| 成分認知 | 6、7、8、9、10 |
| 標示認知 | 11、12、13、14、15 |
| 品牌認知 | 16、17、18、19、20 |
| 標章認知 | 21、22、23、24 |
| 傳播認知 | 25、26、27、28 |

## （三）第三部分：改編「食品安全態度」量表

依據第二章文獻探討結果及參考相關問卷，並考量實際施測時受試者的填答意願及耐心，編修定成較簡單而施測時間也較短的「食品安全態度」量表。此變項係指受試者在「五」分量表上的填答反應分數而言，得分越高

者，表示社會支持越良好，對應之題號如表 3-4-2。

表 3-4-2　食品安全態度層面及相對應之題號

| 層面 | 相對應之題號 |
|---|---|
| 衛生管理 | 1、2、3、4 |
| 標準規格 | 5、6、7、8、9 |
| 安全顧慮 | 10、11、12、13 |
| 購買信心 | 14、15、16、17 |

## （四）第四部分：改編「食品安全行為」量表

本研究依據第二章文獻探討結果及參考相關問卷，「食品安全行為」量表，此一變項包括四個層面：「資訊搜尋」、「方案評估」、「購買意願」與「購後行為」，共計 20 題，各層面及相對應之題號如表 3-4-3。

表 3-4-3　食品安全行為層面及相對應之題號

| 層面 | 相對應之題號 |
|---|---|
| 資訊搜尋 | 1、2、3、4、5 |
| 方案評估 | 6、7、8、9、10 |
| 購買意願 | 11、12、13、14、15 |
| 購後行為 | 16、17、18、19、20 |

本預試問卷包括「食品安全認知」量表 28 題、「食品安全態度」量表 17 題以及「食品安全行為」量表 20 題，總共 65 題；皆採李克特（Likert type）式五點量尺計分，凡填答「非常同意」者得 5 分；「同意」者得 4 分；「不確定」者得 3 分；「不同意」者得 2 分；「非常不同意」者得 1 分。

以上四個部分之調查問卷初稿形成後，即於 2015 年 10 月送請四位專家學者，請其評定問卷內容的適切性，逐題修正檢視問卷題目之文句、語意與斟酌文字並提供修正意見，以建立、增加預試問卷之內容效度，編製成適合本研究對象的問卷初稿。此四位教授均於高等院校中任教，為食品安全方面專長領域之專家學者，經參酌其意見後修訂初稿，以編成預試問卷。此外，使用因素分析法將預試樣本之反應結果，進行因素分析及命名，以建立本調查問卷之建構效度。

## 三、問卷施測預試

### （一）預試問卷

　　本研究共計發出預試問卷 150 份，回收 146 份，剔除拒答及填答不全等無效問卷 4 份，有效回收問卷 142 份，有效回收率為 94.67%。樣本分布及回收情形與基本資料統計如表 3-4-4。

表 3-4-4　預試問卷回收情形與基本資料統計表

| 地點 | 發出問卷 | 回收問卷 | 無效問卷 | 有效問卷 |
|---|---|---|---|---|
| 1.澳門中央公園 | 30 | 29 | 2 | 27 |
| 2.澳門紅街市 | 60 | 58 | 2 | 56 |
| 3 澳門宋玉生廣場 | 60 | 59 | 0 | 59 |
| 合計 | 150 | 146 | 4 | 142 |

### （二）進行預試

　　將 142 份有效問卷填答資料輸入電腦之後，即以電腦統計套裝軟體 SPSS 20.0 for Windows 進行「項目分析」、「因素分析」及「信度分析」考驗並建構問卷之信度與效度。預試問卷回收後隨即進行項目分析及因素分析，以作為決定選取正式問卷題目的依據。

## 四、問卷量表信度與效度分析

　　為顧及研究樣本之代表性及考慮到母群的特性，依分層叢集抽樣方式抽取海峽兩岸民眾，以期使所抽樣對象有最大之代表性作為問卷調查的對象。本研究計將問卷填答資料輸入電腦之後，即以電腦統計套裝軟體 SPSS 20.0 for Windows 進行「因素分析」及「信度分析」考驗並建構問卷之信度與效度。將有效問卷填答資料輸入電腦之後，即以電腦統計套裝軟體 SPSS 20.0 for Windows 進行「因素分析」及「信度分析」考驗並建構問卷之信度與效度。

## （一）項目分析

以決斷值（criticalratio, CR）和相關分析法（correlation analysis）之檢定進行項目分析（item analysis），食品安全認知層面之分析結果請參見表 3-4-5。重視認知上，由於題數稍多，決定刪除 CR 值小於 7.5、未達.001 顯著水準及相關係數較低之題目，結果刪除第 5 題；成分認知上，決定刪除 CR 值小於 8.5、未達.001 顯著水準及相關係數較低之題目，結果刪除第 10 題；標示認知上，決定刪除 CR 值小於 6.5、未達.001 顯著水準及相關係數較低之題目，結果刪除第 15 題；品牌認知上，決定刪除 CR 值小於 8.0、未達.001 顯著水準及相關係數較低之題目結果刪除第 20 題，最後在專業認同上計有 24 題進行因素分析。

表 3-4-5　食品安全認知預試問卷項目分析結果摘要表

| 層面 | 題項描述 | CR 值 | 保留○或刪除× |
|---|---|---|---|
| 重視認知 | 1.吃的安全對家人的健康很重要 | 10.182*** | ○ |
| | 2.即使多花點錢還是要吃的安全 | 9.954*** | ○ |
| | 3.飲食就是講求新鮮自然與健康 | 12.578*** | ○ |
| | 4.健康的飲食不用太多複雜的烹調方式與調味 | 10.567*** | ○ |
| | 5.購買安全的食品，對我來說是重要的 | 7.463*** | × |
| 成分認知 | 6.政府應積極制定規範、扮演監督角色及加強稽查檢驗能力，對食品安全把關 | 11.546*** | ○ |
| | 7.長期食用含有添加物的加工食品可能會造成身體負擔 | 12.356*** | ○ |
| | 8.食品添加物在合法使用範圍之內，不會造成身體的影響 | 12.474*** | ○ |
| | 9.應標明成分讓民眾可以瞭解食品所含成分的資訊 | 13.873*** | ○ |
| | 10.標明食品成分是民眾決定購買該產品的參考依據 | 8.145*** | × |
| 標示認知 | 11.完整標示食品成分，可以規範業者在食品添加物標示資訊揭露的責任 | 13.956*** | ○ |
| | 12.業者清楚標明食品成分，能幫助民眾對食品的瞭解 | 13.546*** | ○ |
| | 13.政府強制食品標示規定，可以確保食品添加物的食品安全 | 14.566*** | ○ |
| | 14.食品標示可以讓產品業者負起責任 | 12.576*** | ○ |

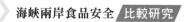
| 層面 | 題項描述 | CR 值 | 保留○或刪除× |
|---|---|---|---|
| | 15.食品標示可以讓民眾對食品有正確的資訊 | 6.267*** | × |
| 品牌認知 | 16.食品標示能讓民眾瞭解食品中的添加物情形 | 8.875*** | ○ |
| | 17.清楚瞭解食品標示，可以幫助民眾方便選購安全食品 | 9.347*** | ○ |
| | 18.食品業者應做好品質安全的工作以建立良好企業品牌形象 | 9.449*** | ○ |
| | 19.品牌就是食品的品質保障 | 12.355*** | ○ |
| | 20.有品牌的食品比較令人安心 | 7.768*** | × |
| 標章認知 | 21.良好的品牌印象是民眾購買的參考 | 14.452*** | ○ |
| | 22.有合格標章的食品能表示食品添加物使用符合規定標準 | 9.878*** | ○ |
| | 23.政府發出的合格標章是安全的保證 | 13.585*** | ○ |
| | 24.有合格標章的食品才能有品質安全保證 | 11.235*** | ○ |
| 傳播認知 | 25.從電視新聞報導中瞭解獲得食品安全的相關知識 | 12.736*** | ○ |
| | 26.從報紙報導中能獲得食品安全的相關知識 | 11.785*** | ○ |
| | 27.從雜誌報導中瞭解獲得食品安全的相關知識 | 11.458*** | ○ |
| | 28.從專業性網路中瞭解獲得食品安全的相關知識 | 13.463*** | ○ |

***$p < .001$

　　食品安全態度之分析結果請參見表 3-4-6。標準規格上，由於題數稍多，決定刪除 CR 值小於 6、未達.001 顯著水準及相關係數較低之題目，結果刪除第 9 題，最後在學習投入上計有 16 題進行因素分析。

表 3-4-6　食品安全態度預試問卷項目分析結果摘要表

| 層面 | 題項描述 | CR 值 | 保留○或刪除× |
|------|---------|-------|-------------|
| 衛生管理 | 1.衛生機關要經常查驗食品是否有過量添加物 | 12.575*** | ○ |
| | 2.政府相關機關要重視食品安全的管理工作 | 11.902*** | ○ |
| | 3.政府應要求食品業者清楚標示食品添加物成分 | 11.756*** | ○ |
| | 4.政府衛生機關要定期發布有關食品安全的訊息 | 12.910*** | ○ |
| 標準規格 | 5.政府對食品添加物要定有嚴格的定量標準 | 13.054*** | ○ |
| | 6.政府對食品添加物要定有嚴格的使用範圍 | 10.987*** | ○ |
| | 7.我會注意食品的保存期限 | 11.354*** | ○ |
| | 8.法律要嚴格規定添加防腐劑的劑量 | 10.567*** | ○ |
| | 9.食品添加的調味劑要符合政府的規定 | 5.879*** | × |
| 安全顧慮 | 10.我害怕買到超量防腐劑的食品 | 10.675*** | ○ |
| | 11.我害怕買到對身體產生疾病的食品 | 11.412*** | ○ |
| | 12.我會挑選沒有添加調味劑的食品 | 11.539*** | ○ |
| | 13.我會挑選沒有添加色素的食品 | 11.190*** | ○ |
| 購買信心 | 14.在超市購買的食品比較安全 | 12.786*** | ○ |
| | 15.購買知名大廠牌的食品會比較安心 | 13.889*** | ○ |
| | 16.購買有明星代言的食品會比較安心 | 12.576*** | ○ |
| | 17.我會購買有詳細說明產的食品 | 13.076*** | ○ |

***$p < .001$

　　食品安全行為層面之分析結果請參見表 3-4-7。資訊搜尋上，由於題數稍多，決定刪除 CR 值小於 9.0、未達.001 顯著水準及相關係數較低之題目，結果刪除第 5 題；方案評估上，決定刪除 CR 值小於 9、未達.001 顯著水準及相關係數較低之題目，結果刪除第 10 題；購買意願上，決定刪除 CR 值小於 8、未達.001 顯著水準及相關係數較低之題目，結果刪除第 15 題；購後行為上，決定刪除 CR 值小於 9、未達.001 顯著水準及相關係數較低之題目，結果刪除第 20 題，最後在就業意向上計有 16 題進行因素分析。

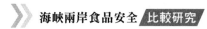

表 3-4-7　食品安全行為預試問卷項目分析結果摘要表

| 層面 | 題項描述 | CR 值 | 保留○或刪除× |
|---|---|---|---|
| 資訊搜尋 | 1.我會不定時上網查詢有關食品安全議題的新聞 | 9.182*** | ○ |
| | 2.我會主動了解衛生機關發布的食品安全議題的新聞 | 11.454*** | ○ |
| | 3.我會查詢食品添加物對人體健康影響的資訊 | 12.698*** | ○ |
| | 4.我會與親朋好友討論食品安全的相關議題 | 12.564*** | ○ |
| | 5.若擔心買到的食品不安全，我會主動詢問衛生機關 | 8.217*** | × |
| 方案評估 | 6.我會看食品內容標示，是否含有不明的化學添加劑 | 13.643*** | ○ |
| | 7.我會購買有清楚標示內容物的食品 | 10.145*** | ○ |
| | 8.我會優先考慮購買有清楚標示食品添加物的食品 | 13.115*** | ○ |
| | 9.我會避免購買有防腐劑的食品 | 14.211*** | ○ |
| | 10.我會避免購買有色素的食品 | 8.345*** | × |
| 購買意願 | 11.我會購買有合乎規範添加物的食品 | 9.437*** | ○ |
| | 12.我會購買有明確標示添加物名稱的食品 | 11.479*** | ○ |
| | 13.我會購買沒有添加漂白劑的食品 | 12.445*** | ○ |
| | 14.法律允許添加物的食品 | 9.665*** | ○ |
| | 15.我會購買有微量添加物的食品 | 7.465*** | × |
| 購後行為 | 16.我願意參加政府機關辦理食品安全的宣導活動 | 12.786*** | ○ |
| | 17.我會避免購買有過量添加物的食品 | 11.785*** | ○ |
| | 18.我會向衛生機關檢舉有違法使用添加物的食品 | 12.463*** | ○ |
| | 19.我會拒絕購買和食用曾經發生安全事件的品牌的產品 | 13.565*** | ○ |
| | 20.我會拒絕購買曾經檢驗出違規使用添加劑的食品 | 8.464*** | × |

***$p < .001$

## （二）因素及信度分析

　　將項目分析後的題目進行因素分析（factor analysis），以建構效度，採用主成分分析法（principal component analysis, PCA），進行直接斜交法轉軸法（direct oblimin）每個層面中萃取出四個因素，依據因素所涵括的題項內容，將食品安全認知層面之因素分別加以命名為「重視認知」、「成分認知」、「標示認知」、「品牌認知」、「標章認知」、「傳播認知」。另外，為瞭解本量表正式問卷的內部一致性，進行信度分析，採用 Cronbach α 值來考驗各層面及整體內部的一致性。結果食品安全認知之各分量表與總量表的相關分為.862、.892、.904、.934、.960、.978，整體 α 值為.941，因此本問卷信度堪稱良好。分析結果如表 3-4-8 所示。

表 3-4-8　食品安全認知預試問卷因素分析及信度分析結果摘要表

| 因素名稱 | 預試題號 | 正式題號 | 因素負荷量 | 特徵值 | 解釋變異量 | 累積解釋變異量 | 分量表α值 | 總量表α值 |
|---|---|---|---|---|---|---|---|---|
| 重視認知 | 1 | 1 | .7834 | 6.987 | 43.671 | 43.671 | .862 | .941 |
| | 2 | 2 | .7657 | | | | | |
| | 3 | 3 | .7340 | | | | | |
| | 4 | 4 | .7306 | | | | | |
| 成分認知 | 6 | 5 | .7395 | 1.763 | 11.016 | 54.687 | .892 | |
| | 7 | 6 | .7289 | | | | | |
| | 8 | 7 | .7197 | | | | | |
| | 9 | 8 | .7038 | | | | | |
| 標示認知 | 11 | 9 | .7243 | 1.123 | 7.022 | 61.708 | .904 | |
| | 12 | 10 | .7109 | | | | | |
| | 13 | 11 | .7011 | | | | | |
| | 14 | 12 | .6834 | | | | | |
| 品牌認知 | 16 | 13 | .6745 | .865 | 5.406 | 67.114 | .934 | |
| | 17 | 14 | .6543 | | | | | |
| | 18 | 15 | .6246 | | | | | |
| | 19 | 16 | .5904 | | | | | |
| 標章認知 | 21 | 17 | .5875 | .624 | 3.168 | 70.282 | .960 | |
| | 22 | 18 | .5801 | | | | | |
| | 23 | 19 | .5527 | | | | | |
| | 24 | 20 | .5417 | | | | | |

| 因素名稱 | 預試題號 | 正式題號 | 因素負荷量 | 特徵值 | 解釋變異量 | 累積解釋變異量 | 分量表α值 | 總量表α值 |
|---|---|---|---|---|---|---|---|---|
| 傳播認知 | 25 | 21 | .5277 | .546 | 1.463 | 71.745 | .978 | |
| | 26 | 22 | .5189 | | | | | |
| | 27 | 23 | .4734 | | | | | |
| | 28 | 24 | .4677 | | | | | |

依據因素所涵括的題項內容，將食品安全態度層面之因素分別加以命名為「衛生管理」、「標準規格」、「安全顧慮」、「購買信心」。另外，為瞭解本量表正式問卷的內部一致性，進行信度分析，採用 Cronbach α 值來考驗各層面及整體內部的一致性。結果食品安全態度之各分量表與總量表的相關分別為.763、.799、.829、.905，整體 α 值為.806，因此本問卷信度堪稱良好，分析結果如表 3-4-9 所示。

表 3-4-9　食品安全態度預試問卷因素分析及信度分析結果摘要表

| 因素名稱 | 預試題號 | 正式題號 | 因素負荷量 | 特徵值 | 解釋變異量 | 累積解釋變異量 | 分量表α值 | 總量表α值 |
|---|---|---|---|---|---|---|---|---|
| 衛生管理 | 1 | 1 | .7434 | 6.564 | 46.512 | 46.512 | .763 | |
| | 2 | 2 | .7287 | | | | | |
| | 3 | 3 | .6933 | | | | | |
| | 4 | 4 | .6924 | | | | | |
| 標準規格 | 5 | 5 | .6887 | 1.846 | 8.731 | 55.243 | .799 | |
| | 6 | 6 | .6624 | | | | | |
| | 7 | 7 | .6537 | | | | | |
| | 8 | 8 | .6378 | | | | | .806 |
| 安全顧慮 | 10 | 9 | .6288 | 1.398 | 3.58 | 58.823 | .829 | |
| | 11 | 10 | .6234 | | | | | |
| | 12 | 11 | .6207 | | | | | |
| | 13 | 12 | .6155 | | | | | |
| 購買信心 | 14 | 13 | .6023 | 1.112 | 2.17 | 60.993 | .905 | |
| | 15 | 14 | .5783 | | | | | |
| | 16 | 15 | .5422 | | | | | |
| | 17 | 16 | .5095 | | | | | |

　　依據因素所涵括的題項內容，將食品安全行為層面之因素分別加以命名為「資訊搜尋」、「方案評估」、「購買意願」、「購後行為」。另外，為瞭解本量表正式問卷的內部一致性，進行信度分析，採用 Cronbach $\alpha$ 值來考驗各層面及整體內部的一致性。結果食品安全行為之各分量表與總量表的相關分別為.917、.932、.889、.905 整體 $\alpha$ 值為.951，因此本問卷信度堪稱良好，分析結果如表 3-4-10 所示。

表 3-4-10　食品安全行為預試問卷因素分析及信度分析結果摘要表

| 因素名稱 | 預試題號 | 正式題號 | 因素負荷量 | 特徵值 | 解釋變異量 | 累積解釋變異量 | 分量表α值 | 總量表α值 |
|---|---|---|---|---|---|---|---|---|
| 資訊搜尋 | 3 | 1 | .7943 | 6.455 | 46.581 | 46.581 | .917 | .951 |
| | 5 | 2 | .7922 | | | | | |
| | 7 | 3 | .7856 | | | | | |
| | 8 | 4 | .7764 | | | | | |
| 方案評估 | 9 | 5 | .7545 | 1.976 | 7.562 | 54.143 | .932 | |
| | 11 | 6 | .7501 | | | | | |
| | 13 | 7 | .7498 | | | | | |
| | 25 | 8 | .7488 | | | | | |
| 購買意願 | 17 | 9 | .7356 | 1.578 | 4.292 | 58.435 | .889 | |
| | 19 | 10 | .7045 | | | | | |
| | 21 | 11 | .6854 | | | | | |
| | 23 | 12 | .6658 | | | | | |
| 購後行為 | 25 | 13 | .6603 | 1.397 | 1.581 | 60.016 | .905 | |
| | 29 | 14 | .6480 | | | | | |
| | 30 | 15 | .6357 | | | | | |
| | 32 | 16 | .6279 | | | | | |

　　為增加抽樣嚴謹性，根據林生傳（2007）所提出之見解，當母群的異質性大及可細分為許多次團體時，必須儘量加大樣本。為顧及研究樣本之代表性及考慮到母群的特性，以期使所抽樣對象有最大之代表性作為問卷調查的對象。

## 五、正式施測

預測問卷施測回收進行統計分析後，按照統計學原理將題目及選項進行統整、合併與刪減，以作為決定選取正式問卷題目的依據，最後形成正式問卷，以正式問卷進行大範圍施測。

為顧及研究樣本之代表性及考慮到母群的特性，採隨機叢集抽樣（cluster sampling）方式，抽取研究樣本，作為問卷調查的對象。本研究計發出調查問卷 2,350 份，回收 2,319 份，剔除拒答及填答不全等無效問卷 28 份，有效回收問卷 2,291 份，有效回收率為 97.49%。以下將施測所得的 931 位樣本的背景特性詳列於表 3-4-11。

表 3-4-11　正式問卷發出、回收及有效問卷統計表

| 地點 | 發出問卷 | 回收問卷 | 無效問卷 | 有效問卷 |
|---|---|---|---|---|
| 中國大陸 | 1,325 | 1,308 | 11 | 1,297 |
| 台灣 | 520 | 519 | 6 | 513 |
| 香港 | 265 | 257 | 7 | 250 |
| 澳門 | 240 | 235 | 4 | 231 |
| 合計 | 2,350 | 2,319 | 28 | 2,291 |

## （一）中國大陸有效樣本特性之分布情形

由表 3-4-12 可知，本研究中對於中國大陸之研究樣本具體情形如下：

1. 地區方面：以華東地區 351 人（27.1%）最多，其次為華南地區 344 人（26.5%），其後依次為華中地區 218 人（16.8%）、西南地區 166 人（12.8%）、華北地區 92 人（7.1%）、西北地區 75 人（5.8%）、東北地區 51 人（3.9%）。

2. 性別方面：分為男性和女性。男性 545 人（42.0%），女性 752 人（58.0%），研究對象中，女性多於男性。

3. 年齡方面：20 歲以下 164 人（12.6%）、21-30 歲 532 人（41.0%）、31-40 歲 261 人（20.1%）、41-50 歲 208 人（16.0%）、51 歲以上 132 人（10.2%），其中以 21-30 歲之研究者最多。

4. 婚姻狀況方面：區分為已婚和未婚。其中已婚者 679 人（52.4%），未婚 618 人（47.6%）。

5. 教育程度：分為初中及以下、高中、大學、研究生及以上。其中以大學生 796 人（61.4%）占大多數，其次為高中生 221 人（17.0%）、初中及以下 181 人（14.0%）、研究生及以上者 99 人（7.6%）。

6. 職業：分為學生、服務業、製造業、金融業、自由業、軍警／公務／教師、家庭主婦、退休等八類。其中學生 391 人（30.1%）、服務業 251 人（19.4%）、製造業 161 人（12.4%）、金融業 96 人（7.4%）、自由業 130 人（10.0%）、軍警／公務／教師 164 人（12.6%）、家庭主婦 48 人（3.7%）、退休 56 人（4.3%）。

7. 個人每月收入（人民幣）：此部分以 3,001-6,000 元 391 人（30.1%）占多數，無收入 373 人（28.8%）為其次，隨後為 3,000 元以下 299 人（23.1%）、6,001-9,000 元 158 人（12.2%）、9,001 元以上 76 人（5.9%）。

8. 家中食品採買者：以母親為採買者 593 人（45.7%）占多數，其次為自己 558 人（43.0%），最後為父親 146 人（11.3%）。

表 3-4-12　中國大陸之有效研究樣本情形

| 背景變項 | 組別 | 人數 | 百分比% | 順位 |
|---|---|---|---|---|
| 地區 | （1）華東地區 | 351 | 27.1 | 1 |
| | （2）華南地區 | 344 | 26.5 | 2 |
| | （3）華北地區 | 92 | 7.1 | 5 |
| | （4）華中地區 | 218 | 16.8 | 3 |
| | （5）西南地區 | 166 | 12.8 | 4 |
| | （6）西北地區 | 75 | 5.8 | 6 |
| | （7）東北地區 | 51 | 3.9 | 7 |
| 性別 | （1）男 | 545 | 42.0 | 2 |
| | （2）女 | 752 | 58.0 | 1 |

| 背景變項 | 組別 | 人數 | 百分比% | 順位 |
|---|---|---|---|---|
| 年齡 | （1）20 歲以下 | 164 | 12.6 | 4 |
| | （2）21-30 歲 | 532 | 41.0 | 1 |
| | （3）31-40 歲 | 261 | 20.1 | 2 |
| | （4）41-50 歲 | 208 | 16.0 | 3 |
| | （5）51 歲以上 | 132 | 10.2 | 5 |
| 婚姻狀況 | （1）未婚 | 618 | 47.6 | 2 |
| | （2）已婚 | 679 | 52.4 | 1 |
| 教育程度 | （1）初中及以下 | 181 | 14.0 | 3 |
| | （2）高中 | 221 | 17.0 | 2 |
| | （3）大學 | 796 | 61.4 | 1 |
| | （4）研究生及以上 | 99 | 7.6 | 4 |
| 職業 | （1）學生 | 391 | 30.1 | 1 |
| | （2）服務業 | 251 | 19.4 | 2 |
| | （3）製造業 | 161 | 12.4 | 4 |
| | （4）金融業 | 96 | 7.4 | 6 |
| | （5）自由業 | 130 | 10.0 | 5 |
| | （6）軍警／公務／教師 | 164 | 12.6 | 3 |
| | （7）家庭主婦 | 48 | 3.7 | 8 |
| | （8）退休 | 56 | 4.3 | 7 |
| 個人每月收入（人民幣） | （1）無收入 | 373 | 28.8 | 2 |
| | （2）3,000 元以下 | 299 | 23.1 | 3 |
| | （3）3,001-6,000 元 | 391 | 30.1 | 1 |
| | （4）6,001-9,000 元 | 158 | 12.2 | 4 |
| | （5）9,001 元以上 | 76 | 5.9 | 5 |
| 家中食品採買者 | （1）父親 | 146 | 11.3 | 3 |
| | （2）母親 | 593 | 45.7 | 1 |
| | （3）自己 | 558 | 43.0 | 2 |

N=1,297

## （二）台灣有效樣本特性之分布情形

由表 3-4-13 可知，本研究中對於台灣之研究樣本具體情形如下：

1. 地區方面：以北部 273 人（53.2%）最多，其次為華南地區 179 人（34.9%），其後依次為北部 61 人（11.9%）。

2. 性別方面：分為男性和女性。男性 196 人（38.2%），女性 317 人（61.8%），研究對象中，女性多於男性。

3. 年齡方面：20 歲以下 40 人（17.3%）、21-30 歲 162 人（31.6%）、31-40 歲 242 人（47.2%）、41-50 歲 34 人（6.6%）、51 歲以上 35 人（6.8%），其中以 21-30 歲之研究者最多。

4. 婚姻狀況方面：區分為已婚和未婚。其中已婚者 199 人（38.8），未婚 314 人（61.2%）。

5. 教育程度：分為初中及以下、高中、大學、研究生及以上。其中以大學生 337 人（65.7%）占大多數，其次為高中生 79 人（15.4%）、研究生及以上者 56 人（10.9%）、初中及以下 41 人（8.0%）。

6. 職業：分為學生、服務業、製造業、金融業、自由業、軍警／公務／教師、家庭主婦、退休等八類。其中學生 30 人（5.8%）、服務業 72 人（14.0%）、製造業 139 人（27.1%）、金融業 46 人（9.0%）、自由業 30 人（5.8%）、軍警／公務／教師 127 人（24.8%）、家庭主婦 36 人（7.0%）、退休 33 人（6.4%）。

7. 個人每月收入（新台幣）：此部分以 20,001-40,000 元 294 人（57.3%）占多數，隨後為 40,001-60,000 元 74 人（14.4%）、60,001 元以上 74 人（14.4%）、20,000 元以下 39 人（7.6%）、無收入 32 人（6.2%）。

8. 家中食品採買者：以自己為採買者 239 人（46.6%）占多數，其次為母親 236 人（46.0%），最後為父親 38 人（7.4%）。

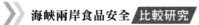

表 3-4-13　台灣之有效研究樣本情形

| 背景變項 | 組別 | 人數 | 百分比% | 順位 |
|---|---|---|---|---|
| 地區 | （1）北部 | 61 | 11.9 | 3 |
| | （2）中部 | 273 | 53.2 | 1 |
| | （3）南部 | 179 | 34.9 | 2 |
| 性別 | （1）男 | 196 | 38.2 | 2 |
| | （2）女 | 317 | 61.8 | 1 |
| 年齡 | （1）20 歲以下 | 40 | 7.8 | 3 |
| | （2）21-30 歲 | 162 | 31.6 | 2 |
| | （3）31-40 歲 | 242 | 47.2 | 1 |
| | （4）41-50 歲 | 34 | 6.6 | 5 |
| | （5）51 歲以上 | 35 | 6.8 | 4 |
| 婚姻狀況 | （1）未婚 | 314 | 61.2 | 1 |
| | （2）已婚 | 199 | 38.8 | 2 |
| 教育程度 | （1）初中及以下 | 41 | 8.0 | 4 |
| | （2）高中 | 79 | 15.4 | 2 |
| | （3）大學 | 337 | 65.7 | 1 |
| | （4）研究生及以上 | 56 | 10.9 | 3 |
| 職業 | （1）學生 | 30 | 5.8 | 7 |
| | （2）服務業 | 72 | 14.0 | 3 |
| | （3）製造業 | 139 | 27.1 | 1 |
| | （4）金融業 | 46 | 9.0 | 4 |
| | （5）自由業 | 30 | 5.8 | 7 |
| | （6）軍警／公務／教師 | 127 | 24.8 | 2 |
| | （7）家庭主婦 | 36 | 7.0 | 5 |
| | （8）退休 | 33 | 6.4 | 6 |
| 個人每月收入（新台幣） | （1）無收入 | 32 | 6.2 | 5 |
| | （2）20,000 元以下 | 39 | 7.6 | 4 |
| | （3）20,001-40,000 元 | 294 | 57.3 | 1 |
| | （4）40,001-60,000 元 | 74 | 14.4 | 2 |
| | （5）60,001 元以上 | 74 | 14.4 | 2 |
| 家中食品採買者 | （1）父親 | 38 | 7.4 | 3 |
| | （2）母親 | 236 | 46.0 | 2 |
| | （3）自己 | 239 | 46.6 | 1 |

N=513

## （三）香港有效樣本特性之分布情形

由表 3-4-14 可知，本研究中對於香港之研究樣本具體情形如下：

1. 性別方面：分為男性和女性。男性 97 人（38.8%），女性 153 人
   （61.2%），研究對象中，女性多於男性。

2. 年齡方面：20 歲以下 27 人（10.8%）、21-30 歲 61 人（24.4%）、
   31-40 歲 51 人（20.4%）、41-50 歲 54 人（21.6%）、51 歲以上 57
   人（22.8%），其中以 21-30 歲之研究者最多。

3. 婚姻狀況方面：區分為已婚和未婚。其中已婚者 161 人（64.4%），
   未婚 89 人（35.6%）。

4. 教育程度：分為初中及以下、高中、大學、研究生及以上。其中以大
   學生 86 人（34.4%）占大多數，其次為初中及以下 70 人
   （28.0%）、高中生 62 人（24.8%）、研究生及以上者 32 人
   （12.8%）。

5. 職業：分為學生、服務業、製造業、金融業、自由業、軍警／公務／
   教師、家庭主婦、退休等八類。其中學生 41 人（16.4%）、服務業
   35 人（14.0%）、製造業 31 人（12.4%）、金融業 32 人（12.8%）、
   自由業 24 人（9.6%）、軍警／公務／教師 22 人（8.8%）、家庭主
   婦 35 人（14.0%）、退休 30 人（12.0%）。

6. 個人每月收入（港幣）：此部分以 10,001-20,000 元 88 人（35.2%）
   占多數，無收入 49 人（19.6%）為其次，隨後為 10,000 元以下 44 人
   （17.6%）、20,001-30,000 元 39 人（15.6%）、30,001 元以上 30 人
   （12.0%）。

7. 家中食品採買者：以自己為採買者 123 人（49.2%）占多數，其次為
   母親 105 人（42.0%），最後為父親 22 人（8.8%）。

表 3-4-14　香港之有效研究樣本情形

| 背景變項 | 組別 | 人數 | 百分比% | 順位 |
|---|---|---|---|---|
| 性別 | （1）男 | 97 | 38.8 | 2 |
| | （2）女 | 153 | 61.2 | 1 |
| 年齡 | （1）20 歲以下 | 27 | 10.8 | 5 |
| | （2）21-30 歲 | 61 | 24.4 | 1 |
| | （3）31-40 歲 | 51 | 20.4 | 4 |
| | （4）41-50 歲 | 54 | 21.6 | 3 |
| | （5）51 歲以上 | 57 | 22.8 | 2 |
| 婚姻狀況 | （1）未婚 | 89 | 35.6 | 2 |
| | （2）已婚 | 161 | 64.4 | 1 |
| 教育程度 | （1）初中及以下 | 70 | 28.0 | 2 |
| | （2）高中 | 62 | 24.8 | 3 |
| | （3）大學 | 86 | 34.4 | 1 |
| | （4）研究生及以上 | 32 | 12.8 | 4 |
| 職業 | （1）學生 | 41 | 16.4 | 1 |
| | （2）服務業 | 35 | 14.0 | 2 |
| | （3）製造業 | 31 | 12.4 | 5 |
| | （4）金融業 | 32 | 12.8 | 4 |
| | （5）自由業 | 24 | 9.6 | 7 |
| | （6）軍警／公務／教師 | 22 | 8.8 | 8 |
| | （7）家庭主婦 | 35 | 14.0 | 2 |
| | （8）退休 | 30 | 12.0 | 6 |
| 個人每月收入（港幣） | （1）無收入 | 49 | 19.6 | 2 |
| | （2）10,000 元以下 | 44 | 17.6 | 3 |
| | （3）10,001-20,000 元 | 88 | 35.2 | 1 |
| | （4）20,001-30,000 元 | 39 | 15.6 | 4 |
| | （5）30,001 元以上 | 30 | 12.0 | 5 |
| 家中食品採買者 | （1）父親 | 22 | 8.8 | 3 |
| | （2）母親 | 105 | 42.0 | 2 |
| | （3）自己 | 123 | 49.2 | 1 |

N=250

## （四）澳門有效樣本特性之分布情形

由表 3-4-15 可知，本研究中對於澳門之研究樣本具體情形如下：

1. 性別方面：分為男性和女性。男性 104 人（45.0%），女性 127 人
   （55.0%），研究對象中，女性多於男性。

2. 年齡方面：20 歲以下 40 人（17.3%）、21-30 歲 94 人（40.7%）、
   31-40 歲 33 人（14.3%）、41-50 歲 30 人（13.0%）、51 歲以上 34
   人（14.7%），其中以 21-30 歲之研究者最多。

3. 婚姻狀況方面：區分為已婚和未婚。其中已婚者 85 人（36.8），未
   婚 146 人（63.2%）。

4. 教育程度：分為初中及以下、高中、大學、研究生及以上。其中以大
   學生 117 人（50.6%）占大多數，其次為研究生及以上者 40 人
   （17.3%）、高中生 39 人（16.9%）、初中及以下 35 人（15.2%）。

5. 職業：分為學生、服務業、製造業、金融業、自由業、軍警／公務／
   教師、家庭主婦、退休等八類。其中學生 36 人（15.6%）、服務業
   27 人（11.7%）、製造業 25 人（10.8%）、金融業 25 人（10.8%）、
   自由業 23 人（10.0%）、軍警／公務／教師 33 人（14.3%）、家庭
   主婦 32 人（13.9%）、退休 30 人（12.0%）。

6. 個人每月收入（澳門幣）：此部分以 10,001-20,000 元 88 人
   （35.2%）占多數，無收入 60 人（26.0%）為其次，隨後為 10,000 元
   以下 86 人（37.2%）、20,001-30,000 元 35 人（15.2%）、30,001 元
   以上 26 人（11.3%）。

7. 家中食品採買者：以自己為採買者 38 人（16.5%）占多數，其次為
   母親 146 人（63.2%），最後為父親 47 人（20.3%）。

表 3-4-15　澳門之有效研究樣本情形

| 背景變項 | 組別 | 人數 | 百分比% | 順位 |
|---|---|---|---|---|
| 性別 | （1）男 | 104 | 45.0 | 2 |
| | （2）女 | 127 | 55.0 | 1 |
| 年齡 | （1）20 歲以下 | 40 | 17.3 | 5 |
| | （2）21-30 歲 | 94 | 40.7 | 1 |
| | （3）31-40 歲 | 33 | 14.3 | 4 |
| | （4）41-50 歲 | 30 | 13.0 | 3 |
| | （5）51 歲以上 | 34 | 14.7 | 2 |
| 婚姻狀況 | （1）未婚 | 146 | 63.2 | 2 |
| | （2）已婚 | 85 | 36.8 | 1 |
| 教育程度 | （1）初中及以下 | 35 | 15.2 | 2 |
| | （2）高中 | 39 | 16.9 | 3 |
| | （3）大學 | 117 | 50.6 | 1 |
| | （4）研究生及以上 | 40 | 17.3 | 4 |
| 職業 | （1）學生 | 36 | 15.6 | 1 |
| | （2）服務業 | 27 | 11.7 | 5 |
| | （3）製造業 | 25 | 10.8 | 6 |
| | （4）金融業 | 25 | 10.8 | 6 |
| | （5）自由業 | 23 | 10.0 | 8 |
| 職業 | （6）軍警／公務／教師 | 33 | 14.3 | 2 |
| | （7）家庭主婦 | 32 | 13.9 | 3 |
| | （8）退休 | 30 | 13.0 | 4 |
| 個人每月收入（港幣） | （1）無收入 | 60 | 26.0 | 2 |
| | （2）10,000 元以下 | 86 | 37.2 | 3 |
| | （3）10,001-20,000 元 | 35 | 15.2 | 1 |
| | （4）20,001-30,000 元 | 24 | 10.4 | 4 |
| | （5）30,001 元以上 | 26 | 11.3 | 5 |
| 家中食品採買者 | （1）父親 | 47 | 20.3 | 3 |
| | （2）母親 | 146 | 63.2 | 2 |
| | （3）自己 | 38 | 16.5 | 1 |

N=231

## （五）海峽兩岸有效樣本特性之分布情形

由表 3-4-16 可知，本研究中對於海峽兩岸之研究樣本具體情形如下：

1. 地區方面：以中國大陸 1,297 人（56.6）最多，其次為台灣 513 人（22.4%），其後依次為香港 250 人（10.9%）、澳門 231 人（10.1%）。

2. 性別方面：分為男性和女性。男性 943 人（41.1%），女性 1,349 人（58.9%），研究對象中，女性多於男性。

3. 年齡方面：20 歲以下 272 人（11.9%）、21-30 歲 849 人（37.0%）、31-40 歲 587 人（25.6%）、41-50 歲 326 人（14.2%）、51 歲以上 258 人（11.3%），其中以 21-30 歲之研究者最多。

4. 婚姻狀況方面：區分為已婚和未婚。其中已婚者 1,124 人（49.0%），未婚 1,168 人（51.0%）。

5. 教育程度：分為初中及以下、高中、大學、研究生及以上。其中以大學生 1,337 人（58.3%）占大多數，其次為高中生 401 人（17.5%）、初中及以下 327 人（14.3%）、研究生及以上者 227 人（9.9%）。

6. 職業：分為學生、服務業、製造業、金融業、自由業、軍警／公務／教師、家庭主婦、退休等八類。其中學生 499 人（21.8%）、服務業 394 人（17.2%）、製造業 362 人（15.8%）、金融業 209 人（9.1%）、自由業 215 人（9.4%）、軍警／公務／教師 345 人（15.1%）、家庭主婦 149 人（6.5%）、退休 119 人（5.2%）。

7. 家中食品採買者：以母親為採買者占多數，1,081 人（47.2%），其次為自己 958 人（41.8%），最後為父親 253 人（11.0%）。

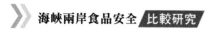

表 3-4-16　海峽兩岸之有效研究樣本情形

| 背景變項 | 組別 | 人數 | 百分比% | 順位 |
|---|---|---|---|---|
| 地區 | （1）中國大陸 | 1,297 | 56.6 | 1 |
| | （2）台灣 | 513 | 22.4 | 2 |
| | （3）香港 | 250 | 10.9 | 3 |
| | （4）澳門 | 231 | 10.1 | 4 |
| 性別 | （1）男 | 943 | 41.1 | 2 |
| | （2）女 | 1,349 | 58.9 | 1 |
| 年齡 | （1）20 歲以下 | 272 | 11.9 | 3 |
| | （2）21-30 歲 | 849 | 37.0 | 2 |
| | （3）31-40 歲 | 587 | 25.6 | 1 |
| | （4）41-50 歲 | 326 | 14.2 | 5 |
| | （5）51 歲以上 | 258 | 11.3 | 4 |
| 婚姻狀況 | （1）未婚 | 1,168 | 51.0 | 2 |
| | （2）已婚 | 1,124 | 49.0 | 1 |
| 教育程度 | （1）初中及以下 | 327 | 14.3 | 3 |
| | （2）高中 | 401 | 17.5 | 2 |
| | （3）大學 | 1,337 | 58.3 | 1 |
| | （4）研究生及以上 | 227 | 9.9 | 4 |
| 職業 | （1）學生 | 499 | 21.8 | 1 |
| | （2）服務業 | 394 | 17.2 | 2 |
| | （3）製造業 | 362 | 15.8 | 3 |
| | （4）金融業 | 209 | 9.1 | 6 |
| | （5）自由業 | 215 | 9.4 | 5 |
| | （6）軍警／公務／教師 | 345 | 15.1 | 4 |
| | （7）家庭主婦 | 149 | 6.5 | 7 |
| | （8）退休 | 119 | 5.2 | 8 |
| 家中食品採買者 | （1）父親 | 253 | 11.0 | 3 |
| | （2）母親 | 1,081 | 47.2 | 1 |
| | （3）自己 | 958 | 41.8 | 2 |

N=2,291

## 第五節　研究方法

本研究採用問卷調查法探究相關問題，並考驗各項研究假設，問卷對中台港澳民眾進行問卷調查研究，以瞭解其「食品安全認知」、「食品安全態度」與「食品安全行為」的情形並用統計分析進行研究。

## 第六節　研究程序

本研究之實施程序為：研讀分析文獻、確定研究主題、撰擬研究計畫、發展研究工具、編製研究工具、進行預試、編製正式問卷及訪談大綱、進行調查研究及訪談、電腦資料處理和整理訪談資料及撰寫論文報告。分述如下：

### 一、蒐集分析文獻

廣泛收集國內外相關「食品安全認知」、「食品安全態度」與「食品安全行為」相關理論文獻資料並經分析、整理，建構研究架構，以形成研究主題。

### 二、決定研究主題

經廣泛收集及研讀文獻後，對海峽兩岸食品安全有更深一層次的了解，並以食品安全認知、食品安全態度與食品安全行為作為建構研究的主要架構。

### 三、撰擬研究計畫

撰寫研究計畫，包含研究動機與研究目的、文獻探討、研究方法，包含研究架構、研究實施程序、樣本與抽樣方法、施測實施過程及資料處理等。

### 四、發展研究工具

為研究海峽兩岸成人境外學習內涵有更深一層次的了解，並以調查問卷作為研究工具，在發展工具過程中主要分成兩個步驟：（1）進行了解研究

主題實務層面的現況，（2）結合文獻理論，作為編製工具的基礎。

## 五、編製研究工具

依研究之需要，結合理論分析及專家學者意見，編製了調查問卷研究工具。調查問卷除了基本背景資料調查外，並依研究架構設計問題，作為問卷之內容。

## 六、編製問卷並考驗信度及效度

編製問卷題目，考驗其信度、效度後，確定量表題目，編製正式問卷。

## 七、進行調查研究

為問卷調查依研究需要選取研究樣本，並實施正式問卷調查。問卷調查由澳門城市大學持續教育學院所屬機構相關人員惠予協助。

## 八、電腦資料處理

問卷回收後，檢視問卷並予以分類，及輸入電腦建檔處理，並登入問卷施測結果，再進行資料分析，以統計考驗研究假設，以了解研究結果。

## 九、撰寫報告

將研究結果寫成報告論文，提出研究結論與建議，完成研究報告。

## 第七節 資料處理與統計分析

本研究係以問卷調查蒐集資料。在問卷調查資料方面，本研究問卷調查回收後，隨即整理問卷填答資料，登錄於電腦檔案中，將全部有效問卷資料整理編碼（coding），輸入電腦儲存，並採用 SPSS 20.0 for Windows 統計套裝軟體程式，進行研究假設的考驗與資料分析。本研究所調查統計之資料配合研究性質及待答問題需要，採其主要的統計方法為項目分析、因素分析、次數分配、平均數、標準差、百分比、t 檢定、單因子多變量變異數分析（one-way MANOVA）及雪費法（Sche'ffe）事後比較等。

# 第四章 · 研究結果與討論

本章旨在分析討論海峽兩岸民眾對食品安全認知、態度、行為的情況，引用之模式、工具能否驗證各假設之成立，以及是否符合海峽兩岸民眾之食品安全現況，並就研究動機及目的加以探討，以為研究結果。將數據處理後，將其統計結果區分為各地區（中國大陸、台灣、香港及澳門）和海峽兩岸等五大部分，進行比較分析及討論：中國大陸地區有效人數為 1,297 人，香港地區有效人數為 250 人，澳門地區有效人數為 231 人，台灣地區有效人數為 513 人，共計為 2,291 人。

以下分八節並逐一分析討論：第一節為瞭解海峽兩岸民眾在食品安全認知、態度、行為之現況；第二節為分析瞭解不同背景變項之中國大陸民眾在認知、態度、行為上之差異情形；第三節為分析瞭解不同背景變項之台灣民眾在認知、態度、行為上之差異情形；第四節為分析瞭解不同背景變項之香港民眾在認知、態度、行為上之差異情形；第五節為分析瞭解不同背景變項之澳門在認知、態度、行為上之差異情形；第六節為分析瞭解不同背景變項之海峽兩岸民眾在認知、態度、行為上之差異情形；第七節為分析海峽兩岸民眾在認知、態度、行為上之相關關係；第八節為分析海峽兩岸民眾在認知、態度對行為上之預測力，依序探討如後。

## 第一節　海峽兩岸民眾在食品安全認知、態度、行為之現況

## 壹 » 中國大陸民眾食品安全認知、態度、行為之現況分析

### 一、中國大陸民眾食品安全認知之現況分析

中國大陸民眾食品安全認知現況由表 4-1-1 可知，每題平均得分為 4.23，較每題平均值 3 分為高，因此均屬較高程度。而在各分層面，重視認

知層面平均得分為 4.53；成分認知層面平均得分為 4.32；標示認知層面平均
得分為 4.38；品牌認知層面平均得分為 4.26；標章認知層面平均得分為
3.99；傳播認知層面平均得分為 3.93，均屬較高程度。故重視認知層面現況
得分最高，標示認知層面次之，再其次為成分認知層面、品牌認知層面、標
章認知層面、傳播認知層面。

表 4-1-1　中國大陸民眾食品安全認知各層面得分之平均數、標準差摘要表

| 變項層面 | 平均數 | 標準差 | 題數 | 每題平均得分 | 順位 |
|---|---|---|---|---|---|
| 重視認知 | 18.12 | 1.67 | 4 | 4.53 | 1 |
| 成分認知 | 17.27 | 1.84 | 4 | 4.32 | 3 |
| 標示認知 | 17.52 | 2.07 | 4 | 4.38 | 2 |
| 品牌認知 | 17.02 | 1.91 | 4 | 4.26 | 4 |
| 標章認知 | 15.95 | 2.60 | 4 | 3.99 | 5 |
| 傳播認知 | 15.70 | 2.62 | 4 | 3.93 | 6 |
| 安全認知 | 101.57 | 7.88 | 24 | 4.23 | |

N=1,297

## 二、中國大陸民眾食品安全態度之現況分析

　　中國大陸民眾食品安全態度現況由表 4-1-2 可知，每題平均得分為
3.93，較每題平均值 3 分為高，因此均屬中高程度。而在各分層面，衛生管
理層面平均得分為 3.88；標準規格層面平均得分為 4.14；安全顧慮層面平均
得分為 3.94；購買信心層面平均得分為 3.75，均屬中高程度。故標準規格層
面現況得分最高，安全顧慮層面次之，再其次為衛生管理層面、購買信心層
面。

表 4-1-2　中國大陸民眾食品安全態度各層面得分之平均數、標準差摘要表

| 變項層面 | 平均數 | 標準差 | 題數 | 每題平均得分 | 順位 |
|---|---|---|---|---|---|
| 衛生管理 | 15.50 | 2.94 | 4 | 3.88 | 3 |
| 標準規格 | 16.55 | 2.49 | 4 | 4.14 | 1 |
| 安全顧慮 | 15.76 | 2.41 | 4 | 3.94 | 2 |
| 購買信心 | 15.01 | 2.38 | 4 | 3.75 | 4 |
| 安全態度 | 62.82 | 8.23 | 16 | 3.93 | |

N=1,297

### 三、中國大陸民眾食品安全行為之現況分析

中國大陸民眾食品安全行為現況由表 4-1-3 可知,每題平均得分為 4.34,較每題平均值 3 分為高,因此均屬較高程度。而在各分層面,資訊搜尋層面平均得分為 4.56;方案評估層面平均得分為 4.70;購買意願層面平均得分為 4.47;購後行為層面平均得分為 3.61,均屬中高程度。故方案評估層面現況得分最高,資訊搜尋層面次之,再其次為購買意願層面、購後行為層面。

表 4-1-3　中國大陸民眾食品安全行為各層面得分之平均數、標準差摘要表

| 變項層面 | 平均數 | 標準差 | 題數 | 每題平均得分 | 順位 |
|---|---|---|---|---|---|
| 資訊搜尋 | 18.25 | 2.722 | 4 | 4.56 | 2 |
| 方案評估 | 18.80 | 1.379 | 4 | 4.70 | 1 |
| 購買意願 | 17.89 | 2.064 | 4 | 4.47 | 3 |
| 購後行為 | 14.42 | 2.492 | 4 | 3.61 | 4 |
| 安全行為 | 69.36 | 5.727 | 16 | 4.34 | |

N=1,297

## 貳 » 台灣民眾食品安全認知、態度、行為之現況分析

### 一、台灣民眾食品安全認知之現況分析

台灣民眾食品安全認知現況由表 4-1-4 可知,每題平均得分為 4.31,較每題平均值 3 分為高,因此均屬較高程度。而在各分層面,重視認知層面平均得分為 4.58;成分認知層面平均得分為 4.41;標示認知層面平均得分為 4.42;品牌認知層面平均得分為 4.23;標章認知層面平均得分為 4.08;傳播認知層面平均得分為 4.12,均屬較高程度。故重視認知層面得分為最高,標示認知層面次之,再其次為成分認知層面、品牌認知層面、傳播認知層面、標章認知層面。

表 4-1-4　台灣民眾食品安全認知各層面得分之平均數、標準差摘要表

| 變項層面 | 平均數 | 標準差 | 題數 | 每題平均得分 | 順位 |
|---|---|---|---|---|---|
| 重視認知 | 18.33 | 2.27 | 4 | 4.58 | 1 |
| 成分認知 | 17.65 | 2.42 | 4 | 4.41 | 3 |
| 標示認知 | 17.68 | 2.59 | 4 | 4.42 | 2 |
| 品牌認知 | 16.92 | 2.84 | 4 | 4.23 | 4 |
| 標章認知 | 16.31 | 3.14 | 4 | 4.08 | 6 |
| 傳播認知 | 16.46 | 3.14 | 4 | 4.12 | 5 |
| 安全認知 | 103.36 | 12.89 | 24 | 4.31 | |

N=513

## 二、台灣民眾食品安全態度之現況分析

　　台灣民眾食品安全態度現況由表 4-1-5 可知，每題平均得分為 4.02，較每題平均值 3 分為高，屬中高程度。而在各分層面，衛生管理層面平均得分為 3.88；標準規格層面平均得分為 4.07；安全顧慮層面平均得分為 4.11；購買信心層面平均得分為 4.03，均屬中高程度以上。衛生管理層面平均得分最低，但也達中等以上之程度，各層面中安全顧慮分層面現況得分較高，標準規格分層面次之再是購買信心分層面、衛生管理分層面。

表 4-1-5　台灣民眾食品安全態度各層面得分之平均數、標準差摘要表

| 變項層面 | 平均數 | 標準差 | 題數 | 每題平均得分 | 順位 |
|---|---|---|---|---|---|
| 衛生管理 | 15.53 | 2.41 | 4 | 3.88 | 4 |
| 標準規格 | 16.26 | 2.87 | 4 | 4.07 | 2 |
| 安全顧慮 | 16.45 | 2.17 | 4 | 4.11 | 1 |
| 購買信心 | 16.10 | 2.06 | 4 | 4.03 | 3 |
| 安全態度 | 64.35 | 8.42 | 16 | 4.02 | |

N=513

## 三、台灣民眾食品安全行為之現況分析

　　台灣民眾食品安全行為現況由表 4-1-6 可知，每題平均得分為 4.35，較每題平均值 3 分為高，屬較高程度。各分層面中資訊搜尋層面平均得分為 4.52；方案評估層面平均得分為 4.56；購買意願層面平均得分為 4.34；購後

行為層面平均得分為 4.01，均屬中高程度，故方案評估層面現況得分為最高，資訊搜尋層面次之，再其次依序為購買意願、購後行為層面。

表 4-1-6　台灣民眾食品安全行為各層面得分之平均數、標準差摘要表

| 變項層面 | 平均數 | 標準差 | 題數 | 每題平均得分 | 順位 |
|---|---|---|---|---|---|
| 資訊搜尋 | 18.07 | 2.50 | 4 | 4.52 | 2 |
| 方案評估 | 18.22 | 3.24 | 4 | 4.56 | 1 |
| 購買意願 | 17.36 | 2.84 | 4 | 4.34 | 3 |
| 購後行為 | 16.02 | 3.07 | 4 | 4.01 | 4 |
| 安全行為 | 69.67 | 9.13 | 16 | 4.35 | |

N=513

# 參 》 香港民眾食品安全認知、態度、行為之現況分析

## 一、香港民眾食品安全認知之現況分析

香港民眾食品安全認知現況由表 4-1-7 可知，每題平均得分為 4.43，較每題平均值 3 分為高，屬中高程度。而在各分層面，重視認知層面平均得分為 4.65；成分認知層面平均得分為 4.53；標示認知層面平均得分為 4.81；品牌認知層面平均得分為 4.41；標章認知層面平均得分為 3.92；傳播認知層面平均得分為 4.26；安全認知層面平均得分為 4.43，均屬中高程度以上。標章認知層面平均得分最低，但也達中等以上之程度，各層面中標示認知分層面現況得分較高，重視認知分層面次之再是成分認知分層面、品牌認知分層面、傳播認知分層面、標章認知分層面。

表 4-1-7　香港民眾食品安全認知各層面得分之平均數、標準差摘要表

| 變項層面 | 平均數 | 標準差 | 題數 | 每題平均得分 | 順位 |
|---|---|---|---|---|---|
| 重視認知 | 18.61 | 1.74 | 4 | 4.65 | 2 |
| 成分認知 | 18.12 | 1.86 | 4 | 4.53 | 3 |
| 標示認知 | 19.27 | 1.32 | 4 | 4.81 | 1 |
| 品牌認知 | 17.63 | 2.56 | 4 | 4.41 | 4 |
| 標章認知 | 15.71 | 2.64 | 4 | 3.92 | 6 |

| 變項層面 | 平均數 | 標準差 | 題數 | 每題平均得分 | 順位 |
|---|---|---|---|---|---|
| 傳播認知 | 17.04 | 2.28 | 4 | 4.26 | 5 |
| 安全認知 | 106.37 | 8.01 | 24 | 4.43 | |

N=250

## 二、香港民眾食品安全態度之現況分析

香港民眾食品安全態度現況由表 4-1-8 可知，每題平均得分為 4.08，較每題平均值 3 分為高，屬中高程度。而在各分層面，衛生管理層面平均得分為 3.83；標準規格層面平均得分為 4.12；安全顧慮層面平均得分為 4.14；購買信心層面平均得分為 4.22，均屬中高程度以上。衛生管理層面平均得分最低，但也達中等以上之程度，各層面中購買信心分層面現況得分較高，安全顧慮分層面次之再是標準規格分層面、衛生管理分層面。

表 4-1-8　香港民眾食品安全態度各層面得分之平均數、標準差摘要表

| 變項層面 | 平均數 | 標準差 | 題數 | 每題平均得分 | 順位 |
|---|---|---|---|---|---|
| 衛生管理 | 15.33 | 4.14 | 4 | 3.83 | 4 |
| 標準規格 | 16.46 | 3.43 | 4 | 4.12 | 3 |
| 安全顧慮 | 16.55 | 3.11 | 4 | 4.14 | 2 |
| 購買信心 | 16.86 | 2.95 | 4 | 4.22 | 1 |
| 安全態度 | 65.21 | 11.55 | 16 | 4.08 | |

N=250

## 三、香港民眾食品安全行為之現況分析

香港民眾食品安全行為現況由表 4-1-9 可知，每題平均得分為 4.63，較每題平均值 3 分為高，屬較高程度。各分層面中資訊搜尋層面平均得分為 4.83；方案評估層面平均得分為 4.78；購買意願層面平均得分為 4.50；購後行為層面平均得分為 4.41，均屬中高程度，故資訊搜尋層面現況得分為最高，方案評估層面次之，再其次依序為購買意願、購後行為層面。

表 4-1-9　香港民眾食品安全行為各層面得分之平均數、標準差摘要表

| 變項層面 | 平均數 | 標準差 | 題數 | 每題平均得分 | 順位 |
|---|---|---|---|---|---|
| 資訊搜尋 | 19.30 | 1.52 | 4 | 4.83 | 1 |
| 方案評估 | 19.12 | 1.34 | 4 | 4.78 | 2 |
| 購買意願 | 17.98 | 2.10 | 4 | 4.50 | 3 |
| 購後行為 | 17.63 | 2.56 | 4 | 4.41 | 4 |
| 安全行為 | 74.02 | 5.39 | 16 | 4.63 | |

N=250

# 肆 » 澳門民眾食品安全認知、態度、行為之現況分析

## 一、澳門民眾食品安全認知之現況分析

澳門民眾食品安全認知現況由表 4-1-10 可知，每題平均得分為 4.23，較每題平均值 3 分為高，因此均屬較高程度。而在各分層面，重視認知層面平均得分為 4.43；成分認知層面平均得分為 4.16；標示認知層面平均得分為 4.35；品牌認知層面平均得分為 4.28；標章認知層面平均得分為 4.03；傳播認知層面平均得分為 4.14，均屬中高程度。故重視認知層面得分為最高，標示認知層面次之，再其次為品牌認知層面、成分認知、傳播認知、標章認知。

表 4-1-10　澳門民眾食品安全認知各層面得分之平均數、標準差摘要表

| 變項層面 | 平均數 | 標準差 | 題數 | 每題平均得分 | 順位 |
|---|---|---|---|---|---|
| 重視認知 | 17.73 | 2.02 | 4 | 4.43 | 1 |
| 成分認知 | 16.64 | 2.00 | 4 | 4.16 | 4 |
| 標示認知 | 17.39 | 2.41 | 4 | 4.35 | 2 |
| 品牌認知 | 17.13 | 2.23 | 4 | 4.28 | 3 |
| 標章認知 | 16.11 | 2.56 | 4 | 4.03 | 6 |
| 傳播認知 | 16.56 | 2.46 | 4 | 4.14 | 5 |
| 安全認知 | 101.56 | 10.33 | 24 | 4.23 | |

N=231

## 二、澳門民眾食品安全態度之現況分析

澳門民眾食品安全態度現況由表 4-1-11 可知，每題平均得分為 3.90，較每題平均值 3 分為高，屬中高程度。而在各分層面，衛生管理層面平均得分為 3.66；標準規格層面平均得分為 3.96；安全顧慮層面平均得分為 3.97；購買信心層面平均得分為 4.02，均屬中高程度以上。衛生管理層面平均得分最低，但也達中等以上之程度，各層面中購買信心分層面現況得分較高，安全顧慮分層面次之再是標準規格分層面、衛生管理分層面。

表 4-1-11　澳門民眾食品安全態度各層面得分之平均數、標準差摘要表

| 變項層面 | 平均數 | 標準差 | 題數 | 每題平均得分 | 順位 |
|---|---|---|---|---|---|
| 衛生管理 | 14.63 | 3.13 | 4 | 3.66 | 4 |
| 標準規格 | 15.82 | 2.70 | 4 | 3.96 | 3 |
| 安全顧慮 | 15.87 | 2.60 | 4 | 3.97 | 2 |
| 購買信心 | 16.09 | 2.58 | 4 | 4.02 | 1 |
| 安全態度 | 62.40 | 9.36 | 16 | 3.90 | |

N=231

## 三、澳門民眾食品安全行為之現況分析

澳門民眾食品安全行為現況由表 4-1-12 可知每題平均得分為 4.22，較每題平均值 3 分為高，屬較高程度。各分層面中資訊搜尋層面平均得分為 4.54；方案評估層面平均得分為 4.42；購買意願層面平均得分為 4.20；購後行為層面平均得分為 3.72，均屬中高程度，故資訊搜尋層面現況得分為最高，方案評估層面次之，再其次依序為購買意願、購後行為層面。

表 4-1-12　澳門民眾食品安全行為各層面得分之平均數、標準差摘要表

| 變項層面 | 平均數 | 標準差 | 題數 | 每題平均得分 | 順位 |
|---|---|---|---|---|---|
| 資訊搜尋 | 18.16 | 3.51 | 4 | 4.54 | 1 |
| 方案評估 | 17.69 | 2.27 | 4 | 4.42 | 2 |
| 購買意願 | 16.79 | 2.39 | 4 | 4.20 | 3 |
| 購後行為 | 14.87 | 3.20 | 4 | 3.72 | 4 |
| 安全行為 | 67.53 | 8.35 | 16 | 4.22 | |

N=231

# 伍 » 海峽兩岸地區民眾食品安全認知、態度、行為之現況分析

## 一、海峽兩岸地區民眾食品安全認知之現況分析

　　海峽兩岸地區民眾食品安全認知現況由表 4-1-13 可知，每題平均得分為 4.32，較每題平均值 3 分為高，因此均屬較高程度。而在各分層面，重視認知層面平均得分為 4.58；成分認知層面平均得分為 4.40；標示認知層面平均得分為 4.49；品牌認知層面平均得分為 4.28；標章認知層面平均得分為 4.03；傳播認知層面平均得分為 4.13，均屬較高程度。故重視認知層面得分為最高，標示認知層面次之，再其次為成分認知層面、品牌認知層面、傳播認知層面、標章認知層面。

表 4-1-13　海峽兩岸地區民眾食品安全認知各層面得分之平均數、標準差摘要表

| 變項層面 | 平均數 | 標準差 | 題數 | 每題平均得分 | 順位 |
|---|---|---|---|---|---|
| 重視認知 | 18.31 | 2.091 | 4 | 4.58 | 1 |
| 成分認知 | 17.61 | 2.242 | 4 | 4.40 | 3 |
| 標示認知 | 17.97 | 2.389 | 4 | 4.49 | 2 |
| 品牌認知 | 17.11 | 2.644 | 4 | 4.28 | 4 |
| 標章認知 | 16.12 | 2.929 | 4 | 4.03 | 6 |
| 傳播認知 | 16.52 | 2.868 | 4 | 4.13 | 5 |
| 安全認知 | 103.64 | 11.330 | 24 | 4.32 | |

N=2,292

## 二、海峽兩岸地區民眾食品安全態度之現況分析

　　中海峽兩岸地區民眾食品安全態度現況由表 4-1-14 可知，每題平均得分為 4.03，較每題平均值 3 分為高，屬中高程度。而在各分層面，衛生管理層面平均得分為 3.83；標準規格層面平均得分為 4.09；安全顧慮層面平均得分為 4.10；購買信心層面平均得分為 4.10，均屬中高程度以上。衛生管理層面平均得分最低，但也達中等以上之程度，各層面中購買信心分層面現況得分較高，安全顧慮分層面次之再是標準規格分層面、衛生管理分層面。

表 4-1-14　海峽兩岸地區民眾食品安全態度各層面得分之平均數、標準差摘要表

| 變項層面 | 平均數 | 標準差 | 題數 | 每題平均得分 | 順位 |
|---|---|---|---|---|---|
| 衛生管理 | 15.32 | 3.606 | 4 | 3.83 | 4 |
| 標準規格 | 16.36 | 3.150 | 4 | 4.09 | 3 |
| 安全顧慮 | 16.38 | 2.814 | 4 | 4.10 | 2 |
| 購買信心 | 16.41 | 2.745 | 4 | 4.10 | 1 |
| 安全態度 | 64.48 | 10.418 | 16 | 4.03 | |

N=1,297

### 三、海峽兩岸地區民眾食品安全行為之現況分析

　　海峽兩岸地區民眾食品安全行為現況由表 4-1-15 可知每題平均得分為 4.39，較每題平均值 3 分為高，屬較高程度。各分層面中資訊搜尋層面平均得分為 4.58；方案評估層面平均得分為 4.59；購買意願層面平均得分為 4.38；購後行為層面平均得分為 4.00，均屬中高程度，故方案評估層面現況得分為最高，資訊搜尋層面次之，再其次依序為購買意願、購後行為層面。

表 4-1-15　海峽兩岸地區民眾食品安全行為各層面得分之平均數、標準差摘要表

| 變項層面 | 平均數 | 標準差 | 題數 | 每題平均得分 | 順位 |
|---|---|---|---|---|---|
| 資訊搜尋 | 18.34 | 2.328 | 4 | 4.58 | 2 |
| 方案評估 | 18.37 | 2.158 | 4 | 4.59 | 1 |
| 購買意願 | 17.50 | 2.592 | 4 | 4.38 | 3 |
| 購後行為 | 15.99 | 2.979 | 4 | 4.00 | 4 |
| 安全行為 | 70.21 | 7.969 | 16 | 4.39 | |

N=1,297

> **第二節**　不同背景變項之中國大陸民眾在認知、態度、行為上之差異情形

　　本節為探討中國大陸民眾不同背景變項在「認知」、「態度」與「行為」上之差異情形，採用 t 檢定或單因數變異數分析進行數據的統計及分析處理。若在單因數變異分析中，其結果達顯著水準，則進一步進行事後比較，並檢驗假設 2：不同個人背景變項的中國大陸民眾其食品安全認知、態度、行為有顯著差異是否成立。

# 壹 » 不同背景變項之中國大陸民眾在食品安全認知上之差異情形

## 一、不同地區之中國大陸民眾在食品安全認知上之差異情形

本研究受試者之地區劃分按照中國大陸區位上的劃分分為：華東地區、華南地區、華北地區、華中地區、西南地區、西北地區、東北地區七個地區，進行分析。依表 4-2-1 之分析摘要內容可知，不同地區的中國大陸民眾在食品安全認知及各層面均達到顯著差異，其分析結果整體如下：

1. 不同地區的中國大陸民眾在「重視認知」上達到顯著差異（F=12.007***，$p$=.000＜.001），事後比較中表現為華東地區得分顯著高於華北地區；華中地區得分顯著高於華南地區、華北地區、東北地區；西南地區得分顯著高於華北地區。

2. 不同地區的中國大陸民眾在「成分認知」上存在顯著差異（F=10.524***，$p$=.000＜.001），事後比較中表現為華東地區得分顯著高於華北地區；華南地區得分顯著高於華北地區、華中地區；華中地區得分顯著高於華南地區、華北地區；西南地區得分顯著高於華北地區。

3. 不同地區的中國大陸民眾在「標示認知」上存在顯著差異（F=13.897***，$p$=.000＜.001），事後比較中表現為華東地區得分顯著高於華北地區、東北地區；華南地區得分顯著高於華北地區、東北地區；華中地區得分顯著高於華東地區、華南地區、華北地區、西南地區、西北地區、東北地區；西南地區得分顯著高於東北地區。

4. 不同地區的中國大陸民眾在「品牌認知」上存在顯著差異（F=17.498***，$p$=.000＜.001），事後比較中表現為華東地區得分顯著高於西北地區、東北地區；華南地區得分顯著高於華北地區、西北地區、東北地區；華中地區得分顯著高於華北地區、西南地區、西北地區、東北地區。

5. 不同地區的中國大陸民眾在「標章認知」上存在顯著差異
（F=20.278***，$p$=.000＜.001），事後比較中表現為華東地區得分顯
著高於華北地區、西南地區、西北地區；華南地區得分顯著高於華北
地區、西南地區、西北地區；華中地區得分顯著高於西南地區、西北
地區、東北地區。

6. 不同地區的中國大陸民眾在「傳播認知」上存在顯著差異
（F=7.693**，$p$=.000＜.001），事後比較中表現為華南地區得分顯著
高於華北地區；華中地區得分顯著高於華東地區、華北地區、西南地
區、西北地區。

7. 不同地區的中國大陸民眾在「安全認知」上存在顯著差異
（F=18.341***，$p$=.000＜.001），事後比較中表現為華東地區得分顯
著高於華北地區、西北地區、東北地區；華南地區得分顯著高於華北
地區、西北地區；華中地區得分顯著高於華東地區、華南地區、華北
地區、西南地區、西北地區、東北地區。

表 4-2-1　不同地區之大陸民眾在食品安全認知上及各層面之差異情形摘要表

| 變項層面 | 地區 | 人數 | 平均數 | 標準差 | F 值 | 事後比較 |
|---|---|---|---|---|---|---|
| 重視認知 | 1. 華東地區 | 351 | 18.64 | 1.738 | 12.007*** | 1＞3 |
| | 2. 華南地區 | 344 | 18.27 | 1.923 | | 4＞2 |
| | 3. 華北地區 | 92 | 16.92 | 4.335 | | 4＞3 |
| | 4. 華中地區 | 218 | 18.78 | 1.551 | | 4＞7 |
| | 5. 西南地區 | 166 | 18.48 | 1.966 | | 5＞3 |
| | 6. 西北地區 | 75 | 18.12 | 2.376 | | |
| | 7. 東北地區 | 51 | 17.02 | 3.829 | | |
| 成分認知 | 1. 華東地區 | 351 | 17.86 | 2.085 | 10.524*** | 1＞3 |
| | 2. 華南地區 | 344 | 17.55 | 2.150 | | 2＞3 |
| | 3. 華北地區 | 92 | 16.15 | 4.098 | | 2＞4 |
| | 4. 華中地區 | 218 | 18.17 | 1.506 | | 4＞2 |
| | 5. 西南地區 | 166 | 17.95 | 2.131 | | 4＞3 |
| | 6. 西北地區 | 75 | 17.55 | 3.077 | | 5＞3 |
| | 7. 東北地區 | 51 | 16.61 | 3.650 | | |

| 變項層面 | 地區 | 人數 | 平均數 | 標準差 | F 值 | 事後比較 |
|---|---|---|---|---|---|---|
| 標示認知 | 1. 華東地區 | 351 | 17.73 | 2.141 | 13.897*** | 1＞3, 1＞7 |
| | 2. 華南地區 | 344 | 17.79 | 2.346 | | 2＞3, 2＞7 |
| | 3. 華北地區 | 92 | 16.28 | 4.112 | | 4＞1, 4＞2 |
| | 4. 華中地區 | 218 | 18.53 | 1.674 | | 4＞3, 4＞5 |
| | 5. 西南地區 | 166 | 17.64 | 2.511 | | 4＞6, 4＞7 |
| | 6. 西北地區 | 75 | 17.00 | 3.357 | | 5＞7 |
| | 7. 東北地區 | 51 | 15.96 | 3.544 | | |
| 品牌認知 | 1. 華東地區 | 351 | 17.22 | 2.054 | 17.498*** | 1＞3, 1＞6 |
| | 2. 華南地區 | 344 | 17.36 | 2.516 | | 1＞7, 2＞3 |
| | 3. 華北地區 | 92 | 15.40 | 4.071 | | 2＞6, 2＞7 |
| | 4. 華中地區 | 218 | 17.57 | 2.232 | | 4＞3, 4＞5 |
| | 5. 西南地區 | 166 | 16.64 | 3.059 | | 4＞6, 4＞7 |
| | 6. 西北地區 | 75 | 15.15 | 3.934 | | |
| | 7. 東北地區 | 51 | 15.31 | 3.771 | | |
| 標章認知 | 1. 華東地區 | 351 | 16.88 | 2.571 | 20.278*** | 1＞3, 1＞5 |
| | 2. 華南地區 | 344 | 16.67 | 3.004 | | 1＞6, 2＞3 |
| | 3. 華北地區 | 92 | 15.04 | 4.413 | | 2＞5, 2＞6 |
| | 4. 華中地區 | 218 | 17.20 | 2.397 | | 4＞3, 4＞5 |
| | 5. 西南地區 | 166 | 15.34 | 2.859 | | 4＞6, 4＞7 |
| | 6. 西北地區 | 75 | 14.00 | 3.788 | | |
| | 7. 東北地區 | 51 | 15.18 | 4.023 | | |
| 傳播認知 | 1. 華東地區 | 351 | 16.32 | 2.895 | 7.693** | 2＞3, 4＞1 |
| | 2. 華南地區 | 344 | 16.76 | 2.951 | | 4＞3, 4＞5 |
| | 3. 華北地區 | 92 | 15.11 | 4.354 | | 4＞6 |
| | 4. 華中地區 | 218 | 17.35 | 2.772 | | |
| | 5. 西南地區 | 166 | 16.22 | 2.932 | | |
| | 6. 西北地區 | 75 | 16.01 | 3.323 | | |
| | 7. 東北地區 | 51 | 15.59 | 3.940 | | |
| 安全認知 | 1. 華東地區 | 351 | 104.64 | 9.039 | 18.341*** | 1＞3, 1＞6 |
| | 2. 華南地區 | 344 | 104.40 | 11.426 | | 1＞7, 2＞3 |
| | 3. 華北地區 | 92 | 94.91 | 23.271 | | 2＞6, 4＞1 |
| | 4. 華中地區 | 218 | 107.59 | 8.774 | | 4＞2, 4＞3 |
| | 5. 西南地區 | 166 | 102.27 | 11.490 | | 4＞5, 4＞6 |
| | 6. 西北地區 | 75 | 97.83 | 15.093 | | 4＞7 |
| | 7. 東北地區 | 51 | 95.67 | 20.139 | | |

***$p < .001$

## 二、不同性別之中國大陸民眾在食品安全認知上之差異情形

依表 4-2-2 之分析摘要內容可知，不同性別的大陸民眾在食品安全認知整體及其各層面上均無顯著差異，其分析結果整體如下：

1. 不同性別的大陸民眾在「重視認知」上無顯著差異（t=-.470，p=.638 >.05）。

2. 不同性別的大陸民眾在「成分認知」上無顯著差異（t=-1.639，p=.102＞.05）。

3. 不同性別的大陸民眾在「標示認知」上無顯著差異（t=-2.064，p=.039＞.05）。

4. 不同性別的大陸民眾在「品牌認知」上無顯著差異（t=-1.964，p=.049＞.05）。

5. 不同性別的大陸民眾在「標章認知」上無顯著差異（t=-1.605，p=.109＞.05）。

6. 不同性別的大陸民眾在「傳播認知」上無顯著差異（t=-1.914，p=.056＞.05）。

7. 不同性別的大陸民眾在「安全認知」上存在顯著差異（t=-2.095，p=.036＞.05）。

表 4-2-2　不同性別之中國大陸民眾在食品安全認知及各層面差異情形摘要表

| 變項層面 | 性別 | 人數 | 平均數 | 標準差 | t 值 |
|---|---|---|---|---|---|
| 重視認知 | 1. 男性 | 545 | 18.29 | 2.696 | -.470 |
| | 2. 女性 | 752 | 18.35 | 1.912 | |
| 成分認知 | 1. 男性 | 545 | 17.52 | 2.780 | -1.639 |
| | 2. 女性 | 752 | 17.75 | 2.121 | |
| 標示認知 | 1. 男性 | 545 | 17.48 | 2.983 | -2.064 |
| | 2. 女性 | 752 | 17.78 | 2.249 | |
| 品牌認知 | 1. 男性 | 545 | 16.74 | 3.119 | -1.964 |
| | 2. 女性 | 752 | 17.05 | 2.606 | |
| 標章認知 | 1. 男性 | 545 | 16.15 | 3.437 | -1.605 |
| | 2. 女性 | 752 | 16.43 | 2.895 | |
| 傳播認知 | 1. 男性 | 545 | 16.27 | 3.252 | -1.914 |
| | 2. 女性 | 752 | 16.60 | 3.048 | |

| 變項層面 | 性別 | 人數 | 平均數 | 標準差 | t值 |
|---|---|---|---|---|---|
| 安全認知 | 1. 男性 | 545 | 102.45 | 15.230 | -2.095 |
| | 2. 女性 | 752 | 103.97 | 10.843 | |

## 三、不同年齡之中國大陸民眾在食品安全認知上之差異情形

本研究將被訪者之年齡分為 20 歲以下、21-30 歲、31-40 歲、41-50 歲、51 歲以上這五個階段，分別進行分析。依表 4-2-3 之分析摘要內容可知，不同年齡的中國大陸民眾在食品安全認知及各層面上均有顯著差異，其分析結果整體如下：

1. 不同年齡的中國大陸民眾在「重視認知」上達到顯著差異（F=19.546***，$p$=.000＜.001），事後比較表現為年齡為 20 歲以下之大陸民眾在得分上明顯高於 51 歲以上之民眾；21-30 歲之大陸民眾得分顯著高於 41-50 歲、51 歲以上之民眾；31-40 歲之大陸民眾得分顯著高於 51 歲以上者；41-50 歲之大陸民眾得分顯著高於 51 歲以上者。

2. 不同年齡的中國大陸民眾在「成分認知」上達到顯著差異（F=20.003***，$p$=.000＜.001），事後比較表現為年齡為 20 歲以下之大陸民眾在得分上明顯高於 51 歲以上之民眾；21-30 歲之大陸民眾得分顯著高於 41-50 歲、51 歲以上之民眾；31-40 歲之大陸民眾得分顯著高於 51 歲以上者。

3. 不同年齡的中國大陸民眾在「標示認知」上達到顯著差異（F=18.389***，$p$=.000＜.001），事後比較表現為年齡為 20 歲以下之大陸民眾在得分上明顯高於 51 歲以上之民眾；21-30 歲之大陸民眾得分顯著高於 41-50 歲、51 歲以上之民眾；31-40 歲之大陸民眾得分顯著高於 51 歲以上者；41-50 歲之大陸民眾得分顯著高於 51 歲以上者。

4. 不同年齡的中國大陸民眾在「品牌認知」上達到顯著差異（F=10.223**，$p$=.001＜.01），事後比較表現為年齡為 20 歲以下之

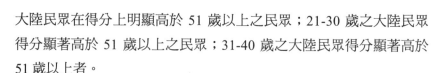

　　大陸民眾在得分上明顯高於 51 歲以上之民眾；21-30 歲之大陸民眾得分顯著高於 51 歲以上之民眾；31-40 歲之大陸民眾得分顯著高於 51 歲以上者。

5. 不同年齡的中國大陸民眾在「標章認知」上達到顯著差異（F=6.136**，p=.008＜.01），事後比較表現為年齡為 21-30 歲之大陸民眾得分顯著高於 51 歲以上之民眾；31-40 歲之大陸民眾得分顯著高於 51 歲以上者；41-50 歲之大陸民眾得分顯著高於 51 歲以上者。

6. 不同年齡的中國大陸民眾在「傳播認知」上達到顯著差異（F=7.949**，p=.002＜.01），事後比較表現為年齡為 21-30 歲之大陸民眾得分顯著高於 51 歲以上之民眾；31-40 歲之大陸民眾得分顯著高於 41-50 歲、51 歲以上者；41-50 歲之大陸民眾得分顯著高於 51 歲以上者。

7. 不同年齡的中國大陸民眾在「安全認知」上達到顯著差異（F=19.377***，p=.000＜.001），事後比較表現為年齡為 21-30 歲之大陸民眾得分顯著高於 41-50 歲、51 歲以上之民眾；31-40 歲之大陸民眾得分顯著高於 41-50 歲、51 歲以上者；41-50 歲之大陸民眾得分顯著高於 51 歲以上者。

表 4-2-3　不同年齡之中國大陸民眾在食品安全認知上之差異情形摘要表

| 變項層面 | 年齡 | 人數 | 平均數 | 標準差 | F 值 | 事後比較 |
|---|---|---|---|---|---|---|
| 重視認知 | 1. 20 歲以下 | 164 | 18.29 | 1.883 | 19.546*** | 1＞5, 2＞4 |
| | 2. 21-30 歲 | 532 | 18.70 | 1.652 | | 2＞5, 3＞5 |
| | 3. 31-40 歲 | 261 | 18.55 | 1.761 | | 4＞5 |
| | 4. 41-50 歲 | 208 | 18.07 | 2.159 | | |
| | 5. 51 歲以上 | 132 | 16.86 | 4.386 | | |
| 成分認知 | 1. 20 歲以下 | 164 | 17.82 | 1.860 | 20.003*** | 1＞5, 2＞4 |
| | 2. 21-30 歲 | 532 | 17.99 | 1.897 | | 2＞5, 3＞5 |
| | 3. 31-40 歲 | 261 | 17.84 | 2.337 | | |
| | 4. 41-50 歲 | 208 | 17.46 | 2.173 | | |
| | 5. 51 歲以上 | 132 | 16.00 | 4.174 | | |

| 變項層面 | 年齡 | 人數 | 平均數 | 標準差 | F 值 | 事後比較 |
|---|---|---|---|---|---|---|
| 標示認知 | 1. 20 歲以下 | 164 | 17.93 | 2.269 | 18.389*** | 1＞5, 2＞4 |
| | 2. 21-30 歲 | 532 | 18.05 | 1.972 | | 2＞5, 3＞5 |
| | 3. 31-40 歲 | 261 | 17.69 | 2.496 | | 4＞5 |
| | 4. 41-50 歲 | 208 | 17.43 | 2.273 | | |
| | 5. 51 歲以上 | 132 | 16.00 | 4.462 | | |
| 品牌認知 | 1. 20 歲以下 | 164 | 17.11 | 2.342 | 10.223** | 1＞5, 2＞5 |
| | 2. 21-30 歲 | 532 | 17.08 | 2.677 | | 3＞5 |
| | 3. 31-40 歲 | 261 | 17.21 | 2.540 | | |
| | 4. 41-50 歲 | 208 | 16.90 | 2.625 | | |
| | 5. 51 歲以上 | 132 | 15.47 | 4.191 | | |
| 標章認知 | 1. 20 歲以下 | 164 | 16.13 | 2.861 | 6.136** | 2＞5, 3＞5 |
| | 2. 21-30 歲 | 532 | 16.46 | 3.063 | | 4＞5 |
| | 3. 31-40 歲 | 261 | 16.70 | 2.803 | | |
| | 4. 41-50 歲 | 208 | 16.35 | 2.413 | | |
| | 5. 51 歲以上 | 132 | 15.14 | 4.741 | | |
| 傳播認知 | 1. 20 歲以下 | 164 | 16.77 | 2.808 | 7.949** | 1＞5, 2＞5 |
| | 2. 21-30 歲 | 532 | 16.73 | 2.760 | | 3＞5, 4＞5 |
| | 3. 31-40 歲 | 261 | 16.46 | 3.176 | | |
| | 4. 41-50 歲 | 208 | 16.40 | 2.832 | | |
| | 5. 51 歲以上 | 132 | 15.08 | 4.663 | | |
| 安全認知 | 1. 20 歲以下 | 164 | 104.05 | 10.592 | 19.377*** | 1＞5, 2＞4 |
| | 2. 21-30 歲 | 532 | 105.01 | 9.641 | | 2＞5, 3＞5 |
| | 3. 31-40 歲 | 261 | 104.46 | 11.845 | | 4＞5 |
| | 4. 41-50 歲 | 208 | 102.62 | 10.427 | | |
| | 5. 51 歲以上 | 132 | 94.56 | 24.148 | | |

**$p＜.01$，***$p＜.001$

## 四、不同婚姻狀況之中國大陸民眾在食品安全認知上之差異情形

依表 4-2-4 之分析摘要內容可知，不同婚姻狀況的大陸民眾在食品安全認知整體及其各層面上無顯著差異，其分析結果整體如下：

1. 不同婚姻狀況的大陸民眾在「重視認知」上無顯著差異（t=2.029，p=.043＞.05）。

2. 不同婚姻狀況的大陸民眾在「成分認知」上無顯著差異（t=2.702，*p*=.007＞.01）。

3. 不同婚姻狀況的大陸民眾在「標示認知」上無顯著差異（t=2.505，*p*=.012＞.05）。

4. 不同婚姻狀況的大陸民眾在「品牌認知」上無顯著差異（t=-.039，*p*=.969＞.05）。

5. 不同婚姻狀況的大陸民眾在「標章認知」上無顯著差異（t=-.856，*p*=.392＞.05）。

6. 不同婚姻狀況的大陸民眾在「傳播認知」上無顯著差異（t=2.408，*p*=.016＞.05）。

7. 不同婚姻狀況的大陸民眾在「安全認知」上無顯著差異（t=1.733，*p*=.083＞.05）。

表 4-2-4　不同婚姻狀況之中國大陸民眾在食品安全認知及各層面差異情形摘要表

| 變項層面 | 性別 | 人數 | 平均數 | 標準差 | t 值 |
|---|---|---|---|---|---|
| 重視認知 | 1. 未婚 | 618 | 18.46 | 1.993 | 2.029 |
| | 2. 已婚 | 679 | 18.21 | 2.497 | |
| 成分認知 | 1. 未婚 | 618 | 17.84 | 2.041 | 2.702 |
| | 2. 已婚 | 679 | 17.48 | 2.712 | |
| 標示認知 | 1. 未婚 | 618 | 17.84 | 2.371 | 2.505 |
| | 2. 已婚 | 679 | 17.48 | 2.758 | |
| 品牌認知 | 1. 未婚 | 618 | 16.92 | 2.819 | -.039 |
| | 2. 已婚 | 679 | 16.92 | 2.853 | |
| 標章認知 | 1. 未婚 | 618 | 16.24 | 3.222 | -.856 |
| | 2. 已婚 | 679 | 16.39 | 3.057 | |
| 傳播認知 | 1. 未婚 | 618 | 16.68 | 2.840 | 2.408 |
| | 2. 已婚 | 679 | 16.26 | 3.377 | |
| 安全認知 | 1. 未婚 | 618 | 103.97 | 11.433 | 1.733 |
| | 2. 已婚 | 679 | 102.75 | 14.061 | |

## 五、不同教育程度之中國大陸民眾在食品安全認知上之差異情形

本研究將被訪者之教育程度分為初中及以下、高中、大學、研究生及以上這四個分類，分別進行分析。依表 4-2-5 之分析摘要內容可知，不同教育程度的中國大陸民眾在食品安全認知及各層面上除「傳播認知」、「標章認知」外均有顯著差異，其分析結果整體如下：

1. 不同教育程度的中國大陸民眾在「重視認知」上達到顯著差異（F=12.506***，$p$=.000＜.001），事後比較表現為教育程度為大學者得分上明顯高於高中者；研究生及以上者得分上明顯高於初中及以下、高中者。

2. 不同教育程度的中國大陸民眾在「成分認知」上達到顯著差異（F=13.531***，$p$=.000＜.001），事後比較表現為教育程度為大學者得分上明顯高於初中及以下、高中者；研究生及以上者得分上明顯高於初中及以下、高中者。

3. 不同教育程度的中國大陸民眾在「標示認知」上達到顯著差異（F=16.896***，$p$=.000＜.001），事後比較表現為教育程度為初中及以下者得分上明顯高於高中；大學者得分上明顯高於高中者；研究生及以上者得分上明顯高於高中者。

4. 不同教育程度的中國大陸民眾在「品牌認知」上達到顯著差異（F=5.480*，$p$=.010＜.05），事後比較表現為教育程度為大學者得分上明顯高於高中者；研究生及以上者得分上明顯高於高中者。

5. 不同教育程度的中國大陸民眾在「標章認知」上無顯著差異（F=2.690，$p$=.069＞.05）。

6. 不同教育程度的中國大陸民眾在「傳播認知」上無顯著差異（F=1.650，$p$=.278＞.05）。

7. 不同教育程度的中國大陸民眾在「安全認知」上達到顯著差異（F=9.834**，$p$=.001＜.01），事後比較表現為教育程度為大學者得分上明顯高於高中者；研究生及以上者得分上明顯高於高中者。

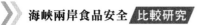

表 4-2-5　不同教育程度之中國大陸民眾在食品安全認知上之差異情形摘要表

| 變項層面 | 年齡 | 人數 | 平均數 | 標準差 | F 值 | 事後比較 |
|---|---|---|---|---|---|---|
| 重視認知 | 1. 初中及以下 | 181 | 18.03 | 2.689 | 12.506*** | 3＞2 |
| | 2. 高中 | 221 | 17.62 | 3.387 | | 4＞1 |
| | 3. 大學 | 796 | 18.53 | 1.743 | | 4＞2 |
| | 4. 研究生及以上 | 99 | 18.88 | 1.662 | | |
| 成分認知 | 1. 初中及以下 | 181 | 17.31 | 2.570 | 13.531*** | 3＞1 |
| | 2. 高中 | 221 | 16.86 | 3.460 | | 3＞2 |
| | 3. 大學 | 796 | 17.88 | 2.016 | | 4＞1 |
| | 4. 研究生及以上 | 99 | 18.22 | 1.787 | | 4＞2 |
| 標示認知 | 1. 初中及以下 | 181 | 17.72 | 2.678 | 16.896*** | 1＞2 |
| | 2. 高中 | 221 | 16.56 | 3.727 | | 3＞2 |
| | 3. 大學 | 796 | 17.91 | 2.130 | | 4＞2 |
| | 4. 研究生及以上 | 99 | 17.94 | 1.984 | | |
| 品牌認知 | 1. 初中及以下 | 181 | 17.02 | 3.072 | 5.480* | 3＞2 |
| | 2. 高中 | 221 | 16.23 | 3.553 | | 4＞2 |
| | 3. 大學 | 796 | 17.05 | 2.563 | | |
| | 4. 研究生及以上 | 99 | 17.22 | 2.460 | | |
| 標章認知 | 1. 初中及以下 | 181 | 16.63 | 3.116 | 2.690 | |
| | 2. 高中 | 221 | 15.90 | 3.747 | | |
| | 3. 大學 | 796 | 16.30 | 2.971 | | |
| | 4. 研究生及以上 | 99 | 16.79 | 2.883 | | |
| 傳播認知 | 1. 初中及以下 | 181 | 16.47 | 3.529 | 1.650 | |
| | 2. 高中 | 221 | 16.07 | 3.842 | | |
| | 3. 大學 | 796 | 16.59 | 2.769 | | |
| | 4. 研究生及以上 | 99 | 16.30 | 3.403 | | |
| 安全認知 | 1. 初中及以下 | 181 | 103.18 | 15.043 | 9.834** | 3＞2 |
| | 2. 高中 | 221 | 99.23 | 19.302 | | 4＞2 |
| | 3. 大學 | 796 | 104.25 | 9.941 | | |
| | 4. 研究生及以上 | 99 | 105.35 | 9.657 | | |

*$p＜.05$，**$p＜.01$，***$p＜.001$

## 六、不同職業之中國大陸民眾在食品安全認知上之差異情形

　　本研究將被訪者之職業分為學生、服務業、製造業、金融業、自由業、軍警／公務／教師、家庭主婦、退休等八類，分別進行分析。依表 4-2-6 之

分析摘要內容可知，不同職業的中國大陸民眾在食品安全認知及各層面上均有顯著差異，其分析結果整體如下：

1. 不同職業的中國大陸民眾在「重視認知」上達到顯著差異（F=12.612***，$p$=.000＜.001），事後比較表現為學生得分上明顯高於服務業、製造業；自由業得分上明顯高於服務業；軍警／公務／教師得分上明顯高於服務業、製造業、金融業；退休得分上明顯高於服務業。

2. 不同職業的中國大陸民眾在「成分認知」上達到顯著差異（F=6.128**，$p$=.008＜.01），事後比較表現為學生得分上明顯高於服務業；金融業明顯高於服務業；軍警／公務／教師得分上明顯高於服務業、製造業。

3. 不同職業的中國大陸民眾在「標示認知」上達到顯著差異（F=8.675**，$p$=.003＜.01），事後比較表現為學生得分上明顯高於服務業、製造業；家庭主婦得分上明顯高於服務業；退休人士得分上明顯高於服務業。

4. 不同職業的中國大陸民眾在「品牌認知」上達到顯著差異（F=3.632*，$p$=.02＜.05），事後比較表現為軍警／公務／教師得分上明顯高於學生、服務業、製造業；退休人士得分上明顯高於服務業、製造業。

5. 不同職業的中國大陸民眾在「標章認知」上達到顯著差異（F=6.482**，$p$=.006＜.01），事後比較表現為自由業得分上明顯高於學生、製造業；家庭主婦得分上明顯高於學生、製造業；退休人士得分上明顯高於學生、製造業。

6. 不同職業的中國大陸民眾在「傳播認知」上達到顯著差異（F=3.489*，$p$=.02＜.05），事後比較表現為學生得分上明顯高於服務業；軍警／公務／教師得分上明顯高於服務業；服務業得分上明顯高於退休人士。

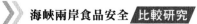

7.不同職業的中國大陸民眾在「安全認知」上達到顯著差異
（F=7.877**，p=.005＜.01），事後比較表現為學生得分上明顯高於
服務業；軍警／公務／教師得分上明顯高於學生、服務業、製造業；
家庭主婦得分上明顯高於服務業；退休人士得分上明顯高於服務業、
製造業。

表 4-2-6　不同職業之中國大陸民眾在食品安全認知上之差異情形摘要表

| 變項層面 | 職業 | 人數 | 平均數 | 標準差 | F 值 | 事後比較 |
|---|---|---|---|---|---|---|
| 重視認知 | 1. 學生 | 391 | 18.73 | 1.503 | 12.612*** | 1＞2, 1＞3 |
| | 2. 服務業 | 251 | 17.34 | 3.360 | | 5＞2, 6＞2 |
| | 3. 製造業 | 161 | 17.90 | 2.712 | | 6＞3, 6＞4 |
| | 4. 金融業 | 96 | 18.22 | 2.119 | | 8＞2 |
| | 5. 自由業 | 130 | 18.55 | 1.662 | | |
| | 6. 軍警／公務／教師 | 164 | 19.02 | 1.318 | | |
| | 7. 家庭主婦 | 48 | 18.56 | 1.597 | | |
| | 8. 退休 | 56 | 18.63 | 1.931 | | |
| 成分認知 | 1. 學生 | 391 | 17.95 | 1.788 | 6.128** | 1＞2, 4＞2 |
| | 2. 服務業 | 251 | 16.95 | 3.511 | | 6＞2, 6＞3 |
| | 3. 製造業 | 161 | 17.25 | 2.702 | | |
| | 4. 金融業 | 96 | 18.04 | 1.935 | | |
| | 5. 自由業 | 130 | 17.62 | 2.161 | | |
| | 6. 軍警／公務／教師 | 164 | 18.16 | 1.731 | | |
| | 7. 家庭主婦 | 48 | 17.56 | 1.967 | | |
| | 8. 退休 | 56 | 17.86 | 2.031 | | |
| 標示認知 | 1. 學生 | 391 | 18.07 | 2.006 | 8.675** | 1＞2, 1＞3 |
| | 2. 服務業 | 251 | 16.73 | 3.646 | | 6＞2, 6＞3 |
| | 3. 製造業 | 161 | 17.27 | 2.853 | | 7＞2, 8＞2 |
| | 4. 金融業 | 96 | 17.58 | 2.343 | | |
| | 5. 自由業 | 130 | 17.62 | 2.200 | | |
| | 6. 軍警／公務／教師 | 164 | 18.20 | 1.794 | | |
| | 7. 家庭主婦 | 48 | 17.94 | 1.895 | | |
| | 8. 退休 | 56 | 18.38 | 2.102 | | |

| 變項層面 | 職業 | 人數 | 平均數 | 標準差 | F 值 | 事後比較 |
|---|---|---|---|---|---|---|
| 品牌認知 | 1. 學生 | 391 | 16.90 | 2.646 | 3.632* | 6＞1, 6＞2 |
| | 2. 服務業 | 251 | 16.44 | 3.568 | | 6＞3, 8＞2 |
| | 3. 製造業 | 161 | 16.55 | 3.037 | | 8＞3 |
| | 4. 金融業 | 96 | 16.92 | 2.654 | | |
| | 5. 自由業 | 130 | 17.02 | 2.739 | | |
| | 6. 軍警／公務／教師 | 164 | 17.60 | 2.054 | | |
| | 7. 家庭主婦 | 48 | 17.29 | 2.509 | | |
| | 8. 退休 | 56 | 17.75 | 1.966 | | |
| 標章認知 | 1. 學生 | 391 | 15.90 | 3.088 | 6.482** | 5＞1, 5＞3 |
| | 2. 服務業 | 251 | 15.97 | 3.782 | | 7＞1, 7＞3 |
| | 3. 製造業 | 161 | 15.68 | 3.506 | | 8＞1, 8＞3 |
| | 4. 金融業 | 96 | 16.70 | 2.632 | | |
| | 5. 自由業 | 130 | 16.92 | 2.566 | | |
| | 6. 軍警／公務／教師 | 164 | 17.24 | 2.368 | | |
| | 7. 家庭主婦 | 48 | 17.13 | 2.376 | | |
| | 8. 退休 | 56 | 17.11 | 2.570 | | |
| 傳播認知 | 1. 學生 | 391 | 16.69 | 2.773 | 3.489* | 1＞2, 6＞2 |
| | 2. 服務業 | 251 | 15.82 | 3.748 | | 8＞2 |
| | 3. 製造業 | 161 | 16.23 | 3.466 | | |
| | 4. 金融業 | 96 | 16.75 | 2.945 | | |
| | 5. 自由業 | 130 | 16.06 | 3.075 | | |
| | 6. 軍警／公務／教師 | 164 | 16.84 | 2.848 | | |
| | 7. 家庭主婦 | 48 | 17.06 | 2.831 | | |
| | 8. 退休 | 56 | 17.25 | 2.532 | | |
| 安全認知 | 1. 學生 | 391 | 104.23 | 9.169 | 7.877** | 1＞2, 6＞1 |
| | 2. 服務業 | 251 | 99.25 | 19.070 | | 6＞2, 6＞3 |
| | 3. 製造業 | 161 | 100.88 | 14.989 | | 7＞2, 8＞2 |
| | 4. 金融業 | 96 | 104.21 | 11.567 | | 8＞3 |
| | 5. 自由業 | 130 | 103.80 | 10.796 | | |
| | 6. 軍警／公務／教師 | 164 | 107.06 | 8.058 | | |
| | 7. 家庭主婦 | 48 | 105.54 | 9.102 | | |
| | 8. 退休 | 56 | 106.96 | 9.037 | | |

*$p<.05$，**$p<.01$，***$p<.001$

## 七、不同個人月收入之中國大陸民眾在食品安全認知上之差異情形

本研究將被訪者之個人月收入（人民幣／月）分為無收入、3,000 元以下、3,001-6,000 元、6,001-9,000 元、9001 元以上這五個組別，分別進行分析。依表 4-2-7 之分析摘要內容可知，不同個人月收入的中國大陸民眾在食品安全認知及各層面上除「品牌認知」、「傳播認知」、「安全認知」外均有顯著差異，其分析結果整體如下：

1. 不同個人月收入的中國大陸民眾在「重視認知」上達到顯著差異（F=9.408***，$p$=.000＜.001），事後比較表現為月收入 6,001-9,000 元者在得分上明顯高於 3,000 元以下；9001 元以上者在得分上明顯高於 3,000 元以下。

2. 不同個人月收入的中國大陸民眾在「成分認知」上達到顯著差異（F=3.211*，$p$=.02＜.05），事後比較表現為月收入 6,001-9,000 元者在得分上明顯高於 3,000 元以下和 3,001-6,000 元者。

3. 不同個人月收入的中國大陸民眾在「標示認知」上達到顯著差異（F=3.550*，$p$=.03＜.05），事後比較表現為月收入 6,001-9,000 元者在得分上明顯高於 3,001-6,000 元者。

4. 不同個人月收入的中國大陸民眾在「品牌認知」上未達到顯著差異（F=.536，$p$=.700＞.05）。

5. 不同個人月收入的中國大陸民眾在「標章認知」上達到顯著差異（F=3.431*，$p$=.03＜.05），事後比較表現為個人月收入為 3,001-6,000 元、6,001-9,000 元者在得分上明顯高於無收入者。

6. 不同個人月收入的中國大陸民眾在「傳播認知」上未達到顯著差異（F=1.664，$p$=.139＞.05）。

7. 不同個人月收入的中國大陸民眾在「安全認知」上未達到顯著差異（F=1.484，$p$=.152＞.05）。

表 4-2-7　不同個人月收入之中國大陸民眾在食品安全認知上之差異情形摘要表

| 變項層面 | 個人月收入 | 人數 | 平均數 | 標準差 | F 值 | 事後比較 |
|---|---|---|---|---|---|---|
| 重視認知 | 1. 無收入 | 373 | 18.78 | 1.436 | 9.408*** | 4＞2 |
| | 2. 3,000 元以下 | 299 | 17.79 | 2.816 | | 5＞2 |
| | 3. 3,001-6,000 元 | 391 | 18.16 | 2.555 | | |
| | 4. 6,001-9,000 元 | 158 | 18.56 | 1.890 | | |
| | 5. 9001 元以上 | 76 | 18.59 | 1.913 | | |
| 成分認知 | 1. 無收入 | 373 | 17.96 | 1.787 | 3.211* | 4＞2, 4＞3 |
| | 2. 3,000 元以下 | 299 | 17.41 | 2.836 | | |
| | 3. 3,001-6,000 元 | 391 | 17.45 | 2.786 | | |
| | 4. 6,001-9,000 元 | 158 | 17.80 | 2.006 | | |
| | 5. 9001 元以上 | 76 | 17.86 | 1.937 | | |
| 標示認知 | 1. 無收入 | 373 | 18.03 | 1.990 | 3.550* | 4＞3 |
| | 2. 3,000 元以下 | 299 | 17.49 | 3.142 | | |
| | 3. 3,001-6,000 元 | 391 | 17.37 | 2.818 | | |
| | 4. 6,001-9,000 元 | 158 | 17.70 | 2.170 | | |
| | 5. 9001 元以上 | 76 | 17.80 | 2.066 | | |
| 品牌認知 | 1. 無收入 | 373 | 16.82 | 2.738 | .536 | |
| | 2. 3,000 元以下 | 299 | 16.88 | 3.091 | | |
| | 3. 3,001-6,000 元 | 391 | 17.02 | 2.845 | | |
| | 4. 6,001-9,000 元 | 158 | 17.09 | 2.535 | | |
| | 5. 9001 元以上 | 76 | 16.67 | 2.840 | | |
| 標章認知 | 1. 無收入 | 373 | 15.86 | 3.042 | 3.431* | 3＞1, 4＞1 |
| | 2. 3,000 元以下 | 299 | 16.28 | 3.540 | | |
| | 3. 3,001-6,000 元 | 391 | 16.54 | 3.140 | | |
| | 4. 6,001-9,000 元 | 158 | 16.75 | 2.671 | | |
| | 5. 9001 元以上 | 76 | 16.61 | 2.504 | | |
| 傳播認知 | 1. 無收入 | 373 | 16.65 | 2.847 | 1.664 | |
| | 2. 3,000 元以下 | 299 | 16.48 | 3.281 | | |
| | 3. 3,001-6,000 元 | 391 | 16.14 | 3.330 | | |
| | 4. 6,001-9,000 元 | 158 | 16.70 | 3.013 | | |
| | 5. 9001 元以上 | 76 | 16.62 | 3.115 | | |
| 安全認知 | 1. 無收入 | 373 | 104.11 | 8.953 | 1.484 | |
| | 2. 3,000 元以下 | 299 | 102.34 | 15.950 | | |
| | 3. 3,001-6,000 元 | 391 | 102.68 | 14.508 | | |
| | 4. 6,001-9,000 元 | 158 | 104.59 | 10.743 | | |
| | 5. 9001 元以上 | 76 | 104.14 | 10.565 | | |

*p＜.05，***p＜.001

## 八、不同家庭採買者之中國大陸民眾在食品安全認知上之差異情形

本研究將被訪者之家庭採買者分為父親、母親及自己這三個分類，分別進行分析。依表 4-2-8 之分析摘要內容可知，不同家庭採買者的中國大陸民眾在食品安全認知及各層面上除「標示認知」、「品牌認知」、「安全認知」外均有顯著差異，其分析結果整體如下：

1. 不同家庭採買者的中國大陸民眾在「重視認知」上達到顯著差異（F=7.249**，*p*=.007＜.01），事後比較表現為父親得分上明顯高於母親和自己。

2. 不同家庭採買者的中國大陸民眾在「成分認知」上達到顯著差異（F=2.538*，*p*=.030＜.05），事後比較表現為父親得分上明顯高於自己。

3. 不同家庭採買者的中國大陸民眾在「標示認知」上未達到顯著差異（F=1.748，*p*=.174＞.05）。

4. 不同家庭採買者的中國大陸民眾在「品牌認知」上未達到顯著差異（F=.200，*p*=.819＞.05）。

5. 不同家庭採買者的中國大陸民眾在「標章認知」上有顯著差異（F=5.020*，*p*=.02＜.05），事後比較表現為父親得分上明顯高於母親。

6. 不同家庭採買者的中國大陸民眾在「傳播認知」上有顯著差異（F=6.955**，*p*=.001＜.01），事後比較表現為父親得分上明顯高於母親和自己。

7. 不同家庭採買者的中國大陸民眾在「安全認知」上未達到顯著差異（F=2.851，*p*=.058＞.05）。

表 4-2-8　不同家庭採買者之中國大陸民眾在食品安全認知上之差異情形摘要表

| 變項層面 | 年齡 | 人數 | 平均數 | 標準差 | F 值 | 事後比較 |
|---|---|---|---|---|---|---|
| 重視認知 | 1. 父親 | 146 | 19.00 | 1.606 | 7.249** | 1＞2 |
| | 2. 母親 | 593 | 18.24 | 2.377 | | 1＞3 |
| | 3. 自己 | 558 | 18.25 | 2.285 | | |
| 成分認知 | 1. 父親 | 146 | 18.07 | 1.960 | 2.538* | 1＞3 |
| | 2. 母親 | 593 | 17.63 | 2.413 | | |
| | 3. 自己 | 558 | 17.57 | 2.530 | | |

| 變項層面 | 年齡 | 人數 | 平均數 | 標準差 | F 值 | 事後比較 |
|---|---|---|---|---|---|---|
| 標示認知 | 1. 父親 | 146 | 17.92 | 2.355 | 1.748 | |
| | 2. 母親 | 593 | 17.72 | 2.627 | | |
| | 3. 自己 | 558 | 17.52 | 2.596 | | |
| 品牌認知 | 1. 父親 | 146 | 16.98 | 2.954 | .200 | |
| | 2. 母親 | 593 | 16.87 | 2.788 | | |
| | 3. 自己 | 558 | 16.96 | 2.859 | | |
| 標章認知 | 1. 父親 | 146 | 16.53 | 3.276 | 5.020* | 1＞2 |
| | 2. 母親 | 593 | 16.02 | 3.302 | | |
| | 3. 自己 | 558 | 16.58 | 2.885 | | |
| 傳播認知 | 1. 父親 | 146 | 17.22 | 2.780 | 6.955** | 1＞2, 1＞3 |
| | 2. 母親 | 593 | 16.55 | 3.019 | | |
| | 3. 自己 | 558 | 16.17 | 3.313 | | |
| 安全認知 | 1. 父親 | 146 | 105.73 | 11.162 | 2.851 | |
| | 2. 母親 | 593 | 103.02 | 13.120 | | |
| | 3. 自己 | 558 | 103.04 | 13.010 | | |

*$p<.05$，**$p<.01$

# 貳 » 不同背景變項之大陸民眾在食品安全態度上之差異情形

## 一、不同地區之中國大陸民眾在食品安全態度上之差異情形

本研究受試者之地區劃分按照中國大陸區位上的劃分分為：華東地區、華南地區、華北地區、華中地區、西南地區、西北地區、東北地區七個地區，進行分析。依表 4-2-9 之分析摘要內容可知，不同地區的中國大陸民眾在食品安全態度及各層面均達到顯著差異，其分析結果整體如下：

1. 不同地區的中國大陸民眾在「衛生管理」上達到顯著差異（F=5.077*，$p=.01<.05$），事後比較中表現為華南地區得分顯著高於華北地區；華中地區得分顯著高於華東地區、華北地區、西北地區。

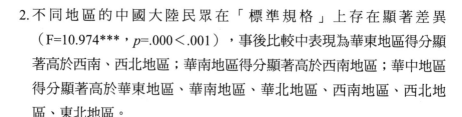

2. 不同地區的中國大陸民眾在「標準規格」上存在顯著差異
（F=10.974***，p=.000＜.001），事後比較中表現為華東地區得分顯
著高於西南、西北地區；華南地區得分顯著高於西南地區；華中地區
得分顯著高於華東地區、華南地區、華北地區、西南地區、西北地
區、東北地區。

3. 不同地區的中國大陸民眾在「安全顧慮」上存在顯著差異
（F=12.481***，p=.000＜.001），事後比較中表現為華東地區得分顯
著高於華北地區、東北地區；華南地區得分顯著高於華北地區；華中
地區得分顯著高於華東地區、華南地區、華北地區、西南地區、西北
地區、東北地區。

4. 不同地區的中國大陸民眾在「購買信心」上存在顯著差異
（F=12.110***，p=.000＜.001），事後比較中表現為華東地區得分顯
著高於華北地區、東北地區；華南地區得分顯著高於東北地區；華南
地區得分顯著高於華北地區；華中地區得分顯著高於華東地區、華南
地區、華北地區、西南地區、西北地區、東北地區。西南地區得分顯
著高於華北地區、東北地區。

5. 不同地區的中國大陸民眾在「安全態度」上存在顯著差異
（F=11.127***，p=.000＜.001），事後比較中表現為華東地區、華南
地區得分顯著高於華北地區；華中地區得分顯著高於華東地區、華南
地區、華北地區、西南地區、西北地區、東北地區。

表 4-2-9　不同地區之大陸民眾在食品安全態度上及各層面之差異情形摘要表

| 變項層面 | 地區 | 人數 | 平均數 | 標準差 | F 值 | 事後比較 |
|---|---|---|---|---|---|---|
| 衛生管理 | 1. 華東地區 | 351 | 14.88 | 4.418 | 5.077* | 2＞3 |
| | 2. 華南地區 | 344 | 15.52 | 3.979 | | 4＞1 |
| | 3. 華北地區 | 92 | 13.98 | 4.258 | | 4＞3 |
| | 4. 華中地區 | 218 | 16.36 | 4.434 | | 4＞6 |
| | 5. 西南地區 | 166 | 15.46 | 3.689 | | |
| | 6. 西北地區 | 75 | 14.75 | 3.133 | | |
| | 7. 東北地區 | 51 | 15.63 | 3.429 | | |

| 變項層面 | 地區 | 人數 | 平均數 | 標準差 | F 值 | 事後比較 |
|---|---|---|---|---|---|---|
| 標準規格 | 1. 華東地區 | 351 | 16.72 | 3.114 | 10.974*** | 1＞5, 1＞6 |
| | 2. 華南地區 | 344 | 16.63 | 3.348 | | 2＞5, 4＞1 |
| | 3. 華北地區 | 92 | 15.24 | 4.740 | | 4＞2, 4＞3 |
| | 4. 華中地區 | 218 | 17.60 | 3.012 | | 4＞5, 4＞6 |
| | 5. 西南地區 | 166 | 15.63 | 2.978 | | 4＞7 |
| | 6. 西北地區 | 75 | 15.37 | 3.448 | | |
| | 7. 東北地區 | 51 | 15.20 | 4.195 | | |
| 安全顧慮 | 1. 華東地區 | 351 | 16.82 | 2.606 | 12.481*** | 1＞3, 1＞7 |
| | 2. 華南地區 | 344 | 16.67 | 3.152 | | 2＞3, 4＞1 |
| | 3. 華北地區 | 92 | 14.76 | 4.488 | | 4＞2, 4＞3 |
| | 4. 華中地區 | 218 | 17.52 | 2.704 | | 4＞5, 4＞6 |
| | 5. 西南地區 | 166 | 16.07 | 2.793 | | 4＞7 |
| | 6. 西北地區 | 75 | 16.13 | 2.988 | | |
| | 7. 東北地區 | 51 | 15.12 | 3.713 | | |
| 購買信心 | 1. 華東地區 | 351 | 16.78 | 2.790 | 12.110*** | 1＞3, 1＞7 |
| | 2. 華南地區 | 344 | 17.08 | 2.852 | | 2＞3, 2＞7 |
| | 3. 華北地區 | 92 | 15.35 | 4.303 | | 4＞1, 4＞2 |
| | 4. 華中地區 | 218 | 17.80 | 2.405 | | 4＞3, 4＞5 |
| | 5. 西南地區 | 166 | 16.84 | 2.556 | | 4＞6, 4＞7 |
| | 6. 西北地區 | 75 | 16.72 | 2.674 | | 5＞3, 5＞7 |
| | 7. 東北地區 | 51 | 14.98 | 3.592 | | |
| 安全態度 | 1. 華東地區 | 351 | 65.21 | 10.340 | 11.127*** | 1＞3, 2＞3 |
| | 2. 華南地區 | 344 | 65.91 | 11.611 | | 4＞1, 4＞2 |
| | 3. 華北地區 | 92 | 59.33 | 15.975 | | 4＞3, 4＞5 |
| | 4. 華中地區 | 218 | 69.28 | 10.721 | | 4＞6, 4＞7 |
| | 5. 西南地區 | 166 | 64.00 | 9.921 | | |
| | 6. 西北地區 | 75 | 62.97 | 10.071 | | |
| | 7. 東北地區 | 51 | 60.92 | 13.326 | | |

*$p＜.05$，***$p＜.001$

## 二、不同性別之中國大陸民眾在食品安全態度上之差異情形

依表 4-2-10 之分析摘要內容可知，不同性別的大陸民眾在食品安全態度整體及其各層面上均無顯著差異，其分析結果整體如下：

1. 不同性別的大陸民眾在「衛生管理」上無顯著差異（t=-1.176，p=.240＞.05）。

2. 不同性別的大陸民眾在「標準規格」上無顯著差異（t=-.034，p=.973＞.05）。

3. 不同性別的大陸民眾在「安全顧慮」上無顯著差異（t=-.272，p=.785＞.05）。

4. 不同性別的大陸民眾在「購買信心」上無顯著差異（t=-.602，p=.547＞.05）。

5. 不同性別的大陸民眾在「安全態度」上無顯著差異（t=-.651，p=.515＞.05）。

表 4-2-10 不同性別之中國大陸民眾在食品安全態度及各層面差異情形摘要表

| 變項層面 | 性別 | 人數 | 平均數 | 標準差 | t 值 |
|---|---|---|---|---|---|
| 衛生管理 | 1. 男性 | 545 | 15.17 | 4.355 | -1.176 |
| | 2. 女性 | 752 | 15.45 | 3.982 | |
| 標準規格 | 1. 男性 | 545 | 16.46 | 3.653 | -.034 |
| | 2. 女性 | 752 | 16.47 | 3.254 | |
| 安全顧慮 | 1. 男性 | 545 | 16.52 | 3.387 | .785 |
| | 2. 女性 | 752 | 16.57 | 2.894 | |
| 購買信心 | 1. 男性 | 545 | 16.81 | 3.182 | -.602 |
| | 2. 女性 | 752 | 16.91 | 2.779 | |
| 安全態度 | 1. 男性 | 545 | 64.96 | 12.568 | -.651 |
| | 2. 女性 | 752 | 65.39 | 10.762 | |

## 三、不同年齡之中國大陸民眾在食品安全態度上之差異情形

本研究將被訪者之年齡分為 20 歲以下、21-30 歲、31-40 歲、41-50 歲、51 歲以上這五個階段，分別進行分析。依表 4-2-11 之分析摘要內容可知，不同年齡的中國大陸民眾在食品安全態度及各層面上均有顯著差異，其分析結果整體如下：

1. 不同年齡的中國大陸民眾在「衛生管理」上達到顯著差異（F=3.332*，p=.045＜.05），事後比較表現為年齡 21-30 歲、31-40 歲之大陸民眾得分顯著高於 51 歲以上之民眾。

2. 不同年齡的中國大陸民眾在「標準規格」上達到顯著差異（F=6.955**，$p$=.002＜.01），事後比較表現為年齡 21-30 歲、31-40 歲之大陸民眾得分顯著高於 51 歲以上之民眾。

3. 不同年齡的中國大陸民眾在「安全顧慮」上達到顯著差異（F=8.188**，$p$=.003＜.01），事後比較表現為年齡為 20 歲以下、21-30 歲、31-40 歲、41-50 歲之大陸民眾在得分上明顯高於 51 歲以上之民眾。

4. 不同年齡的中國大陸民眾在「購買信心」上達到顯著差異（F=12.357***，$p$=.000＜.001），事後比較表現事後比較表現為年齡為 20 歲以下、21-30 歲、31-40 歲、41-50 歲之大陸民眾在得分上明顯高於 51 歲以上之民眾。

5. 不同年齡的中國大陸民眾在「安全態度」上達到顯著差異（F=9.266**，$p$=.001＜.01），事後比較表現為年齡為 20 歲以下、21-30 歲、31-40 歲、41-50 歲之大陸民眾在得分上明顯高於 51 歲以上之民眾。

表 4-2-11 不同年齡之中國大陸民眾在食品安全態度上之差異情形摘要表

| 變項層面 | 年齡 | 人數 | 平均數 | 標準差 | F 值 | 事後比較 |
|---|---|---|---|---|---|---|
| 衛生管理 | 1. 20 歲以下 | 164 | 15.18 | 4.435 | 3.332* | 2＞5 |
| | 2. 21-30 歲 | 532 | 15.53 | 3.885 | | 3＞5 |
| | 3. 31-40 歲 | 261 | 15.67 | 3.835 | | |
| | 4. 41-50 歲 | 208 | 15.22 | 4.107 | | |
| | 5. 51 歲以上 | 132 | 14.20 | 5.158 | | |
| 標準規格 | 1. 20 歲以下 | 164 | 16.24 | 4.009 | 6.955** | 2＞5 |
| | 2. 21-30 歲 | 532 | 16.64 | 3.142 | | 3＞5 |
| | 3. 31-40 歲 | 261 | 16.95 | 2.683 | | |
| | 4. 41-50 歲 | 208 | 16.42 | 2.943 | | |
| | 5. 51 歲以上 | 132 | 15.13 | 5.070 | | |
| 安全顧慮 | 1. 20 歲以下 | 164 | 16.66 | 3.244 | 8.188** | 1＞5 |
| | 2. 21-30 歲 | 532 | 16.64 | 2.757 | | 2＞5 |
| | 3. 31-40 歲 | 261 | 16.99 | 2.793 | | 3＞5 |
| | 4. 41-50 歲 | 208 | 16.57 | 2.515 | | 4＞5 |
| | 5. 51 歲以上 | 132 | 15.17 | 4.888 | | |

| 變項層面 | 年齡 | 人數 | 平均數 | 標準差 | F 值 | 事後比較 |
|---|---|---|---|---|---|---|
| 購買信心 | 1. 20 歲以下 | 164 | 16.89 | 2.863 | 12.357*** | 1＞5 |
| | 2. 21-30 歲 | 532 | 17.24 | 2.469 | | 2＞5 |
| | 3. 31-40 歲 | 261 | 17.07 | 2.531 | | 3＞5 |
| | 4. 41-50 歲 | 208 | 16.60 | 2.815 | | 4＞5 |
| | 5. 51 歲以上 | 132 | 15.32 | 4.797 | | |
| 安全態度 | 1. 20 歲以下 | 164 | 64.98 | 12.216 | 9.266** | 1＞5 |
| | 2. 21-30 歲 | 532 | 66.05 | 10.283 | | 2＞5 |
| | 3. 31-40 歲 | 261 | 66.67 | 9.571 | | 3＞5 |
| | 4. 41-50 歲 | 208 | 64.82 | 9.702 | | 4＞5 |
| | 5. 51 歲以上 | 132 | 59.81 | 18.406 | | |

*$p＜.05$，**$p＜.01$，***$p＜.001$

## 四、不同婚姻狀況之中國大陸民眾在食品安全態度上之差異情形

依表 4-2-12 之分析摘要內容可知，不同婚姻狀況的大陸民眾在食品安全態度整體及其各層面上除「購買信心」外均無顯著差異，其分析結果整體如下：

1. 不同婚姻狀況的大陸民眾在「衛生管理」上無顯著差異（t=.645，p=.519＞.05）。

2. 不同婚姻狀況的大陸民眾在「標準規格」上無顯著差異（t=.359，p=.720＞.05）。

3. 不同婚姻狀況的大陸民眾在「安全顧慮」上無顯著差異（t=1.622，p=.105＞.05）。

4. 不同婚姻狀況的大陸民眾在「購買信心」上有顯著差異（t=2.224*，p=.026＜.05）。

5. 不同婚姻狀況的大陸民眾在「安全態度」上無顯著差異（t=1.337，p=.181＞.05）。

表 4-2-12　不同婚姻狀況之中國大陸民眾在食品安全態度及各層面差異情形摘要表

| 變項層面 | 性別 | 人數 | 平均數 | 標準差 | t 值 |
|---|---|---|---|---|---|
| 衛生管理 | 1. 未婚 | 618 | 15.41 | 4.103 | .645 |
| | 2. 已婚 | 679 | 15.26 | 4.181 | |
| 標準規格 | 1. 未婚 | 618 | 16.50 | 3.484 | .359 |
| | 2. 已婚 | 679 | 16.43 | 3.374 | |
| 安全顧慮 | 1. 未婚 | 618 | 16.70 | 2.966 | 1.622 |
| | 2. 已婚 | 679 | 16.42 | 3.230 | |
| 購買信心 | 1. 未婚 | 618 | 17.05 | 2.761 | 2.224* |
| | 2. 已婚 | 679 | 16.69 | 3.111 | |
| 安全態度 | 1. 未婚 | 618 | 65.66 | 11.285 | 1.337 |
| | 2. 已婚 | 679 | 64.80 | 11.785 | |

$*p < .05$

## 五、不同教育程度之中國大陸民眾在食品安全態度上之差異情形

本研究將被訪者之教育程度分為初中及以下、高中、大學、研究生及以上這四個分類，分別進行分析。依表 4-1-13 之分析摘要內容可知，不同教育程度的中國大陸民眾在食品安全態度及各層面上除「購買信心」外均未達到顯著差異，其分析結果整體如下：

1. 不同教育程度的中國大陸民眾在「衛生管理」上未達到顯著差異（$F=.500$，$p=.743 > .05$）。

2. 不同教育程度的中國大陸民眾在「標準規格」上未達到顯著差異（$F=1.812$，$p=.183 > .05$）。

3. 不同教育程度的中國大陸民眾在「安全顧慮」上未達到顯著差異（$F=2.660$，$p=.090 > .05$）。

4. 不同教育程度的中國大陸民眾在「購買信心」上達到顯著差異（$F=9.461**$，$p=.001 < .01$），事後比較表現為教育程度為大學、研究生及以上者得分明顯高於高中者。

5. 不同教育程度的中國大陸民眾在「安全態度」上無顯著差異（$F=1.912$，$p=.248 > .05$）。

表 4-2-13　不同教育程度之中國大陸民眾在食品安全態度上之差異情形摘要表

| 變項層面 | 年齡 | 人數 | 平均數 | 標準差 | F 值 | 事後比較 |
|---|---|---|---|---|---|---|
| 衛生管理 | 1. 初中及以下 | 181 | 15.50 | 4.533 | .500 | |
| | 2. 高中 | 221 | 15.44 | 4.018 | | |
| | 3. 大學 | 796 | 15.31 | 4.020 | | |
| | 4. 研究生及以上 | 99 | 14.91 | 4.653 | | |
| 標準規格 | 1. 初中及以下 | 181 | 16.55 | 3.555 | 1.812 | |
| | 2. 高中 | 221 | 16.11 | 4.002 | | |
| | 3. 大學 | 796 | 16.47 | 3.221 | | |
| | 4. 研究生及以上 | 99 | 17.06 | 3.350 | | |
| 安全顧慮 | 1. 初中及以下 | 181 | 16.54 | 3.324 | 2.660 | |
| | 2. 高中 | 221 | 16.11 | 4.008 | | |
| | 3. 大學 | 796 | 16.60 | 2.775 | | |
| | 4. 研究生及以上 | 99 | 17.12 | 2.869 | | |
| 購買信心 | 1. 初中及以下 | 181 | 16.90 | 3.057 | 9.461** | 3＞2 |
| | 2. 高中 | 221 | 15.92 | 4.027 | | 4＞2 |
| | 3. 大學 | 796 | 17.07 | 2.540 | | |
| | 4. 研究生及以上 | 99 | 17.22 | 2.644 | | |
| 安全態度 | 1. 初中及以下 | 181 | 65.49 | 12.658 | 1.912 | |
| | 2. 高中 | 221 | 63.59 | 14.433 | | |
| | 3. 大學 | 796 | 65.45 | 10.398 | | |
| | 4. 研究生及以上 | 99 | 66.31 | 10.877 | | |

$**p < .01$

## 六、不同職業之中國大陸民眾在食品安全態度上之差異情形

　　本研究將被訪者之職業分為學生、服務業、製造業、金融業、自由業、軍警／公務／教師、家庭主婦、退休等八類，分別進行分析。依表 4-2-14 之分析摘要內容可知，不同職業的中國大陸民眾在食品安全態度及各層面上除「衛生管理」、「標準規格」外均有顯著差異，其分析結果整體如下：

　　1. 不同職業的中國大陸民眾在「衛生管理」上未達到顯著差異（F=1.064，$p=.444＞.05$）。

　　2. 不同職業的中國大陸民眾在「標準規格」上未達到顯著差異（F=2.107，$p=.020＞.05$）。

3. 不同職業的中國大陸民眾在「安全顧慮」上達到顯著差異（F=4.327*，$p=.02<.05$），事後比較表現為學生得分上明顯高於服務業；軍警／公務／教師得分上明顯高於服務業；退休人士得分上明顯高於服務業。

4. 不同職業的中國大陸民眾在「購買信心」上達到顯著差異（F=9.409***，$p=.000<.001$），事後比較表現為學生得分上明顯高於服務業、製造業；自由業得分上明顯高於服務業、製造業；軍警／公務／教師得分上明顯高於服務業、製造業；家庭主婦和退休人士得分上明顯高於服務業。

5. 不同職業的中國大陸民眾在「安全態度」上達到顯著差異（F=3.580*，$p=.02<.05$），事後比較表現為學生、軍警／公務／教師得分上明顯高於服務業。

表 4-2-14　不同職業之中國大陸民眾在食品安全態度上之差異情形摘要表

| 變項層面 | 職業 | 人數 | 平均數 | 標準差 | F 值 | 事後比較 |
|---|---|---|---|---|---|---|
| 衛生管理 | 1. 學生 | 391 | 15.49 | 3.901 | 1.064 | |
| | 2. 服務業 | 251 | 14.87 | 4.094 | | |
| | 3. 製造業 | 161 | 15.38 | 3.444 | | |
| | 4. 金融業 | 96 | 15.75 | 4.321 | | |
| | 5. 自由業 | 130 | 15.48 | 4.328 | | |
| | 6. 軍警／公務／教師 | 164 | 15.01 | 4.776 | | |
| | 7. 家庭主婦 | 48 | 15.25 | 4.665 | | |
| | 8. 退休 | 56 | 16.04 | 4.604 | | |
| | 9、總體 | 1,297 | 15.33 | 4.143 | | |
| 標準規格 | 1. 學生 | 391 | 16.50 | 3.353 | 2.107 | |
| | 2. 服務業 | 251 | 15.92 | 4.075 | | |
| | 3. 製造業 | 161 | 16.40 | 2.959 | | |
| | 4. 金融業 | 96 | 16.39 | 3.398 | | |
| | 5. 自由業 | 130 | 16.46 | 3.302 | | |
| | 6. 軍警／公務／教師 | 164 | 16.84 | 3.255 | | |
| | 7. 家庭主婦 | 48 | 17.60 | 2.533 | | |
| | 8. 退休 | 56 | 16.91 | 3.232 | | |
| | 9、總體 | 1,297 | 16.46 | 3.426 | | |

| 變項層面 | 職業 | 人數 | 平均數 | 標準差 | F 值 | 事後比較 |
|---|---|---|---|---|---|---|
| 安全顧慮 | 1. 學生 | 391 | 16.75 | 2.619 | 4.327* | 1＞2 |
| | 2. 服務業 | 251 | 15.81 | 4.010 | | 6＞2 |
| | 3. 製造業 | 161 | 16.22 | 3.024 | | 6＞3 |
| | 4. 金融業 | 96 | 16.40 | 3.045 | | 8＞2 |
| | 5. 自由業 | 130 | 16.58 | 3.186 | | |
| | 6. 軍警／公務／教師 | 164 | 17.27 | 2.657 | | |
| | 7. 家庭主婦 | 48 | 17.00 | 2.306 | | |
| | 8. 退休 | 56 | 17.11 | 2.989 | | |
| | 9、總體 | 1,297 | 16.55 | 3.109 | | |
| 購買信心 | 1. 學生 | 391 | 17.21 | 2.460 | 9.409** | 1＞2 |
| | 2. 服務業 | 251 | 15.77 | 3.920 | | 1＞3 |
| | 3. 製造業 | 161 | 16.31 | 2.946 | | 5＞2, 5＞3 |
| | 4. 金融業 | 96 | 16.68 | 2.965 | | 6＞2, 6＞3 |
| | 5. 自由業 | 130 | 17.41 | 2.302 | | 7＞2, 8＞2 |
| | 6. 軍警／公務／教師 | 164 | 17.52 | 2.563 | | |
| | 7. 家庭主婦 | 48 | 17.46 | 2.173 | | |
| | 8. 退休 | 56 | 17.52 | 2.551 | | |
| | 9、總體 | 1,297 | 16.86 | 2.954 | | |
| 安全態度 | 1. 學生 | 391 | 65.95 | 10.295 | 3.580* | 1＞2 |
| | 2. 服務業 | 251 | 62.37 | 14.375 | | 6＞2 |
| | 3. 製造業 | 161 | 64.30 | 10.344 | | |
| | 4. 金融業 | 96 | 65.21 | 11.507 | | |
| | 5. 自由業 | 130 | 65.94 | 11.111 | | |
| | 6. 軍警／公務／教師 | 164 | 66.65 | 10.908 | | |
| | 7. 家庭主婦 | 48 | 67.31 | 9.365 | | |
| | 8. 退休 | 56 | 67.57 | 11.702 | | |
| | 9、總體 | 1,297 | 65.21 | 11.553 | | |

*$p < .05$，**$p < .01$

## 七、不同個人月收入之中國大陸民眾在食品安全態度上之差異情形

本研究將被訪者之個人月收入（人民幣／月）分為無收入、3,000 元以下、3,001-6,000 元、6,001-9,000 元、9001 元以上這五個組別，分別進行分析。依表 4-2-15 之分析摘要內容可知，不同個人月收入的中國大陸民眾在食品安全態度及各層面上均無顯著差異，其分析結果整體如下：

1. 不同個人月收入的中國大陸民眾在「衛生管理」上無顯著差異
（F=1.564，*p*=.181＞.05）。

2. 不同個人月收入的中國大陸民眾在「標準規格」上無顯著差異
（F=1.143，*p*=.334＞.05）。

3. 不同個人月收入的中國大陸民眾在「安全顧慮」上無顯著差異
（F=.676，*p*=.611＞.05）。

4. 不同個人月收入的中國大陸民眾在「購買信心」上未達到顯著差異
（F=2.844，*p*=.023＜.05）。

5. 不同個人月收入的中國大陸民眾在「安全態度」上未達到顯著差異
（F=1.214，*p*=.303＞.05）。

表 4-2-15　不同個人月收入之中國大陸民眾在食品安全態度上之差異情形摘要表

| 變項層面 | 個人月收入 | 人數 | 平均數 | 標準差 | F 值 | 事後比較 |
|---|---|---|---|---|---|---|
| 衛生管理 | 1. 無收入 | 373 | 15.33 | 3.992 | 1.564 | |
| | 2. 3,000 元以下 | 299 | 15.53 | 3.842 | | |
| | 3. 3,001-6,000 元 | 391 | 14.97 | 4.450 | | |
| | 4. 6,001-9,000 元 | 158 | 15.51 | 4.229 | | |
| | 5. 9001 元以上 | 76 | 16.05 | 4.141 | | |
| 標準規格 | 1. 無收入 | 373 | 16.48 | 3.380 | 1.143 | |
| | 2. 3,000 元以下 | 299 | 16.46 | 3.445 | | |
| | 3. 3,001-6,000 元 | 391 | 16.38 | 3.626 | | |
| | 4. 6,001-9,000 元 | 158 | 16.25 | 3.335 | | |
| | 5. 9001 元以上 | 76 | 17.22 | 2.580 | | |
| 安全顧慮 | 1. 無收入 | 373 | 16.66 | 2.658 | .676 | |
| | 2. 3,000 元以下 | 299 | 16.36 | 3.463 | | |
| | 3. 3,001-6,000 元 | 391 | 16.49 | 3.273 | | |
| | 4. 6,001-9,000 元 | 158 | 16.64 | 3.096 | | |
| | 5. 9001 元以上 | 76 | 16.87 | 2.872 | | |
| 購買信心 | 1. 無收入 | 373 | 17.15 | 2.479 | 2.844 | |
| | 2. 3,000 元以下 | 299 | 16.47 | 3.484 | | |
| | 3. 3,001-6,000 元 | 391 | 16.78 | 3.024 | | |
| | 4. 6,001-9,000 元 | 158 | 16.89 | 2.862 | | |
| | 5. 9001 元以上 | 76 | 17.37 | 2.465 | | |

| 變項層面 | 個人月收入 | 人數 | 平均數 | 標準差 | F 值 | 事後比較 |
|---|---|---|---|---|---|---|
| 安全態度 | 1. 無收入 | 373 | 65.62 | 10.431 | 1.214 | |
| | 2. 3,000 元以下 | 299 | 64.83 | 12.541 | | |
| | 3. 3,001-6,000 元 | 391 | 64.62 | 12.193 | | |
| | 4. 6,001-9,000 元 | 158 | 65.28 | 11.306 | | |
| | 5. 9001 元以上 | 76 | 67.51 | 9.610 | | |

## 八、不同家庭採買者之中國大陸民眾在食品安全態度上之差異情形

　　本研究將被訪者之家庭採買者分為父親、母親及自己這三個分類，分別進行分析。依表 4-2-16 之分析摘要內容可知，不同家庭採買者的中國大陸民眾在食品安全態度及各層面上除「衛生管理」外均未達到顯著差異，其分析結果整體如下：

1. 不同家庭採買者的中國大陸民眾在「衛生管理」上達到顯著差異（F=6.672**，$p$=.02＜.01），但事後比較無果。
2. 不同家庭採買者的中國大陸民眾在「標準規格」上未達到顯著差異（F=1.688，$p$=.172＞.05）。
3. 不同家庭採買者的中國大陸民眾在「安全顧慮」上未達到顯著差異（F=1.011，$p$=.364＞.05）。
4. 不同家庭採買者的中國大陸民眾在「購買信心」上未達到顯著差異（F=.983，$p$=.374＞.05）。
5. 不同家庭採買者的中國大陸民眾在「安全態度」上未達到顯著差異（F=2.761，$p$=.064＞.05）。

表 4-2-16　不同家庭採買者之中國大陸民眾在食品安全態度上之差異情形摘要表

| 變項層面 | 年齡 | 人數 | 平均數 | 標準差 | F 值 | 事後比較 |
|---|---|---|---|---|---|---|
| 衛生管理 | 1. 父親 | 146 | 16.50 | 3.580 | 6.672** | |
| | 2. 母親 | 593 | 15.22 | 4.034 | | |
| | 3. 自己 | 558 | 15.14 | 4.347 | | |
| 標準規格 | 1. 父親 | 146 | 16.79 | 3.013 | 1.688 | |
| | 2. 母親 | 593 | 16.29 | 3.668 | | |
| | 3. 自己 | 558 | 16.56 | 3.252 | | |

| 變項層面 | 年齡 | 人數 | 平均數 | 標準差 | F 值 | 事後比較 |
|---|---|---|---|---|---|---|
| 安全顧慮 | 1. 父親 | 146 | 16.86 | 2.744 | 1.011 | |
| | 2. 母親 | 593 | 16.45 | 3.197 | | |
| | 3. 自己 | 558 | 16.58 | 3.104 | | |
| 購買信心 | 1. 父親 | 146 | 17.16 | 2.859 | .983 | |
| | 2. 母親 | 593 | 16.88 | 3.024 | | |
| | 3. 自己 | 558 | 16.77 | 2.903 | | |
| 安全態度 | 1. 父親 | 146 | 67.30 | 10.272 | 2.761 | |
| | 2. 母親 | 593 | 64.84 | 11.889 | | |
| | 3. 自己 | 558 | 65.05 | 11.469 | | |

**$p<.01$

# 參 » 不同背景變項之大陸民眾在食品安全行為上之差異情形

## 一、不同地區之中國大陸民眾在食品安全行為上之差異情形

　　本研究受試者之地區劃分按照中國大陸區位上的劃分分為：華東地區、華南地區、華北地區、華中地區、西南地區、西北地區、東北地區七個地區，進行分析。依表 4-2-17 之分析摘要內容可知，不同地區的中國大陸民眾在食品安全行為及各層面均達到顯著差異，其分析結果整體如下：

1. 不同地區的中國大陸民眾在「資訊搜尋」上達到顯著差異（$F=14.020$***，$p=.000<.001$），事後比較中表現為華東地區得分顯著高於華北地區、東北地區；華南地區得分顯著高於華北地區、東北地區；華中地區得分顯著高於華北地區、西南地區、西北地區、東北地區。

2. 不同地區的中國大陸民眾在「方案評估」上存在顯著差異（$F=13.458$***，$p=.000<.001$），事後比較中表現為華東地區得分顯著高於華北地區、東北地區；華南地區得分顯著高於華北地區、東北地區；華中地區得分顯著高於華北地區、西北地區、東北地區；西南地區得分顯著高於華北地區、東北地區。

3. 不同地區的中國大陸民眾在「購買意願」上存在顯著差異（F=16.001***，*p*=.000＜.001），事後比較中表現為華東地區得分顯著高於華北地區、東北地區；華南地區得分顯著高於華北地區；華中地區得分顯著高於華東地區、華南地區、華北地區、西南地區、西北地區、東北地區；西南地區得分顯著高於華北地區。

4. 不同地區的中國大陸民眾在「購後行為」上存在顯著差異（F=5.690*，*p*=.03＜.05），事後比較中表現為華南地區得分顯著高於華北地區、西北地區；華中地區得分顯著高於華北地區、西北地區；西北地區得分顯著高於華南地區。

5. 不同地區的中國大陸民眾在「安全行為」上存在顯著差異（F=18.486***，*p*=.000＜.001），事後比較中表現為華東地區得分顯著高於華北地區、東北地區；華中地區得分顯著高於西北地區、東北地區；西南地區得分顯著高於華北地區、華中地區。

表 4-2-17　不同地區之中國大陸民眾在食品安全行為上及各層面之差異情形摘要表

| 變項層面 | 地區 | 人數 | 平均數 | 標準差 | F 值 | 事後比較 |
|---|---|---|---|---|---|---|
| 資訊搜尋 | 1. 華東地區 | 351 | 18.29 | 2.034 | 14.020*** | 1＞3 |
| | 2. 華南地區 | 344 | 18.32 | 2.236 | | 1＞7 |
| | 3. 華北地區 | 92 | 16.59 | 4.044 | | 2＞3 |
| | 4. 華中地區 | 218 | 18.72 | 1.821 | | 2＞7 |
| | 5. 西南地區 | 166 | 17.85 | 2.266 | | 4＞3 |
| | 6. 西北地區 | 75 | 17.40 | 3.209 | | 4＞5 |
| | 7. 東北地區 | 51 | 16.53 | 3.529 | | 4＞6 |
| 方案評估 | 1. 華東地區 | 351 | 18.37 | 2.073 | 13.458*** | 1＞3, 1＞7 |
| | 2. 華南地區 | 344 | 18.39 | 1.964 | | 2＞3, 2＞7 |
| | 3. 華北地區 | 92 | 16.38 | 4.054 | | 4＞3, 4＞6 |
| | 4. 華中地區 | 218 | 19.26 | 5.151 | | 4＞7, 5＞3 |
| | 5. 西南地區 | 166 | 18.05 | 3.070 | | 5＞7 |
| | 6. 西北地區 | 75 | 17.68 | 2.969 | | |
| | 7. 東北地區 | 51 | 16.20 | 3.169 | | |
| 購買意願 | 1. 華東地區 | 351 | 17.68 | 2.417 | 16.001*** | 1＞3, 1＞7 |
| | 2. 華南地區 | 344 | 17.32 | 2.640 | | 2＞3, 4＞1 |
| | 3. 華北地區 | 92 | 15.43 | 4.093 | | 4＞2, 4＞3 |

| 變項層面 | 地區 | 人數 | 平均數 | 標準差 | F 值 | 事後比較 |
|---|---|---|---|---|---|---|
| | 4. 華中地區 | 218 | 18.31 | 2.104 | | 4＞5, 4＞6 |
| | 5. 西南地區 | 166 | 17.33 | 2.764 | | 4＞7 |
| | 6. 西北地區 | 75 | 16.84 | 3.255 | | 5＞3 |
| | 7. 東北地區 | 51 | 15.76 | 3.917 | | |
| | 1. 華東地區 | 351 | 16.06 | 2.779 | 5.690* | 2＞3 |
| | 2. 華南地區 | 344 | 16.40 | 2.959 | | 2＞6 |
| | 3. 華北地區 | 92 | 14.91 | 4.265 | | 4＞3 |
| 購後行為 | 4. 華中地區 | 218 | 16.50 | 2.578 | | 4＞6 |
| | 5. 西南地區 | 166 | 15.76 | 2.957 | | 6＞2 |
| | 6. 西北地區 | 75 | 15.04 | 3.339 | | |
| | 7. 東北地區 | 51 | 15.37 | 4.137 | | |
| | 1. 華東地區 | 351 | 70.40 | 7.022 | 18.486*** | 1＞3 |
| | 2. 華南地區 | 344 | 70.42 | 7.639 | | 1＞7 |
| | 3. 華北地區 | 92 | 63.32 | 15.156 | | 4＞6 |
| 安全行為 | 4. 華中地區 | 218 | 72.78 | 7.933 | | 4＞7 |
| | 5. 西南地區 | 166 | 68.98 | 8.280 | | 5＞3 |
| | 6. 西北地區 | 75 | 66.96 | 10.203 | | 5＞4 |
| | 7. 東北地區 | 51 | 63.86 | 13.199 | | |

*$p＜.05$，***$p＜.001$

## 二、不同性別之中國大陸民眾在食品安全行為上之差異情形

依表 4-2-18 之分析摘要內容可知，不同性別的大陸民眾在食品安全行為整體及其各層面上除「資訊搜尋」外均無顯著差異，其分析結果整體如下：

1. 不同性別的大陸民眾在「資訊搜尋」上有顯著差異（$t=-3.192*$，$p=.001＜.05$）。

2. 不同性別的大陸民眾在「方案評估」上無顯著差異（$t=-2.116$，$p=.035＜.05$）。

3. 不同性別的大陸民眾在「購買意願」上無顯著差異（$t=-2.017$，$p=.044＜.05$）。

4. 不同性別的大陸民眾在「購後行為」上無顯著差異（t=-.752，p=.452
   ＞.05）。

5. 不同性別的大陸民眾在「安全行為」上無顯著差異（t=-2.467，
   p=.014＜.05）。

表 4-2-18　不同性別之中國大陸民眾在食品安全行為及各層面差異情形摘要表

| 變項層面 | 性別 | 人數 | 平均數 | 標準差 | t 值 |
|---|---|---|---|---|---|
| 資訊搜尋 | 1. 男性 | 545 | 17.80 | 2.868 | -3.192* |
|  | 2. 女性 | 752 | 18.27 | 2.176 |  |
| 方案評估 | 1. 男性 | 545 | 17.99 | 2.965 | -2.116 |
|  | 2. 女性 | 752 | 18.38 | 3.416 |  |
| 購買意願 | 1. 男性 | 545 | 17.17 | 3.107 | -2.017 |
|  | 2. 女性 | 752 | 17.50 | 2.623 |  |
| 購後行為 | 1. 男性 | 545 | 15.94 | 3.411 | -.752 |
|  | 2. 女性 | 752 | 16.07 | 2.804 |  |
| 安全行為 | 1. 男性 | 545 | 68.90 | 10.404 | -2.467 |
|  | 2. 女性 | 752 | 70.22 | 8.052 |  |

*p＜.05

## 三、不同年齡之中國大陸民眾在食品安全行為上之差異情形

本研究將被訪者之年齡分為 20 歲以下、21-30 歲、31-40 歲、41-50
歲、51 歲以上這五個階段，分別進行分析。依表 4-2-19 之分析摘要內容可
知，不同年齡的中國大陸民眾在食品安全行為及各層面上均有顯著差異，其
分析結果整體如下：

1. 不同年齡的中國大陸民眾在「資訊搜尋」上達到顯著差異
   （F=15.366***，p=.000＜.001），事後比較表現為 20 歲以下者得分
   顯著高於年齡 31-40 歲、41-50 歲、51 歲以上之民眾；21-30 歲者得
   分顯著高於年齡 31-40 歲、41-50 歲；31-40 歲者得分顯著高於 51 歲
   以上之民眾。

2. 不同年齡的中國大陸民眾在「方案評估」上達到顯著差異
   （F=7.003**，p=.004＜.01），事後比較表現為 20 歲以下者得分顯著

高於年齡 31-40 歲、41-50 歲；21-30 歲者得分顯著高於年齡 31-40
歲、41-50 歲；31-40 歲者得分顯著高於 51 歲以上之民眾。

3. 不同年齡的中國大陸民眾在「購買意願」上達到顯著差異
（F=9.418**，p=.002＜.01），事後比較表現為年齡為 21-30 歲、31-
40 歲、41-50 歲之大陸民眾在得分上明顯高於 51 歲以上之民眾。

4. 不同年齡的中國大陸民眾在「購後行為」上達到顯著差異
（F=6.741**，p=.003＜.01），事後比較表現事後比較表現為年齡為
21-30 歲、31-40 歲、41-50 歲之大陸民眾在得分上明顯高於 51 歲以
上之民眾。

5. 不同年齡的中國大陸民眾在「安全行為」上達到顯著差異
（F=11.797**，p=.001＜.01），事後比較表現為年齡為 21-30 歲之大
陸民眾在得分上明顯高於 51 歲以上之民眾；20 歲以下、21-30 歲、
31-40 歲、41-50 歲在得分上明顯高於 51 歲以上之民眾。

表 4-2-19　不同年齡之中國大陸民眾在食品安全行為上之差異情形摘要表

| 變項層面 | 年齡 | 人數 | 平均數 | 標準差 | F 值 | 事後比較 |
|---|---|---|---|---|---|---|
| 資訊搜尋 | 1. 20 歲以下 | 164 | 18.81 | 1.872 | 15.366*** | 1＞3, 1＞4 |
| | 2. 21-30 歲 | 532 | 18.40 | 1.973 | | 1＞5, 2＞3 |
| | 3. 31-40 歲 | 261 | 17.74 | 2.661 | | 2＞4, 2＞5 |
| | 4. 41-50 歲 | 208 | 17.82 | 2.134 | | 3＞5 |
| | 5. 51 歲以上 | 132 | 16.91 | 4.198 | | |
| 方案評估 | 1. 20 歲以下 | 164 | 18.79 | 1.905 | 7.003** | 1＞4, 1＞5 |
| | 2. 21-30 歲 | 532 | 18.39 | 1.973 | | 2＞4, 2＞5 |
| | 3. 31-40 歲 | 261 | 18.40 | 5.388 | | 3＞5 |
| | 4. 41-50 歲 | 208 | 17.83 | 2.198 | | |
| | 5. 51 歲以上 | 132 | 17.05 | 4.001 | | |
| 購買意願 | 1. 20 歲以下 | 164 | 17.19 | 2.637 | 9.418** | 2＞5 |
| | 2. 21-30 歲 | 532 | 17.54 | 2.501 | | 3＞5 |
| | 3. 31-40 歲 | 261 | 17.74 | 2.442 | | 4＞5 |
| | 4. 41-50 歲 | 208 | 17.42 | 2.331 | | |
| | 5. 51 歲以上 | 132 | 16.02 | 4.808 | | |
| 購後行為 | 1. 20 歲以下 | 164 | 15.75 | 2.829 | 6.741** | 2＞5 |
| | 2. 21-30 歲 | 532 | 16.24 | 2.843 | | 3＞5 |

| 變項層面 | 年齡 | 人數 | 平均數 | 標準差 | F 值 | 事後比較 |
|---|---|---|---|---|---|---|
| | 3. 31-40 歲 | 261 | 16.38 | 2.895 | | 4＞5 |
| | 4. 41-50 歲 | 208 | 15.92 | 2.556 | | |
| | 5. 51 歲以上 | 132 | 14.86 | 4.674 | | |
| | 1. 20 歲以下 | 164 | 70.54 | 7.410 | 11.797** | 1＞5 |
| | 2. 21-30 歲 | 532 | 70.57 | 6.754 | | 2＞4 |
| 安全行為 | 3. 31-40 歲 | 261 | 70.26 | 10.048 | | 2＞5 |
| | 4. 41-50 歲 | 208 | 68.99 | 7.009 | | 3＞5 |
| | 5. 51 歲以上 | 132 | 64.85 | 16.278 | | 4＞5 |

**p＜.01，***p＜.001

## 四、不同婚姻狀況之中國大陸民眾在食品安全行為上之差異情形

依表 4-2-20 之分析摘要內容可知，不同婚姻狀況的大陸民眾在食品安全行為整體及其各層面上除「購買意願」、「購後行為」外均有顯著差異，其分析結果整體如下：

1. 不同婚姻狀況的大陸民眾在「資訊搜尋」上有顯著差異（t=5.370*，p=.02＜.05）。

2. 不同婚姻狀況的大陸民眾在「方案評估」上有顯著差異（t=4.609*，p=.03＜.05）。

3. 不同婚姻狀況的大陸民眾在「購買意願」上無顯著差異（t=.451，p=.652＞.05）。

4. 不同婚姻狀況的大陸民眾在「購後行為」上無顯著差異（t=.117，p=.907＞.05）。

5. 不同婚姻狀況的大陸民眾在「安全行為」上有顯著差異（t=3.292*，p=.04＜.05）。

表 4-2-20　不同婚姻狀況之中國大陸民眾在食品安全行為及各層面差異情形摘要表

| 變項層面 | 性別 | 人數 | 平均數 | 標準差 | t 值 |
|---|---|---|---|---|---|
| 資訊搜尋 | 1. 未婚 | 618 | 18.45 | 2.132 | 5.370* |
| | 2. 已婚 | 679 | 17.72 | 2.748 | |
| 方案評估 | 1. 未婚 | 618 | 18.65 | 3.621 | 4.609* |
| | 2. 已婚 | 679 | 17.82 | 2.790 | |
| 購買意願 | 1. 未婚 | 618 | 17.40 | 2.711 | .451 |
| | 2. 已婚 | 679 | 17.33 | 2.955 | |
| 購後行為 | 1. 未婚 | 618 | 16.03 | 2.981 | .907 |
| | 2. 已婚 | 679 | 16.01 | 3.158 | |
| 安全行為 | 1. 未婚 | 618 | 70.53 | 8.414 | 3.292* |
| | 2. 已婚 | 679 | 68.88 | 9.681 | |

*$p < .05$

## 五、不同教育程度之中國大陸民眾在食品安全行為上之差異情形

本研究將被訪者之教育程度分為初中及以下、高中、大學、研究生及以上這四個分類，分別進行分析。依表 4-2-21 之分析摘要內容可知，不同教育程度的中國大陸民眾在食品安全行為及各層面上除「購後行為」外均達到顯著差異，其分析結果整體如下：

1. 不同教育程度的中國大陸民眾在「資訊搜尋」上達到顯著差異（F=18.116***，$p$=.000＜.001），事後比較表現為教育程度為初中及以下、大學、研究生及以上者得分均高於教育程度為高中之人群。

2. 不同教育程度的中國大陸民眾在「方案評估」上達到顯著差異（F=12.726***，$p$=.000＜.001），事後比較表現為教育程度為大學、研究生及以上者得分均高於教育程度為高中之人群。

3. 不同教育程度的中國大陸民眾在「購買意願」上達到顯著差異（F=5.754*，$p$=.03＜.05），事後比較表現為教育程度為研究生及以上者得分均高於教育程度為高中之人群。

4. 不同教育程度的中國大陸民眾在「購後行為」上未達到顯著差異（F=.856，$p$=.506＞.05）。

5. 不同教育程度的中國大陸民眾在「安全行為」上達到顯著差異（F=11.622***，p=.000＜.001）事後比較表現為教育程度為大學、研究生及以上者得分均高於教育程度為高中之人群。

表 4-2-21　不同教育程度之中國大陸民眾在食品安全行為上之差異情形摘要表

| 變項層面 | 年齡 | 人數 | 平均數 | 標準差 | F 值 | 事後比較 |
|---|---|---|---|---|---|---|
| 資訊搜尋 | 1. 初中及以下 | 181 | 17.93 | 2.768 | 18.116*** | 3＞2 |
| | 2. 高中 | 221 | 17.01 | 3.411 | | 4＞2 |
| | 3. 大學 | 796 | 18.37 | 2.079 | | |
| | 4. 研究生及以上 | 99 | 18.30 | 2.018 | | |
| 方案評估 | 1. 初中及以下 | 181 | 18.10 | 2.606 | 12.726*** | 1＞2 |
| | 2. 高中 | 221 | 17.05 | 3.343 | | 3＞2 |
| | 3. 大學 | 796 | 18.53 | 3.410 | | 4＞2 |
| | 4. 研究生及以上 | 99 | 18.54 | 1.686 | | |
| 購買意願 | 1. 初中及以下 | 181 | 17.15 | 3.226 | 5.754* | 4＞2 |
| | 2. 高中 | 221 | 16.71 | 3.697 | | |
| | 3. 大學 | 796 | 17.57 | 2.408 | | |
| | 4. 研究生及以上 | 99 | 17.56 | 2.907 | | |
| 購後行為 | 1. 初中及以下 | 181 | 15.94 | 3.117 | .856 | |
| | 2. 高中 | 221 | 15.81 | 3.838 | | |
| | 3. 大學 | 796 | 16.05 | 2.842 | | |
| | 4. 研究生及以上 | 99 | 16.37 | 2.873 | | |
| 安全行為 | 1. 初中及以下 | 181 | 69.12 | 9.951 | 11.622*** | 3＞2 |
| | 2. 高中 | 221 | 66.58 | 12.818 | | 4＞2 |
| | 3. 大學 | 796 | 70.51 | 7.630 | | |
| | 4. 研究生及以上 | 99 | 70.77 | 7.161 | | |

*p＜.05，**p＜.01，***p＜.001

## 六、不同職業之中國大陸民眾在食品安全行為上之差異情形

本研究將被訪者之職業分為學生、服務業、製造業、金融業、自由業、軍警／公務／教師、家庭主婦、退休等八類，分別進行分析。依表 4-2-22 之分析摘要內容可知，不同職業的中國大陸民眾在食品安全行為及各層面上均有顯著差異，其分析結果整體如下：

1. 不同職業的中國大陸民眾在「資訊搜尋」上達到顯著差異
   （F=13.613***，$p$=.000＜.001），事後比較表現為學生得分上明顯高
   於服務業、製造業；金融業、自由業、軍警／公務／教師、退休人士
   得分上明顯高於服務業；退休人士得分上明顯高於製造業、金融業、
   自由業。

2. 不同職業的中國大陸民眾在「方案評估」上達到顯著差異
   （F=10.022***，$p$=.000＜.001），事後比較表現為學生得分上明顯高
   於服務業、製造業、金融業；軍警／公務／教師得分上明顯高於服務
   業。

3. 不同職業的中國大陸民眾在「購買意願」上達到顯著差異
   （F=5.761*，$p$=.04＜.05），事後比較表現為學生、軍警／公務／教
   師、退休人士得分上明顯高於服務業。

4. 不同職業的中國大陸民眾在「購後行為」上達到顯著差異
   （F=5.085*，$p$=.04＜.05），事後比較表現為軍警／公務／教師得分
   上明顯高於學生、服務業、製造業。

5. 不同職業的中國大陸民眾在「安全行為」上達到顯著差異
   （F=10.696***，$p$=.000＜.001），事後比較表現為學生、自由業、軍
   警／公務／教師、家庭主婦、退休得分上明顯高於服務業；軍警／公
   務／教師、退休人士得分上明顯高於製造業；退休人士得分上明顯高
   於金融業。

表 4-2-22　不同職業之中國大陸民眾在食品安全行為上之差異情形摘要表

| 變項層面 | 職業 | 人數 | 平均數 | 標準差 | F 值 | 事後比較 |
|---|---|---|---|---|---|---|
| 資訊搜尋 | 1. 學生 | 391 | 18.65 | 1.726 | 13.613*** | 1＞2 |
| | 2. 服務業 | 251 | 16.95 | 3.403 | | 1＞3 |
| | 3. 製造業 | 161 | 17.67 | 3.086 | | 4＞2 |
| | 4. 金融業 | 96 | 17.96 | 2.122 | | 5＞2 |
| | 5. 自由業 | 130 | 18.12 | 2.146 | | 6＞2 |
| | 6. 軍警／公務／教師 | 164 | 18.50 | 1.888 | | 8＞2 |
| | 7. 家庭主婦 | 48 | 18.06 | 2.347 | | 8＞3 |
| | 8. 退休 | 56 | 19.07 | 1.346 | | 8＞4 |

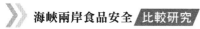 

| 變項層面 | 職業 | 人數 | 平均數 | 標準差 | F 值 | 事後比較 |
|---|---|---|---|---|---|---|
| 方案評估 | 1. 學生 | 391 | 18.69 | 1.760 | 10.022*** | 1＞2 |
| | 2. 服務業 | 251 | 17.15 | 3.263 | | 1＞3 |
| | 3. 製造業 | 161 | 17.91 | 2.755 | | 1＞4 |
| | 4. 金融業 | 96 | 17.69 | 2.455 | | 6＞2 |
| | 5. 自由業 | 130 | 17.95 | 2.273 | | |
| | 6. 軍警／公務／教師 | 164 | 19.05 | 4.798 | | |
| | 7. 家庭主婦 | 48 | 17.92 | 2.061 | | |
| | 8. 退休 | 56 | 19.91 | 6.895 | | |
| 購買意願 | 1. 學生 | 391 | 17.50 | 2.559 | 5.761* | 1＞2 |
| | 2. 服務業 | 251 | 16.52 | 3.540 | | 6＞2 |
| | 3. 製造業 | 161 | 17.25 | 2.994 | | 8＞2 |
| | 4. 金融業 | 96 | 17.26 | 2.653 | | |
| | 5. 自由業 | 130 | 17.40 | 2.605 | | |
| | 6. 軍警／公務／教師 | 164 | 18.05 | 2.328 | | |
| | 7. 家庭主婦 | 48 | 17.81 | 2.598 | | |
| | 8. 退休 | 56 | 18.21 | 2.230 | | |
| 購後行為 | 1. 學生 | 391 | 15.74 | 2.893 | 5.085* | 6＞1 |
| | 2. 服務業 | 251 | 15.55 | 3.763 | | 6＞2 |
| | 3. 製造業 | 161 | 15.48 | 3.260 | | 6＞3 |
| | 4. 金融業 | 96 | 16.48 | 2.761 | | |
| | 5. 自由業 | 130 | 16.53 | 2.867 | | |
| | 6. 軍警／公務／教師 | 164 | 16.80 | 2.374 | | |
| | 7. 家庭主婦 | 48 | 16.69 | 2.561 | | |
| | 8. 退休 | 56 | 16.66 | 2.685 | | |
| 安全行為 | 1. 學生 | 391 | 70.58 | 6.095 | 10.696*** | 1＞2 |
| | 2. 服務業 | 251 | 66.18 | 12.543 | | 5＞2 |
| | 3. 製造業 | 161 | 68.32 | 10.356 | | 6＞2 |
| | 4. 金融業 | 96 | 69.39 | 8.036 | | 6＞3 |
| | 5. 自由業 | 130 | 70.00 | 7.974 | | 7＞2 |
| | 6. 軍警／公務／教師 | 164 | 72.40 | 7.786 | | 8＞2 |
| | 7. 家庭主婦 | 48 | 70.48 | 7.438 | | 8＞3 |
| | 8. 退休 | 56 | 73.86 | 8.925 | | 8＞4 |

*$p＜.05$，***$p＜.001$

## 七、不同個人月收入之中國大陸民眾在食品安全行為上之差異情形

本研究將被訪者之個人月收入（人民幣/月）分為無收入、3,000 元以下、3,001-6,000 元、6,001-9,000 元、9001 元以上這五個組別，分別進行分析。依表 4-2-23 之分析摘要內容可知，不同個人月收入的中國大陸民眾在食品安全行為及各層面上除「購買信心」外均無顯著差異，其分析結果整體如下：

1. 不同個人月收入的中國大陸民眾在「資訊搜尋」上有顯著差異（F=6.690**，$p$=.009＜.01），事後比較中發現，月收入 3,001-6,000 元者在得分上顯著高於個人月收入為 3,000 元以下和無收入者。

2. 不同個人月收入的中國大陸民眾在「方案評估」上無顯著差異（F=2.073，$p$=.002＜.01）。

3. 不同個人月收入的中國大陸民眾在「購買意願」上無顯著差異（F=1.684，$p$=.197＞.05）。

4. 不同個人月收入的中國大陸民眾在「購後行為」上有顯著差異（F=5.056*，$p$=.04＜.05），事後比較中發現，個人月收入為 3,001-6,000 元、6,001-9,000 元、9001 元以上者得分顯著高於 3,000 元以下者；9001 元以上者得分顯著高於無收入者。

5. 不同個人月收入的中國大陸民眾在「安全行為」上無顯著差異（F=2.754，$p$=.075＞.05）。

表 4-2-23　不同個人月收入之中國大陸民眾在食品安全行為上之差異情形摘要表

| 變項層面 | 個人月收入 | 人數 | 平均數 | 標準差 | F 值 | 事後比較 |
|---|---|---|---|---|---|---|
| 資訊搜尋 | 1. 無收入 | 373 | 17.90 | 1.850 | 6.690** | 3＞1 |
| | 2. 3,000 元以下 | 299 | 17.85 | 2.977 | | 3＞2 |
| | 3. 3,001-6,000 元 | 391 | 18.57 | 2.687 | | |
| | 4. 6,001-9,000 元 | 158 | 18.11 | 2.284 | | |
| | 5. 9001 元以上 | 76 | 17.32 | 2.270 | | |
| 方案評估 | 1. 無收入 | 373 | 18.55 | 1.827 | 2.073 | |
| | 2. 3,000 元以下 | 299 | 17.93 | 2.722 | | |
| | 3. 3,001-6,000 元 | 391 | 18.21 | 4.569 | | |
| | 4. 6,001-9,000 元 | 158 | 18.22 | 3.075 | | |
| | 5. 9001 元以上 | 76 | 17.71 | 2.388 | | |

| 變項層面 | 個人月收入 | 人數 | 平均數 | 標準差 | F 值 | 事後比較 |
|---|---|---|---|---|---|---|
| 購買意願 | 1. 無收入 | 373 | 17.53 | 2.570 | 1.684 | |
| | 2. 3,000 元以下 | 299 | 17.01 | 3.260 | | |
| | 3. 3,001-6,000 元 | 391 | 17.38 | 2.966 | | |
| | 4. 6,001-9,000 元 | 158 | 17.44 | 2.453 | | |
| | 5. 9001 元以上 | 76 | 17.64 | 2.313 | | |
| 購後行為 | 1. 無收入 | 373 | 15.90 | 2.843 | 5.056** | 3>2 |
| | 2. 3,000 元以下 | 299 | 15.48 | 3.513 | | 4>2 |
| | 3. 3,001-6,000 元 | 391 | 16.21 | 3.108 | | 5>1 |
| | 4. 6,001-9,000 元 | 158 | 16.39 | 2.678 | | 5>2 |
| | 5. 9001 元以上 | 76 | 16.92 | 2.518 | | |
| 安全行為 | 1. 無收入 | 373 | 70.55 | 6.158 | 2.754 | |
| | 2. 3,000 元以下 | 299 | 68.27 | 10.726 | | |
| | 3. 3,001-6,000 元 | 391 | 69.70 | 10.592 | | |
| | 4. 6,001-9,000 元 | 158 | 70.16 | 8.241 | | |
| | 5. 9001 元以上 | 76 | 69.59 | 7.648 | | |

$**p < .01$

## 八、不同家庭採買者之中國大陸民眾在食品安全行為上之差異情形

本研究將被訪者之家庭採買者分為父親、母親及自己這三個分類，分別進行分析。依表 4-2-24 之分析摘要內容可知，不同家庭採買者的中國大陸民眾在食品安全行為及各層面上除「方案評估」、「購後行為」外均未達到顯著差異，其分析結果整體如下：

1. 不同家庭採買者的中國大陸民眾在「資訊搜尋」上未達到顯著差異（F=1.691，$p$=.185＞.05），但事後比較無果。

2. 不同家庭採買者的中國大陸民眾在「方案評估」上達到顯著差異（F=4.527*，$p$=.011＜.05），事後比較中顯示採買者為母親的得分顯著高於自己。

3. 不同家庭採買者的中國大陸民眾在「購買意願」上未達到顯著差異（F=.249，$p$=.780＞.05）。

4. 不同家庭採買者的中國大陸民眾在「購後行為」上達到顯著差異（F=7.274**，$p$=.004＜.01），事後比較中顯示採買者為母親的得分

顯著高於自己。

5. 不同家庭採買者的中國大陸民眾在「安全行為」上未達到顯著差異
（F=2.300，p=.101＞.05）。

表 4-2-24　不同家庭採買者之中國大陸民眾在食品安全行為上之差異情形摘要表

| 變項層面 | 年齡 | 人數 | 平均數 | 標準差 | F 值 | 事後比較 |
|---|---|---|---|---|---|---|
| 資訊搜尋 | 1. 父親 | 146 | 18.12 | 2.154 | 1.691 | |
| | 2. 母親 | 593 | 18.20 | 2.495 | | |
| | 3. 自己 | 558 | 17.93 | 2.585 | | |
| | 4. 總體 | 1,297 | 18.07 | 2.500 | | |
| 方案評估 | 1. 父親 | 146 | 18.09 | 2.007 | 4.527* | 2＞3 |
| | 2. 母親 | 593 | 18.51 | 4.002 | | |
| | 3. 自己 | 558 | 17.94 | 2.482 | | |
| | 4. 總體 | 1,297 | 18.22 | 3.238 | | |
| 購買意願 | 1. 父親 | 146 | 17.51 | 2.470 | .249 | |
| | 2. 母親 | 593 | 17.33 | 2.937 | | |
| | 3. 自己 | 558 | 17.36 | 2.830 | | |
| | 4. 總體 | 1,297 | 17.36 | 2.840 | | |
| 購後行為 | 1. 父親 | 146 | 16.92 | 2.566 | 7.274** | 1＞2 |
| | 2. 母親 | 593 | 15.94 | 3.151 | | 1＞3 |
| | 3. 自己 | 558 | 15.86 | 3.077 | | |
| | 4. 總體 | 1,297 | 16.02 | 3.073 | | |
| 安全行為 | 1. 父親 | 146 | 70.64 | 7.025 | 2.300 | |
| | 2. 母親 | 593 | 69.97 | 9.683 | | |
| | 3. 自己 | 558 | 69.08 | 8.995 | | |
| | 4. 總體 | 1,297 | 69.67 | 9.134 | | |

*p＜.05，**p＜.01

第三節 不同背景變項之台灣民眾在認知、態度、行為上之差異情形

本節為探討台灣民眾不同變景變項在「認知」、「態度」與「行為」上之差異情形，採用 t 檢定或單因數變異數分析進行數據的統計及分析處理。若在單因數變異分析中，其結果達顯著水準，則進一步進行事後比較，並檢驗假設 5-1：不同個人背景變項的台灣民眾其食品安全認知有顯著差異是否

成立。

# 壹 » 不同背景變項之台灣民眾在食品安全認知上之差異情形

## 一、不同地區之台灣民眾在食品安全認知上之差異情形

本研究受試者之地區劃分按照台灣區位上的劃分分為：北部、中部和南部三個地區進行分析。依表 4-3-1 之分析摘要內容可知，不同地區的台灣民眾在食品安全認知及各層面均達到顯著差異，其分析結果整體如下：

1. 不同地區的台灣民眾在「重視認知」上達到顯著差異（$F=13.044***$，$p=.000<.001$），事後比較中表現為北部得分顯著高於中部和南部；中部得分顯著高於南部。

2. 不同地區的台灣民眾在「成分認知」上存在顯著差異（$F=7.488**$，$p=.007<.01$），事後比較中表現為北部得分顯著高於南部和中部。

3. 不同地區的台灣民眾在「標示認知」上存在顯著差異（$F=6.144**$，$p=.009<.01$），事後比較中表現為北部和中部得分顯著高於南部。

4. 不同地區的台灣民眾在「品牌認知」上存在顯著差異（$F=12.498***$，$p=.000<.001$），事後比較中表現為北部得分顯著高於中部和南部。

5. 不同地區的台灣民眾在「標章認知」上存在顯著差異（$F=12.587***$，$p=.000<.001$），事後比較中表現為北部得分顯著高於中部和南部。

6. 不同地區的台灣民眾在「傳播認知」上存在顯著差異（$F=14.746***$，$p=.000<.001$），事後比較中表現為北部得分顯著高於中部和南部；中部得分顯著高於南部。

7. 不同地區的台灣民眾在「安全認知」上存在顯著差異（$F=17.429***$，$p=.000<.001$），事後比較中表現為北部得分顯著高於中部。

表 4-3-1　不同地區之台灣民眾在食品安全認知上及各層面之差異情形摘要表

| 變項層面 | 地區 | 人數 | 平均數 | 標準差 | F 值 | 事後比較 |
|---|---|---|---|---|---|---|
| 重視認知 | 1. 北部 | 186 | 19.44 | 1.162 | 13.044*** | 1＞2 |
| | 2. 中部 | 148 | 18.70 | 1.826 | | 1＞3 |
| | 3. 南部 | 179 | 18.20 | 1.653 | | 2＞3 |
| | 4. 總體 | 513 | 18.61 | 1.740 | | |
| 成分認知 | 1. 北部 | 186 | 18.92 | 1.410 | 7.488** | 1＞2 |
| | 2. 中部 | 148 | 17.48 | 1.228 | | 1＞3 |
| | 3. 南部 | 179 | 17.11 | 2.197 | | |
| | 4. 總體 | 513 | 18.12 | 1.860 | | |
| 標示認知 | 1. 北部 | 186 | 19.70 | .882 | 6.144** | 1＞3 |
| | 2. 中部 | 148 | 19.31 | 1.513 | | 2＞3 |
| | 3. 南部 | 179 | 19.04 | 1.075 | | |
| | 4. 總體 | 513 | 19.27 | 1.323 | | |
| 品牌認知 | 1. 北部 | 186 | 18.11 | 2.494 | 12.498*** | 1＞2 |
| | 2. 中部 | 148 | 17.99 | 2.437 | | 1＞3 |
| | 3. 南部 | 179 | 16.61 | 1.428 | | |
| | 4. 總體 | 513 | 17.63 | 2.556 | | |
| 標章認知 | 1. 北部 | 186 | 16.66 | 2.880 | 12.587*** | 1＞2 |
| | 2. 中部 | 148 | 15.93 | 2.281 | | 1＞3 |
| | 3. 南部 | 179 | 14.88 | 2.487 | | |
| | 4. 總體 | 513 | 15.71 | 2.643 | | |
| 傳播認知 | 1. 北部 | 186 | 18.69 | 2.203 | 14.746*** | 1＞2 |
| | 2. 中部 | 148 | 17.64 | 1.523 | | 1＞3 |
| | 3. 南部 | 179 | 15.55 | 2.468 | | 2＞3 |
| | 4. 總體 | 513 | 17.04 | 2.282 | | |
| 安全認知 | 1. 北部 | 186 | 109.22 | 6.493 | 17.429*** | 1＞2 |
| | 2. 中部 | 148 | 103.85 | 7.165 | | |
| | 3. 南部 | 179 | 102.88 | 8.053 | | |
| | 4. 總體 | 513 | 106.37 | 8.005 | | |

**$p < .01$，***$p < .001$

## 二、不同性別之台灣民眾在食品安全認知上之差異情形

　　依表 4-3-2 之分析摘要內容可知，不同性別的台灣民眾在食品安全認知整體及其各層面上除「重視認知」、「標示認知」、「安全認知」外均有顯著差異，其分析結果整體如下：

1. 不同性別的台灣民眾在「重視認知」上無顯著差異（t=1.404，p=.161 ＞.05）。

2. 不同性別的台灣民眾在「成分認知」上有顯著差異（t=-4.432**，p=.006＜.01）。

3. 不同性別的台灣民眾在「標示認知」上無顯著差異（t=-1.510，p=511 ＞.05）。

4. 不同性別的台灣民眾在「品牌認知」上有顯著差異（t=4.261**，p=.007＜.01）。

5. 不同性別的台灣民眾在「標章認知」上有顯著差異（t=3.055*，p=.02 ＜.05）。

6. 不同性別的台灣民眾在「傳播認知」上有顯著差異（t=-4.584**，p=.005＜.01）。

7. 不同性別的台灣民眾在「安全認知」上無顯著差異（t=-.471，p=.503 ＞.05）。

表 4-3-2　不同性別之台灣民眾在食品安全認知及各層面差異情形摘要表

| 變項層面 | 性別 | 人數 | 平均數 | 標準差 | t 值 |
|---|---|---|---|---|---|
| 重視認知 | 1. 男性 | 196 | 18.75 | 1.702 | 1.404 |
| | 2. 女性 | 317 | 18.53 | 1.760 | |
| 成分認知 | 1. 男性 | 196 | 17.39 | 2.319 | -4.432** |
| | 2. 女性 | 317 | 18.56 | 1.329 | |
| 標示認知 | 1. 男性 | 196 | 19.15 | .991 | -1.510 |
| | 2. 女性 | 317 | 19.33 | 1.489 | |
| 品牌認知 | 1. 男性 | 196 | 18.37 | 1.272 | 4.261** |
| | 2. 女性 | 317 | 17.17 | 3.005 | |
| 標章認知 | 1. 男性 | 196 | 16.16 | 2.508 | 3.055* |
| | 2. 女性 | 317 | 15.44 | 2.690 | |
| 傳播認知 | 1. 男性 | 196 | 16.22 | 2.437 | -4.584** |
| | 2. 女性 | 317 | 17.54 | 2.027 | |
| 安全認知 | 1. 男性 | 196 | 106.05 | 9.057 | -.471 |
| | 2. 女性 | 317 | 106.56 | 7.288 | |

*p＜.05，**p＜.01

## 三、不同年齡之台灣民眾在食品安全認知上之差異情形

本研究將被訪者之年齡分為 20 歲以下、21-30 歲、31-40 歲、41-50 歲、51 歲以上這五個階段，分別進行分析。依表 4-3-3 之分析摘要內容可知，不同年齡的台灣民眾在食品安全認知及各層面上除「傳播認知」外均有顯著差異，其分析結果整體如下：

1. 不同年齡的台灣民眾在「重視認知」上達到顯著差異（F=8.258**，p=.004＜.01），事後比較表現為年齡為 31-40 歲、41-50 歲、51 歲以上之、台灣民眾在得分上明顯高於 20 歲以下之民眾。

2. 不同年齡的台灣民眾在「成分認知」上達到顯著差異（F=5.693**，p=.008＜.01），事後比較表現為年齡為 51 歲以上之台灣民眾在得分上明顯高於 21-30 歲、31-40 歲之台灣民眾。

3. 不同年齡的台灣民眾在「標示認知」上達到顯著差異（F=14.794***，p=.000＜.001），事後比較表現為年齡為 20 歲以下之台灣民眾在得分上明顯高於 51 歲以上之民眾；21-30 歲之台灣民眾得分顯著高於 41-50 歲、51 歲以上之民眾；31-40 歲之台灣民眾得分顯著高於 51 歲以上者；41-50 歲之台灣民眾得分顯著高於 51 歲以上者。

4. 不同年齡的台灣民眾在「品牌認知」上達到顯著差異（F=14.434***，p=.000＜.001），事後比較表現為年齡為 31-40 歲、41-50 歲、51 歲以上之台灣民眾在得分上明顯高於 21-30 歲之民眾。

5. 不同年齡的台灣民眾在「標章認知」上達到顯著差異（F=4.849**，p=.005＜.01），事後比較表現為年齡為 20 歲以下之台灣民眾得分顯著高於 21-30 歲、31-40 歲、41-50 歲之民眾。

6. 不同年齡的台灣民眾在「傳播認知」上無顯著差異（F=.354，p=.781＞.05）。

7. 不同年齡的台灣民眾在「安全認知」上達到顯著差異（F=10.707***，p=.000＜.001），事後比較表現為年齡為 20 歲以下之台灣民眾得分顯著高於 21-30 歲、31-40 歲之民眾；31-40 歲、41-50 歲。

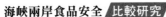 

表 4-3-3　不同年齡之台灣民眾在食品安全認知上之差異情形摘要表

| 變項層面 | 年齡 | 人數 | 平均數 | 標準差 | F 值 | 事後比較 |
|---|---|---|---|---|---|---|
| 重視認知 | 1. 20 歲以下 | 40 | 18.33 | 1.913 | 8.258** | 3＞2 |
| | 2. 21-30 歲 | 162 | 18.03 | 1.899 | | 4＞2 |
| | 3. 31-40 歲 | 242 | 18.96 | 1.551 | | 5＞2 |
| | 4. 41-50 歲 | 34 | 18.94 | 1.516 | | |
| | 5. 51 歲以上 | 35 | 18.94 | 1.494 | | |
| 成分認知 | 1. 20 歲以下 | 40 | 19.00 | 1.414 | 5.693** | 1＞2 |
| | 2. 21-30 歲 | 162 | 17.86 | 1.461 | | 1＞3 |
| | 3. 31-40 歲 | 242 | 17.96 | 2.153 | | 5＞2 |
| | 4. 41-50 歲 | 34 | 18.59 | 1.417 | | 5＞3 |
| | 5. 51 歲以上 | 35 | 18.89 | 1.641 | | |
| 標示認知 | 1. 20 歲以下 | 40 | 19.90 | .441 | 14.794*** | 1＞2 |
| | 2. 21-30 歲 | 162 | 18.67 | 1.817 | | 1＞3 |
| | 3. 31-40 歲 | 242 | 19.45 | .893 | | 3＞2 |
| | 4. 41-50 歲 | 34 | 19.41 | 1.351 | | 5＞2 |
| | 5. 51 歲以上 | 35 | 19.83 | .568 | | 5＞3 |
| 品牌認知 | 1. 20 歲以下 | 40 | 19.05 | 1.694 | 14.434*** | 3＞2 |
| | 2. 21-30 歲 | 162 | 16.52 | 2.554 | | 4＞2 |
| | 3. 31-40 歲 | 242 | 17.93 | 2.469 | | 5＞2 |
| | 4. 41-50 歲 | 34 | 18.00 | 2.348 | | |
| | 5. 51 歲以上 | 35 | 18.66 | 2.363 | | |
| 標章認知 | 1. 20 歲以下 | 40 | 17.18 | 2.863 | 4.849** | 1＞2 |
| | 2. 21-30 歲 | 162 | 15.54 | 1.905 | | 1＞3 |
| | 3. 31-40 歲 | 242 | 15.49 | 2.952 | | 1＞4 |
| | 4. 41-50 歲 | 34 | 15.47 | 2.019 | | |
| | 5. 51 歲以上 | 35 | 16.60 | 3.002 | | |
| 傳播認知 | 1. 20 歲以下 | 40 | 17.23 | 1.687 | .354 | |
| | 2. 21-30 歲 | 162 | 17.02 | 1.888 | | |
| | 3. 31-40 歲 | 242 | 16.97 | 2.657 | | |
| | 4. 41-50 歲 | 34 | 16.94 | 1.969 | | |
| | 5. 51 歲以上 | 35 | 17.40 | 2.061 | | |
| 安全認知 | 1. 20 歲以下 | 40 | 110.68 | 7.519 | 10.707*** | 3＞2 |
| | 2. 21-30 歲 | 162 | 103.65 | 6.705 | | 4＞2 |
| | 3. 31-40 歲 | 242 | 106.76 | 8.532 | | 5＞2 |
| | 4. 41-50 歲 | 34 | 107.35 | 6.424 | | |
| | 5. 51 歲以上 | 35 | 110.31 | 7.494 | | |

**$p<.01$，***$p<.001$

## 四、不同婚姻狀況之台灣民眾在食品安全認知上之差異情形

依表 4-3-4 之分析摘要內容可知，不同婚姻狀況的台灣民眾在食品安全認知整體及其各層面上均有顯著差異，其分析結果整體如下：

1. 不同婚姻狀況的台灣民眾在「重視認知」上有顯著差異（t=-4.292**，$p$=.004＜.01）。

2. 不同婚姻狀況的台灣民眾在「成分認知」上有顯著差異（t=-5.194**，$p$=.003＜.01）。

3. 不同婚姻狀況的台灣民眾在「標示認知」上有顯著差異（t=-6.024**，$p$=.002＜.01）。

4. 不同婚姻狀況的台灣民眾在「品牌認知」上有顯著差異（t=-3.039*，$p$=.02＜.05）。

5. 不同婚姻狀況的台灣民眾在「標章認知」上有顯著差異（t=-7.322**，$p$=.001＜.01）。

6. 不同婚姻狀況的台灣民眾在「傳播認知」上有顯著差異（t=-4.226*，$p$=.02＜.05）。

7. 不同婚姻狀況的台灣民眾在「安全認知」上有顯著差異（t=-7.602**，$p$=.001＜.01）。

表 4-3-4　不同婚姻狀況之台灣民眾在食品安全認知及各層面差異情形摘要表

| 變項層面 | 性別 | 人數 | 平均數 | 標準差 | t 值 |
|---|---|---|---|---|---|
| 重視認知 | 1. 未婚 | 314 | 18.19 | 1.672 | -4.292** |
|  | 2. 已婚 | 199 | 19.28 | 1.636 |  |
| 成分認知 | 1. 未婚 | 314 | 17.43 | 1.899 | -5.194** |
|  | 2. 已婚 | 199 | 19.20 | 1.146 |  |
| 標示認知 | 1. 未婚 | 314 | 18.80 | 1.517 | -6.024** |
|  | 2. 已婚 | 199 | 20.00 | .000 |  |
| 品牌認知 | 1. 未婚 | 314 | 17.14 | 1.961 | -3.039* |
|  | 2. 已婚 | 199 | 18.39 | 3.138 |  |
| 標章認知 | 1. 未婚 | 314 | 15.49 | 1.561 | -7.322** |
|  | 2. 已婚 | 199 | 17.64 | 2.846 |  |
| 傳播認知 | 1. 未婚 | 314 | 16.20 | 2.377 | -4.226* |
|  | 2. 已婚 | 199 | 18.35 | 1.298 |  |

| 變項層面 | 性別 | 人數 | 平均數 | 標準差 | t 值 |
|---|---|---|---|---|---|
| 安全認知 | 1. 未婚 | 314 | 102.25 | 5.762 | -7.602** |
| | 2. 已婚 | 199 | 112.87 | 6.621 | |

*$p < .05$，**$p < .01$

## 五、不同教育程度之台灣民眾在食品安全認知上之差異情形

本研究將被訪者之教育程度分為初中及以下、高中、大學、研究生及以上這四個分類，分別進行分析。依表 4-3-5 之分析摘要內容可知，不同教育程度的台灣民眾在食品安全認知及各層面上除「標示認知」外均有顯著差異，其分析結果整體如下：

1. 不同教育程度的台灣民眾在「重視認知」上達到顯著差異（F=3.394*，$p=.018 < .05$），事後比較表現為教育程度為研究生者得分上明顯高於大學者。

2. 不同教育程度的台灣民眾在「成分認知」上達到顯著差異（F=14.477***，$p=.000 < .001$），事後比較表現為教育程度為研究生及以上者得分上明顯高於大學者。

3. 不同教育程度的台灣民眾在「標示認知」上無顯著差異（F=2.535，$p=.056 > .05$）。

4. 不同教育程度的台灣民眾在「品牌認知」上達到顯著差異（F=11.866***，$p=.000 < .001$），事後比較表現為教育程度為研究生及以上者得分上明顯高於大學者。

5. 不同教育程度的台灣民眾在「標章認知」上達到顯著差異（F=15.923***，$p=.000 < .001$），事後比較表現為教育程度為研究生及以上者得分上明顯高於大學、初中及以下者。

6. 不同教育程度的台灣民眾在「傳播認知」上達到顯著差異（F=12.281***，$p=.000 < .001$），事後比較表現為教育程度為初中及以下、高中、研究生及以上者得分上明顯高於大學者;研究生及以上者得分上明顯高於初中及以下、高中者。

7.不同教育程度的台灣民眾在「安全認知」上達到顯著差異
（F=16.160***，*p*=.000＜.001），事後比較表現為教育程度為研究生
及以上者得分上明顯高於大學、初中及以下者。

表 4-3-5　不同教育程度之台灣民眾在食品安全認知上之差異情形摘要表

| 變項層面 | 年齡 | 人數 | 平均數 | 標準差 | F 值 | 事後比較 |
|---|---|---|---|---|---|---|
| 重視認知 | 1. 初中及以下 | 41 | 18.63 | 1.799 | 3.394* | 4＞3 |
| | 2. 高中 | 79 | 18.90 | 1.997 | | |
| | 3. 大學 | 337 | 18.46 | 1.672 | | |
| | 4. 研究生及以上 | 56 | 19.14 | 1.589 | | |
| 成分認知 | 1. 初中及以下 | 41 | 18.73 | 1.533 | 14.477*** | 3＞1 |
| | 2. 高中 | 79 | 18.90 | 1.093 | | 3＞2 |
| | 3. 大學 | 337 | 17.65 | 1.949 | | 4＞1 |
| | 4. 研究生及以上 | 56 | 19.36 | 1.242 | | 4＞2 |
| 標示認知 | 1. 初中及以下 | 41 | 18.93 | 1.738 | 2.535 | |
| | 2. 高中 | 79 | 19.57 | 1.227 | | |
| | 3. 大學 | 337 | 19.22 | 1.249 | | |
| | 4. 研究生及以上 | 56 | 19.36 | 1.482 | | |
| 品牌認知 | 1. 初中及以下 | 41 | 17.85 | 2.545 | 11.866*** | 4＞3 |
| | 2. 高中 | 79 | 18.62 | 2.344 | | |
| | 3. 大學 | 337 | 17.18 | 2.541 | | |
| | 4. 研究生及以上 | 56 | 18.75 | 2.209 | | |
| 標章認知 | 1. 初中及以下 | 41 | 16.54 | 2.570 | 15.923*** | 4＞1 |
| | 2. 高中 | 79 | 17.44 | 2.374 | | 4＞3 |
| | 3. 大學 | 337 | 15.80 | 2.224 | | |
| | 4. 研究生及以上 | 56 | 18.18 | 2.428 | | |
| 傳播認知 | 1. 初中及以下 | 41 | 17.59 | 2.085 | 12.281*** | 4＞1 |
| | 2. 高中 | 79 | 17.66 | 1.467 | | 4＞2 |
| | 3. 大學 | 337 | 16.53 | 2.363 | | |
| | 4. 研究生及以上 | 56 | 18.82 | 1.585 | | |
| 安全認知 | 1. 初中及以下 | 41 | 108.27 | 8.535 | 16.160*** | 4＞1 |
| | 2. 高中 | 79 | 111.09 | 7.275 | | 4＞3 |
| | 3. 大學 | 337 | 103.83 | 6.621 | | |
| | 4. 研究生及以上 | 56 | 113.61 | 8.551 | | |

*p＜.05，***p＜.001

## 六、不同職業之台灣民眾在食品安全認知上之差異情形

本研究將被訪者之職業分為學生、服務業、製造業、金融業、自由業、軍警／公務／教師、家庭主婦、退休等八類，分別進行分析。依表 4-3-6 之分析摘要內容可知，不同職業的台灣民眾在食品安全認知及各層面上均有顯著差異，其分析結果整體如下：

1. 不同職業的台灣民眾在「重視認知」上達到顯著差異（F=11.595***，p=.000＜.001），事後比較表現為學生得分上明顯高於製造業、自由業、軍警／公務／教師、家庭主婦、退休；服務業得分上明顯高於製造業、金融業、自由業、軍警／公務／教師、家庭主婦、退休。

2. 不同職業的台灣民眾在「成分認知」上達到顯著差異（F=13.076***，p=.000＜.001），事後比較表現為服務業得分上明顯高於軍警／公務／教師；製造業得分上明顯高於學生、服務業、自由業、軍警／公務／教師、家庭主婦、退休；金融業得分上明顯高於學生、服務業、自由業、軍警／公務／教師、家庭主婦、退休。

3. 不同職業的台灣民眾在「標示認知」上達到顯著差異（F=12.887***，p=.000＜.001），事後比較表現為服務業得分上明顯高於製造業、軍警／公務／教師、家庭主婦、退休。

4. 不同職業的台灣民眾在「品牌認知」上達到顯著差異（F=19.346***，p=.000＜.001），事後比較表現為服務業和製造業得分上明顯高於學生、金融業、自由業、軍警／公務／教師、家庭主婦、退休者。

5. 不同職業的台灣民眾在「標章認知」上達到顯著差異（F=17.920***，p=.000＜.001），事後比較表現為服務業和製造業得分上明顯高於學生、金融業、自由業、軍警／公務／教師、家庭主婦、退休者。

6. 不同職業的台灣民眾在「傳播認知」上達到顯著差異（F=13.043**，p=.002＜.01），事後比較表現為學生得分上明顯高於服務業、製造

業、金融業、自由業、軍警／公務／教師、家庭主婦、退休人士；製
造業得分上明顯高於軍警／公務／教師和退休人士。

7. 不同職業的台灣民眾在「安全認知」上達到顯著差異
（F=17.216***，*p*=.000＜.001），事後比較表現為服務業和製造業得
分上明顯高於學生、金融業、自由業、軍警／公務／教師、家庭主
婦、退休者。

表 4-3-6　不同職業之台灣民眾在食品安全認知上之差異情形摘要表

| 變項層面 | 職業 | 人數 | 平均數 | 標準差 | F 值 | 事後比較 |
|---|---|---|---|---|---|---|
| 重視認知 | 1. 學生 | 30 | 19.95 | .412 | 11.595*** | 1＞3, 1＞5 |
| | 2. 服務業 | 72 | 19.92 | .707 | | 1＞6, 1＞7 |
| | 3. 製造業 | 139 | 18.58 | 2.021 | | 1＞8, 2＞3 |
| | 4. 金融業 | 46 | 18.67 | 1.956 | | 2＞4, 2＞5 |
| | 5. 自由業 | 30 | 18.20 | 1.648 | | 2＞6, 2＞7 |
| | 6. 軍警／公務／教師 | 127 | 17.98 | 1.483 | | 2＞8 |
| | 7. 家庭主婦 | 36 | 17.97 | 1.630 | | |
| | 8. 退休 | 33 | 18.09 | 1.466 | | |
| 成分認知 | 1. 學生 | 30 | 17.30 | .915 | 13.076*** | 2＞6, 3＞1 |
| | 2. 服務業 | 72 | 18.10 | 2.001 | | 3＞2, 3＞5 |
| | 3. 製造業 | 139 | 19.39 | .785 | | 3＞6, 3＞7 |
| | 4. 金融業 | 46 | 19.50 | .837 | | 3＞8, 4＞1 |
| | 5. 自由業 | 30 | 17.90 | 2.074 | | 4＞2, 4＞5 |
| | 6. 軍警／公務／教師 | 127 | 17.05 | 1.885 | | 4＞6, 4＞7 |
| | 7. 家庭主婦 | 36 | 17.11 | 1.670 | | 4＞8 |
| | 8. 退休 | 33 | 17.00 | 1.936 | | |
| 標示認知 | 1. 學生 | 30 | 19.92 | .402 | 12.887*** | 3＞2 |
| | 2. 服務業 | 72 | 19.01 | 1.028 | | 3＞6 |
| | 3. 製造業 | 139 | 19.98 | .419 | | 3＞7 |
| | 4. 金融業 | 46 | 19.96 | .295 | | 3＞8 |
| | 5. 自由業 | 30 | 19.27 | 1.337 | | |
| | 6. 軍警／公務／教師 | 127 | 18.57 | 1.669 | | |
| | 7. 家庭主婦 | 36 | 18.44 | 1.796 | | |
| | 8. 退休 | 33 | 18.67 | 1.633 | | |

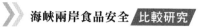

| 變項層面 | 職業 | 人數 | 平均數 | 標準差 | F 值 | 事後比較 |
|---|---|---|---|---|---|---|
| 品牌認知 | 1. 學生 | 30 | 12.80 | 2.441 | 19.346*** | 3＞1, 3＞2 |
| | 2. 服務業 | 72 | 17.96 | .354 | | 3＞5, 3＞6 |
| | 3. 製造業 | 139 | 19.35 | 1.203 | | 3＞7, 3＞8 |
| | 4. 金融業 | 46 | 19.61 | .954 | | 4＞1, 4＞2 |
| | 5. 自由業 | 30 | 17.83 | 2.520 | | 4＞5, 4＞6 |
| | 6. 軍警／公務／教師 | 127 | 16.63 | 2.455 | | 4＞7, 4＞8 |
| | 7. 家庭主婦 | 36 | 16.11 | 2.539 | | |
| | 8. 退休 | 33 | 16.55 | 2.514 | | |
| 標章認知 | 1. 學生 | 30 | 15.60 | 1.831 | 17.920*** | 3＞1, 3＞2 |
| | 2. 服務業 | 72 | 15.06 | .471 | | 3＞5, 3＞6 |
| | 3. 製造業 | 139 | 17.68 | 2.839 | | 3＞7, 3＞8 |
| | 4. 金融業 | 46 | 18.13 | 2.267 | | 4＞1, 4＞2 |
| | 5. 自由業 | 30 | 16.00 | 2.779 | | 4＞5, 4＞6 |
| | 6. 軍警／公務／教師 | 127 | 15.90 | 1.408 | | 4＞7, 4＞8 |
| | 7. 家庭主婦 | 36 | 15.75 | 1.556 | | |
| | 8. 退休 | 33 | 15.82 | 1.424 | | |
| 傳播認知 | 1. 學生 | 30 | 18.91 | .432 | 13.043** | 1＞2, 1＞3 |
| | 2. 服務業 | 72 | 16.17 | 3.996 | | 1＞4, 1＞5 |
| | 3. 製造業 | 139 | 17.64 | 1.319 | | 1＞6, 1＞7 |
| | 4. 金融業 | 46 | 17.43 | 1.486 | | 1＞8, 3＞6 |
| | 5. 自由業 | 30 | 16.90 | 1.689 | | 3＞8 |
| | 6. 軍警／公務／教師 | 127 | 16.31 | 1.807 | | |
| | 7. 家庭主婦 | 36 | 16.67 | 1.912 | | |
| | 8. 退休 | 33 | 16.42 | 1.855 | | |
| 安全認知 | 1. 學生 | 30 | 104.70 | 5.187 | 17.216*** | 3＞1, 3＞2 |
| | 2. 服務業 | 72 | 104.21 | 7.033 | | 3＞5, 3＞6 |
| | 3. 製造業 | 139 | 112.64 | 7.354 | | 3＞7, 3＞8 |
| | 4. 金融業 | 46 | 113.30 | 6.271 | | 4＞1, 4＞2 |
| | 5. 自由業 | 30 | 106.10 | 8.376 | | 4＞5, 4＞6 |
| | 6. 軍警／公務／教師 | 127 | 101.43 | 4.740 | | 4＞7, 4＞8 |
| | 7. 家庭主婦 | 36 | 101.06 | 4.535 | | |
| | 8. 退休 | 33 | 101.55 | 4.744 | | |

**p＜.01，***p＜.001

## 七、不同個人月收入之台灣民眾在食品安全認知上之差異情形

本研究將被訪者之個人月收入（新台幣）分為無收入、20,000 元以下、20,001-40,000 元、40,001-60,000 元、60,001 元以上這五個組別，分別進行分析。依表 4-3-7 之分析摘要內容可知，不同個人月收入的台灣民眾在食品安全認知及各層面上除「成分認知」、「品牌認知」、「標章認知」外，其分析結果整體如下：

1. 不同個人月收入的台灣民眾在「重視認知」上達到顯著差異（F=15.440***，$p$=.000＜.001），事後比較表現為個人月收入為 20,001-40,000 元、40,001-60,000 元在得分上明顯高於 20,000 元以下者；個人月收入為 60,001 元以上者在得分上明顯高於無收入、20,000 元以下、20,001-40,000 元、40,001-60,000 元者。

2. 不同個人月收入的台灣民眾在「成分認知」上無顯著差異（F=1.260，$p$=.299＞.05）。

3. 不同個人月收入的台灣民眾在「標示認知」上達到顯著差異（F=18.857***，$p$=.000＜.001），事後比較表現個人月收入為 40,001-60,000 元者在得分上明顯高於無收入、20,000 元以下、20,001-40,000 元。

4. 不同個人月收入的台灣民眾在「品牌認知」上無顯著差異（F=2.164，$p$=.700＞.05）。

5. 不同個人月收入的台灣民眾在「標章認知」上無顯著差異（F=1.026，$p$=.283＞.05）。

6. 不同個人月收入的台灣民眾在「傳播認知」上達到顯著差異（F=14.154***，$p$=.139＜.001），事後比較表現為個人月收入為 60,001 元以上者在得分上明顯高於無收入、20,000 元以下、20,001-40,000 元、40,001-60,000 元。

7. 不同個人月收入的台灣民眾在「安全認知」上達到顯著差異（F=13.620***，$p$=.000＜.001），事後比較表現為個人月收入為 60,001 元以上者在得分上明顯高於無收入、20,000 元以下、20,001-40,000 元、40,001-60,000 元。

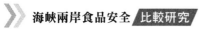
表 4-3-7　不同個人月收入之台灣民眾在食品安全認知上之差異情形摘要表

| 變項層面 | 個人月收入 | 人數 | 平均數 | 標準差 | F 值 | 事後比較 |
|---|---|---|---|---|---|---|
| 重視認知 | 1. 無收入 | 32 | 17.84 | 1.798 | 15.440*** | 3＞2 |
| | 2. 20,000 元以下 | 39 | 17.26 | 2.209 | | 4＞2 |
| | 3. 20,001-40,000 元 | 294 | 18.42 | 1.679 | | 5＞1 |
| | 4. 40,001-60,000 元 | 74 | 19.05 | 1.569 | | 5＞2 |
| | 5. 60,001 元以上元 | 74 | 19.90 | .150 | | 5＞3 |
| 成分認知 | 1. 無收入 | 32 | 17.72 | 1.971 | 1.260 | |
| | 2. 20,000 元以下 | 39 | 17.44 | 2.087 | | |
| | 3. 20,001-40,000 元 | 294 | 17.96 | 2.057 | | |
| | 4. 40,001-60,000 元 | 74 | 19.03 | .163 | | |
| | 5. 60,001 元以上元 | 74 | 18.35 | 1.428 | | |
| 標示認知 | 1. 無收入 | 32 | 18.69 | 1.655 | 18.857*** | 4＞1 |
| | 2. 20,000 元以下 | 39 | 18.62 | 1.600 | | 4＞2 |
| | 3. 20,001-40,000 元 | 294 | 19.05 | 1.418 | | 4＞3 |
| | 4. 40,001-60,000 元 | 74 | 19.96 | .349 | | |
| | 5. 60,001 元以上元 | 74 | 19.92 | .136 | | |
| 品牌認知 | 1. 無收入 | 32 | 17.59 | 1.794 | 2.164 | |
| | 2. 20,000 元以下 | 39 | 17.38 | 1.498 | | |
| | 3. 20,001-40,000 元 | 294 | 17.80 | 2.303 | | |
| | 4. 40,001-60,000 元 | 74 | 18.80 | 1.085 | | |
| | 5. 60,001 元以上元 | 74 | 15.89 | 4.026 | | |
| 標章認知 | 1. 無收入 | 32 | 15.00 | 2.300 | 1.026 | |
| | 2. 20,000 元以下 | 39 | 15.08 | 2.241 | | |
| | 3. 20,001-40,000 元 | 294 | 15.65 | 2.460 | | |
| | 4. 40,001-60,000 元 | 74 | 16.86 | 1.954 | | |
| | 5. 60,001 元以上元 | 74 | 15.46 | 3.764 | | |
| 傳播認知 | 1. 無收入 | 32 | 16.31 | 2.206 | 14.154*** | 5＞1 |
| | 2. 20,000 元以下 | 39 | 16.31 | 2.117 | | 5＞2 |
| | 3. 20,001-40,000 元 | 294 | 16.62 | 2.332 | | 5＞3 |
| | 4. 40,001-60,000 元 | 74 | 16.84 | .993 | | 5＞4 |
| | 5. 60,001 元以上元 | 74 | 19.57 | 1.251 | | |
| 安全認知 | 1. 無收入 | 32 | 103.16 | 7.410 | 13.620*** | 5＞1 |
| | 2. 20,000 元以下 | 39 | 102.08 | 6.611 | | 5＞2 |
| | 3. 20,001-40,000 元 | 294 | 105.51 | 7.991 | | 5＞3 |
| | 4. 40,001-60,000 元 | 74 | 110.54 | 4.843 | | 5＞4 |
| | 5. 60,001 元以上元 | 74 | 109.27 | 8.949 | | |

***$p＜.001$

## 八、不同家庭採買者之台灣民眾在食品安全認知上之差異情形

本研究將被訪者之家庭採買者分為父親、母親及自己這三個分類,分別進行分析。依表 4-3-8 之分析摘要內容可知,不同家庭採買者的台灣民眾在食品安全認知及各層面上除「成分認知」、「標示認知」、「品牌認知」、「安全認知」外均有顯著差異,其分析結果整體如下:

1. 不同家庭採買者的台灣民眾在「重視認知」上達到顯著差異(F=6.892**,$p$=.005<.01),事後比較表現為父親得分上明顯高於母親和自己。

2. 不同家庭採買者的台灣民眾在「成分認知」上無顯著差異(F=1.128,$p$=.420>.05)。

3. 不同家庭採買者的台灣民眾在「標示認知」上無顯著差異(F=1.322,$p$=.364>.05)。

4. 不同家庭採買者的台灣民眾在「品牌認知」上無顯著差異(F=.350,$p$=.949>.05)。

5. 不同家庭採買者的台灣民眾在「標章認知」上有顯著差異(F=4.611*,$p$=.007<.05),事後比較表現為自己得分上明顯高於母親。

6. 不同家庭採買者的台灣民眾在「傳播認知」上有顯著差異(F=5.255**,$p$=.004<.01),事後比較表現為父親得分上明顯高於母親和自己。

7. 不同家庭採買者的台灣民眾在「安全認知」上無顯著差異(F=1.461,$p$=.088>.05)。

表 4-3-8　不同家庭採買者之台灣民眾在食品安全認知上之差異情形摘要表

| 變項層面 | 年齡 | 人數 | 平均數 | 標準差 | F 值 | 事後比較 |
|---|---|---|---|---|---|---|
| 重視認知 | 1. 父親 | 146 | 19.00 | 1.606 | 6.892** | 1>2 |
| | 2. 母親 | 593 | 18.24 | 2.377 | | 1>3 |
| | 3. 自己 | 558 | 18.25 | 2.285 | | |
| | 4. 總體 | 1,297 | 18.33 | 2.274 | | |

| 變項層面 | 年齡 | 人數 | 平均數 | 標準差 | F 值 | 事後比較 |
|---|---|---|---|---|---|---|
| 成分認知 | 1. 父親 | 146 | 18.07 | 1.960 | 1.128 | |
| | 2. 母親 | 593 | 17.63 | 2.413 | | |
| | 3. 自己 | 558 | 17.57 | 2.530 | | |
| | 4. 總體 | 1,297 | 17.65 | 2.421 | | |
| 標示認知 | 1. 父親 | 146 | 17.92 | 2.355 | 1.322 | |
| | 2. 母親 | 593 | 17.72 | 2.627 | | |
| | 3. 自己 | 558 | 17.52 | 2.596 | | |
| | 4. 總體 | 1,297 | 17.65 | 2.586 | | |
| 品牌認知 | 1. 父親 | 146 | 16.98 | 2.954 | .350 | |
| | 2. 母親 | 593 | 16.87 | 2.788 | | |
| | 3. 自己 | 558 | 16.96 | 2.859 | | |
| | 4. 總體 | 1,297 | 16.92 | 2.836 | | |
| 標章認知 | 1. 父親 | 146 | 16.53 | 3.276 | 4.611* | 3＞2 |
| | 2. 母親 | 593 | 16.02 | 3.302 | | |
| | 3. 自己 | 558 | 16.58 | 2.885 | | |
| | 4. 總體 | 1,297 | 16.31 | 3.136 | | |
| 傳播認知 | 1. 父親 | 146 | 17.22 | 2.780 | 5.255** | 1＞2, 1＞3 |
| | 2. 母親 | 593 | 16.55 | 3.019 | | |
| | 3. 自己 | 558 | 16.17 | 3.313 | | |
| | 4. 總體 | 1,297 | 16.46 | 3.139 | | |
| 安全認知 | 1. 父親 | 146 | 105.73 | 11.162 | 1.461 | |
| | 2. 母親 | 593 | 103.02 | 13.120 | | |
| | 3. 自己 | 558 | 103.04 | 13.010 | | |
| | 4. 總體 | 1,297 | 103.33 | 12.886 | | |

$*p＜.05$，$**p＜.01$

## 貳 » 不同背景變項之台灣民眾在食品安全態度上之差異情形

### 一、不同地區之台灣民眾在食品安全態度上之差異情形

本研究受試者之地區劃分按照台灣區位上的劃分分為：北部、中部和南部三個地區進行分析。依表 4-3-9 之分析摘要內容可知，不同地區的台灣民眾在食品安全態度及各層面上除「標準規格」、「購買信心」外均達到顯著差異，其分析結果整體如下：

1.不同地區的台灣民眾在「衛生管理」上達到顯著差異（F=12.329***，$p$=.000＜.001），事後比較中表現為北部得分顯著高於中部和南部；中部得分顯著高於南部。

2.不同地區的台灣民眾在「標準規格」上無顯著差異（F=1.054，$p$=.104＞.05）。

3.不同地區的台灣民眾在「安全顧慮」上存在顯著差異（F=15.301***，$p$=.000＜.001），事後比較中表現為北部得分顯著高於中部和南部；中部得分顯著高於南部。

4.不同地區的台灣民眾在「購買信心」上無顯著差異（F=1.427，$p$=.201＞.05）。

5.不同地區的台灣民眾在「安全態度」上存在顯著差異（F=7.711**，$p$=.004＜.01），事後比較中表現為北部得分顯著高於中部和南部；中部得分顯著高於南部。

表 4-3-9　不同地區之台灣民眾在食品安全態度上及各層面之差異情形摘要表

| 變項層面 | 地區 | 人數 | 平均數 | 標準差 | F 值 | 事後比較 |
|---|---|---|---|---|---|---|
| 衛生管理 | 1. 北部 | 186 | 18.36 | 2.543 | 12.329*** | 1＞2 |
| | 2. 中部 | 148 | 15.94 | 1.779 | | 1＞3 |
| | 3. 南部 | 179 | 15.94 | 2.038 | | 2＞3 |
| 標準規格 | 1. 北部 | 186 | 18.61 | 2.584 | 1.054 | |
| | 2. 中部 | 148 | 17.62 | 1.869 | | |
| | 3. 南部 | 179 | 15.40 | 1.756 | | |
| 安全顧慮 | 1. 北部 | 186 | 18.67 | 2.211 | 15.301*** | 1＞2 |
| | 2. 中部 | 148 | 17.05 | 1.557 | | 1＞3 |
| | 3. 南部 | 179 | 15.78 | 1.775 | | 2＞3 |
| 購買信心 | 1. 北部 | 186 | 17.70 | 2.068 | 1.427 | |
| | 2. 中部 | 148 | 16.27 | 1.791 | | |
| | 3. 南部 | 179 | 16.94 | 1.454 | | |
| 安全態度 | 1. 北部 | 186 | 70.34 | 9.074 | 7.711** | 1＞2 |
| | 2. 中部 | 148 | 66.89 | 5.836 | | 1＞3 |
| | 3. 南部 | 179 | 60.06 | 5.158 | | 2＞3 |

**$p$＜.01，***$p$＜.001

## 二、不同性別之台灣民眾在食品安全態度上之差異情形

依表 4-3-10 之分析摘要內容可知，不同性別的台灣民眾在食品安全態度整體及其各層面上除「衛生管理」、「安全顧慮」外均有顯著差異，其分析結果整體如下：

1. 不同性別的台灣民眾在「衛生管理」上無顯著差異（t=-1.001，p=.317＞.05）。

2. 不同性別的台灣民眾在「標準規格」上有顯著差異（t=-6.547**，p=.004＜.01）。

3. 不同性別的台灣民眾在「安全顧慮」上無顯著差異（t=-.191，p=.635＞.05）。

4. 不同性別的台灣民眾在「購買信心」上有顯著差異（t=-3.517*，p=.023＜.05）。

5. 不同性別的台灣民眾在「安全態度」上有顯著差異（t=-3.229*，p=.029＜.05）。

表 4-3-10　不同性別之台灣民眾在食品安全態度及各層面差異情形摘要表

| 變項層面 | 性別 | 人數 | 平均數 | 標準差 | t 值 |
|---|---|---|---|---|---|
| 衛生管理 | 1. 男性 | 196 | 15.41 | 1.518 | -1.001 |
| | 2. 女性 | 317 | 15.61 | 2.824 | |
| 標準規格 | 1. 男性 | 196 | 15.25 | 2.958 | -6.547** |
| | 2. 女性 | 317 | 16.89 | 2.624 | |
| 安全顧慮 | 1. 男性 | 196 | 15.02 | 2.072 | -.191 |
| | 2. 女性 | 317 | 17.34 | 1.706 | |
| 購買信心 | 1. 男性 | 196 | 15.41 | 1.703 | -3.517* |
| | 2. 女性 | 317 | 16.52 | 2.144 | |
| 安全態度 | 1. 男性 | 196 | 61.09 | 7.230 | -3.229* |
| | 2. 女性 | 317 | 66.36 | 8.482 | |

*p＜.05，**p＜.01

## 三、不同年齡之台灣民眾在食品安全態度上之差異情形

本研究將被訪者之年齡分為 20 歲以下、21-30 歲、31-40 歲、41-50 歲、51 歲以上這五個階段，分別進行分析。依表 4-3-11 之分析摘要內容可知，不同年齡的台灣民眾在食品安全態度及各層面上均有顯著差異，其分析結果整體如下：

1. 不同年齡的台灣民眾在「衛生管理」上達到顯著差異（F=3.332*，$p$=.041＜.05），表現為年齡為 21-30 歲、31-40 歲之民眾在得分上顯著高於 51 歲以上者。

2. 不同年齡的台灣民眾在「標準規格」上達到顯著差異（F=6.955**，$p$=.004＜.01），表現為年齡為 21-30 歲、31-40 歲之民眾在得分上顯著高於 51 歲以上者。

3. 不同年齡的台灣民眾在「安全顧慮」上達到顯著差異（F=8.188**，$p$=.002＜.01），表現為年齡為 20 歲以下、21-30 歲、31-40 歲、41-50 歲之民眾在得分上顯著高於 51 歲以上者。

4. 不同年齡的台灣民眾在「購買信心」上達到顯著差異（F=12.357***，$p$=.000＜.001），表現為年齡為 20 歲以下、21-30 歲、31-40 歲、41-50 歲之民眾在得分上顯著高於 51 歲以上者。

5. 不同年齡的台灣民眾在「安全態度」上達到顯著差異（F=9.266**，$p$=.002＜.01），表現為年齡為 20 歲以下、21-30 歲、31-40 歲、41-50 歲之民眾在得分上顯著高於 51 歲以上者。

表 4-3-11　不同年齡之台灣民眾在食品安全態度上之差異情形摘要表

| 變項層面 | 年齡 | 人數 | 平均數 | 標準差 | F 值 | 事後比較 |
|---|---|---|---|---|---|---|
| 衛生管理 | 1. 20 歲以下 | 40 | 14.80 | 2.221 | 3.332* | 2＞5 |
| | 2. 21-30 歲 | 162 | 15.91 | 2.464 | | 3＞5 |
| | 3. 31-40 歲 | 242 | 15.48 | 2.428 | | |
| | 4. 41-50 歲 | 34 | 15.18 | 2.022 | | |
| | 5. 51 歲以上 | 35 | 15.37 | 2.414 | | |

| 變項層面 | 年齡 | 人數 | 平均數 | 標準差 | F 值 | 事後比較 |
|---|---|---|---|---|---|---|
| 標準規格 | 1. 20 歲以下 | 40 | 16.13 | 3.107 | 6.955** | 2＞5 |
| | 2. 21-30 歲 | 162 | 16.52 | 2.505 | | 3＞5 |
| | 3. 31-40 歲 | 242 | 16.07 | 3.090 | | |
| | 4. 41-50 歲 | 34 | 16.12 | 2.409 | | |
| | 5. 51 歲以上 | 35 | 16.74 | 2.964 | | |
| 安全顧慮 | 1. 20 歲以下 | 40 | 16.40 | 2.023 | 8.188** | 1＞5 |
| | 2. 21-30 歲 | 162 | 16.48 | 2.109 | | 2＞5 |
| | 3. 31-40 歲 | 242 | 16.31 | 2.307 | | 3＞5 |
| | 4. 41-50 歲 | 34 | 16.91 | 1.798 | | 4＞5 |
| | 5. 51 歲以上 | 35 | 16.89 | 1.937 | | |
| 購買信心 | 1. 20 歲以下 | 40 | 15.50 | 2.063 | 12.357*** | 1＞5 |
| | 2. 21-30 歲 | 162 | 16.55 | 2.016 | | 2＞5 |
| | 3. 31-40 歲 | 242 | 15.82 | 2.025 | | 3＞5 |
| | 4. 41-50 歲 | 34 | 16.79 | 2.012 | | 4＞5 |
| | 5. 51 歲以上 | 35 | 15.94 | 2.057 | | |
| 安全態度 | 1. 20 歲以下 | 40 | 62.83 | 8.406 | 9.266** | 1＞5 |
| | 2. 21-30 歲 | 162 | 65.46 | 8.435 | | 2＞5 |
| | 3. 31-40 歲 | 242 | 63.67 | 8.629 | | 3＞5 |
| | 4. 41-50 歲 | 34 | 65.00 | 6.467 | | 4＞5 |
| | 5. 51 歲以上 | 35 | 64.94 | 8.285 | | |

$*p＜.05，**p＜.01，***p＜.001$

## 四、不同婚姻狀況之台灣民眾在食品安全態度上之差異情形

依表 4-3-12 之分析摘要內容可知，不同婚姻狀況的台灣民眾在食品安全態度整體及其各層面上除「購買信心」外均有顯著差異，其分析結果整體如下：

1. 不同婚姻狀況的台灣民眾在「衛生管理」上有顯著差異（t＝-4.874**，$p$=.005＜.01）。

2. 不同婚姻狀況的台灣民眾在「標準規格」上有顯著差異（t＝-6.719**，$p$=.003＜.01）。

3. 不同婚姻狀況的台灣民眾在「安全顧慮」上有顯著差異（t= -5.559**，*p*=.004＜.01）。

4. 不同婚姻狀況的台灣民眾在「購買信心」上無顯著差異（t= -1.065，*p*=.063＞.05）。

5. 不同婚姻狀況的台灣民眾在「安全態度」上有顯著差異（t= -3.477*，*p*=.017＜.05）。

表 4-3-12　不同婚姻狀況之台灣民眾在食品安全態度及各層面差異情形摘要表

| 變項層面 | 性別 | 人數 | 平均數 | 標準差 | t 值 |
|---|---|---|---|---|---|
| 衛生管理 | 1. 未婚 | 314 | 14.97 | 2.266 | -4.874** |
| | 2. 已婚 | 199 | 16.41 | 2.372 | |
| 標準規格 | 1. 未婚 | 314 | 15.44 | 2.664 | -6.719** |
| | 2. 已婚 | 199 | 17.56 | 2.698 | |
| 安全顧慮 | 1. 未婚 | 314 | 16.02 | 1.890 | -5.559** |
| | 2. 已婚 | 199 | 17.14 | 2.401 | |
| 購買信心 | 1. 未婚 | 314 | 15.95 | 1.496 | -1.065 |
| | 2. 已婚 | 199 | 16.34 | 2.707 | |
| 安全態度 | 1. 未婚 | 314 | 62.38 | 6.977 | -3.477* |
| | 2. 已婚 | 199 | 67.44 | 9.520 | |

*$p$＜.05，**$p$＜.01

## 五、不同教育程度之台灣民眾在食品安全態度上之差異情形

本研究將被訪者之教育程度分為初中及以下、高中、大學、研究生及以上這四個分類，分別進行分析。依表 4-3-13 之分析摘要內容可知，不同教育程度的台灣民眾在食品安全態度及各層面上除「標準規格」外均有顯著差異，其分析結果整體如下：

1. 不同教育程度的台灣民眾在「衛生管理」上有顯著差異（F=9.001**，*p*=.005＜.01），事後比較表現為教育程度為大學者得分明顯高於初中及以下、高中者。

2. 不同教育程度的台灣民眾在「標準規格」上未達到顯著差異（F=1.354，*p*=.101＞.05）。

3. 不同教育程度的台灣民眾在「安全顧慮」上有顯著差異（F=11.387**，p=.002＜.01），事後比較表現為教育程度為高中者者得分明顯高於初中及以下。

4. 不同教育程度的台灣民眾在「購買信心」上有顯著差異（F=16.038***，p=.000＜.001），事後比較表現為教育程度為大學、研究生及以上者得分明顯高於高中者。

5. 不同教育程度的台灣民眾在「安全態度」上有顯著差異（F=8.321**，p=.003＜.01），事後比較表現為教育程度為高中者得分明顯高於初中及以下。

表 4-3-13 不同教育程度之台灣民眾在食品安全態度上之差異情形摘要表

| 變項層面 | 教育程度 | 人數 | 平均數 | 標準差 | F值 | 事後比較 |
|---|---|---|---|---|---|---|
| 衛生管理 | 1. 初中及以下 | 41 | 15.56 | 2.110 | 9.001** | 3＞2 |
| | 2. 高中 | 79 | 15.95 | 1.761 | | 3＞1 |
| | 3. 大學 | 337 | 15.68 | 2.497 | | |
| | 4. 研究生及以上 | 56 | 14.02 | 2.370 | | |
| 標準規格 | 1. 初中及以下 | 41 | 17.17 | 2.167 | 1.354 | |
| | 2. 高中 | 79 | 18.20 | 2.168 | | |
| | 3. 大學 | 337 | 15.92 | 2.823 | | |
| | 4. 研究生及以上 | 56 | 15.93 | 3.032 | | |
| 安全顧慮 | 1. 初中及以下 | 41 | 16.78 | 1.864 | 11.387** | 2＞1 |
| | 2. 高中 | 79 | 17.37 | 1.312 | | |
| | 3. 大學 | 337 | 16.49 | 2.092 | | |
| | 4. 研究生及以上 | 56 | 14.68 | 2.764 | | |
| 購買信心 | 1. 初中及以下 | 41 | 16.02 | 1.851 | 16.038*** | 3＞2 |
| | 2. 高中 | 79 | 16.30 | 1.749 | | 4＞2 |
| | 3. 大學 | 337 | 16.36 | 1.930 | | |
| | 4. 研究生及以上 | 56 | 14.25 | 2.421 | | |
| 安全態度 | 1. 初中及以下 | 41 | 65.54 | 7.100 | 1.912 | 2＞1 |
| | 2. 高中 | 79 | 67.82 | 5.954 | | |
| | 3. 大學 | 337 | 64.46 | 8.173 | | |
| | 4. 研究生及以上 | 56 | 57.88 | 10.191 | | |

**p＜.01，***p＜.001

## 六、不同職業之台灣民眾在食品安全態度上之差異情形

本研究將被訪者之職業分為學生、服務業、製造業、金融業、自由業、軍警／公務／教師、家庭主婦、退休等八類，分別進行分析。依表 4-3-14 之分析摘要內容可知，不同職業的台灣民眾在食品安全態度及各層面上均有顯著差異，其分析結果整體如下：

1. 不同職業的台灣民眾在「衛生管理」上達到顯著差異（F=11.048***，$p$=.000＜.001），事後比較表現為學生得分上明顯高於服務業、製造業、金融業、自由業；軍警／公務／教師得分上明顯高於家庭主婦、退休人士。

2. 不同職業的台灣民眾在「標準規格」上達到顯著差異（F=3.288*，$p$=.022＜.05），事後比較表現為服務業得分上明顯高於家庭主婦、退休人士。

3. 不同職業的台灣民眾在「安全顧慮」上達到顯著差異（F=5.328**，$p$=.004＜.01），事後比較表現為學生得分上明顯高於服務業、退休人士。

4. 不同職業的台灣民眾在「購買信心」上達到顯著差異（F=11.389***，$p$=.000＜.001），事後比較表現為學生得分上明顯高於服務業、製造業、自由業；軍警／公務／教師得分上明顯高於服務業、製造業、自由業。

5. 不同職業的台灣民眾在「安全態度」上達到顯著差異（F=4.634**，$p$=.007＜.01），事後比較表現為學生得分上明顯高於製造業。

表 4-3-14　不同職業之台灣民眾在食品安全態度上之差異情形摘要表

| 變項層面 | 職業 | 人數 | 平均數 | 標準差 | F 值 | 事後比較 |
|---|---|---|---|---|---|---|
| 衛生管理 | 1. 學生 | 30 | 18.50 | .306 | 11.048*** | 1＞2 |
| | 2. 服務業 | 72 | 15.08 | 1.160 | | 1＞3 |
| | 3. 製造業 | 139 | 14.83 | 2.139 | | 1＞4 |
| | 4. 金融業 | 46 | 15.35 | 1.900 | | 1＞5 |
| | 5. 自由業 | 30 | 15.30 | 2.493 | | 6＞7 |
| | 6. 軍警／公務／教師 | 127 | 15.47 | 2.503 | | 6＞8 |

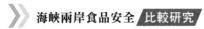 

| 變項層面 | 職業 | 人數 | 平均數 | 標準差 | F 值 | 事後比較 |
|---|---|---|---|---|---|---|
| | 7. 家庭主婦 | 36 | 15.83 | 2.591 | | |
| | 8. 退休 | 33 | 15.76 | 2.437 | | |
| 標準規格 | 1. 學生 | 30 | 17.28 | 1.056 | 3.288* | 2＞7 |
| | 2. 服務業 | 72 | 17.51 | 1.556 | | 2＞8 |
| | 3. 製造業 | 139 | 16.13 | 2.916 | | |
| | 4. 金融業 | 46 | 16.76 | 2.651 | | |
| | 5. 自由業 | 30 | 15.70 | 3.131 | | |
| | 6. 軍警／公務／教師 | 127 | 15.81 | 2.772 | | |
| | 7. 家庭主婦 | 36 | 15.15 | 2.806 | | |
| | 8. 退休 | 33 | 15.30 | 2.888 | | |
| 安全顧慮 | 1. 學生 | 30 | 18.65 | 1.380 | 5.328** | 1＞2 |
| | 2. 服務業 | 72 | 15.74 | 1.028 | | 1＞8 |
| | 3. 製造業 | 139 | 16.27 | 2.039 | | |
| | 4. 金融業 | 46 | 16.65 | 1.840 | | |
| | 5. 自由業 | 30 | 16.20 | 2.188 | | |
| | 6. 軍警／公務／教師 | 127 | 17.01 | 2.215 | | |
| | 7. 家庭主婦 | 36 | 16.08 | 2.347 | | |
| | 8. 退休 | 33 | 15.85 | 2.307 | | |
| 購買信心 | 1. 學生 | 30 | 19.02 | .857 | 11.389*** | 1＞2 |
| | 2. 服務業 | 72 | 15.49 | .531 | | 1＞3 |
| | 3. 製造業 | 139 | 15.29 | 2.086 | | 1＞5 |
| | 4. 金融業 | 46 | 16.10 | 2.077 | | 6＞2 |
| | 5. 自由業 | 30 | 15.67 | 1.845 | | 6＞3 |
| | 6. 軍警／公務／教師 | 127 | 16.67 | 1.811 | | 6＞5 |
| | 7. 家庭主婦 | 36 | 16.31 | 1.912 | | |
| | 8. 退休 | 33 | 16.42 | 1.855 | | |
| 安全態度 | 1. 學生 | 30 | 72.36 | .894 | 4.634** | 1＞3 |
| | 2. 服務業 | 72 | 65.10 | 1.103 | | |
| | 3. 製造業 | 139 | 62.53 | 8.165 | | |
| | 4. 金融業 | 46 | 64.43 | 7.470 | | |
| | 5. 自由業 | 30 | 63.30 | 8.510 | | |
| | 6. 軍警／公務／教師 | 127 | 62.68 | 8.409 | | |
| | 7. 家庭主婦 | 36 | 64.39 | 9.002 | | |
| | 8. 退休 | 33 | 63.33 | 8.623 | | |

*$p<.05$，**$p<.01$，***$p<.001$

## 七、不同個人月收入之台灣民眾在食品安全態度上之差異情形

本研究將被訪者之個人月收入（新台幣）分為無收入、20,000 元以下、20,001-40,000 元、40,001-60,000 元、60,001 元以上這五個組別，分別進行分析。依表 4-3-15 之分析摘要內容可知，不同個人月收入的台灣民眾在食品安全態度及各層面上除「標準規格」、「購買信心」外均無顯著差異，其分析結果整體如下：

1. 不同個人月收入的台灣民眾在「衛生管理」上無顯著差異（F=1.028，$p$=.381＞.05）。

2. 不同個人月收入的台灣民眾在「標準規格」上有顯著差異（F=4.265**，$p$=.006＜.01），事後比較表現為個人月收入為 40,001-60,000 元者得分上顯著高於無收入、20,000 元以下、20,001-40,000 元者；60,001 元以上者得分上顯著高於 40,001-60,000 元者。

3. 不同個人月收入的台灣民眾在「安全顧慮」上無顯著差異（F=2.366，$p$=.052＞.05）。

4. 不同個人月收入的台灣民眾在「購買信心」上達到顯著差異（F=4.155**，$p$=.003＜.01），事後比較表現為個人月收入為 20,001-40,000 元、60,001 元以上者得分上顯著高於 20,000 元以下者。

5. 不同個人月收入的台灣民眾在「安全態度」上無達到顯著差異（F=1.544，$p$=.403＞.05）。

表 4-3-15　不同個人月收入之台灣民眾在食品安全態度上之差異情形摘要表

| 變項層面 | 個人月收入 | 人數 | 平均數 | 標準差 | F 值 | 事後比較 |
|---|---|---|---|---|---|---|
| 衛生管理 | 1. 無收入 | 32 | 15.53 | 1.984 | 1.028 | |
| | 2. 20,000 元以下 | 39 | 14.97 | 1.693 | | |
| | 3. 20,001-40,000 元 | 294 | 15.38 | 2.283 | | |
| | 4. 40,001-60,000 元 | 74 | 16.01 | .478 | | |
| | 5. 60,001 元以上元 | 74 | 15.32 | 3.847 | | |
| 標準規格 | 1. 無收入 | 32 | 15.23 | 2.548 | 4.265** | 4＞1 |
| | 2. 20,000 元以下 | 39 | 15.34 | 2.465 | | 4＞2 |
| | 3. 20,001-40,000 元 | 294 | 16.02 | 2.705 | | 4＞3 |
| | 4. 40,001-60,000 元 | 74 | 18.11 | 1.709 | | 5＞4 |
| | 5. 60,001 元以上元 | 74 | 16.32 | 3.847 | | |

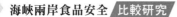

| 變項層面 | 個人月收入 | 人數 | 平均數 | 標準差 | F 值 | 事後比較 |
|---|---|---|---|---|---|---|
| 安全顧慮 | 1. 無收入 | 32 | 16.03 | 1.675 | 2.366 | |
| | 2. 20,000 元以下 | 39 | 15.97 | 1.752 | | |
| | 3. 20,001-40,000 元 | 294 | 16.45 | 1.877 | | |
| | 4. 40,001-60,000 元 | 74 | 16.77 | 1.080 | | |
| | 5. 60,001 元以上元 | 74 | 16.76 | 3.785 | | |
| 購買信心 | 1. 無收入 | 32 | 15.69 | 1.203 | 4.155** | 3＞2 |
| | 2. 20,000 元以下 | 39 | 15.44 | 1.553 | | 5＞2 |
| | 3. 20,001-40,000 元 | 294 | 16.19 | 1.650 | | |
| | 4. 40,001-60,000 元 | 74 | 16.01 | 1.131 | | |
| | 5. 60,001 元以上元 | 74 | 16.86 | 3.833 | | |
| 安全態度 | 1. 無收入 | 32 | 61.59 | 5.797 | 1.544 | |
| | 2. 20,000 元以下 | 39 | 61.31 | 5.262 | | |
| | 3. 20,001-40,000 元 | 294 | 63.86 | 7.199 | | |
| | 4. 40,001-60,000 元 | 74 | 67.14 | 3.658 | | |
| | 5. 60,001 元以上元 | 74 | 66.27 | 15.044 | | |

**$p＜.01$

## 八、不同家庭採買者之台灣民眾在食品安全態度上之差異情形

本研究將被訪者之家庭採買者分為父親、母親及自己這三個分類，分別進行分析。依表 4-3-16 之分析摘要內容可知，不同家庭採買者的台灣民眾在食品安全態度及各層面上除「安全顧慮」外均有顯著差異，其分析結果整體如下：

1. 不同家庭採買者的台灣民眾在「衛生管理」上有顯著差異（$F=5.422**$，$p=.005＜.01$），事後比較表現為家庭採買者為父親的得分上顯著高於母親和自己。

2. 不同家庭採買者的台灣民眾在「標準規格」上有顯著差異（$F=3.513*$，$p=.012＜.05$），事後比較表現為家庭採買者為父親的得分上顯著高於母親。

3. 不同家庭採買者的台灣民眾在「安全顧慮」上無顯著差異（$F=1.027$，$p=.396＞.05$）。

4. 不同家庭採買者的台灣民眾在「購買信心」上有顯著差異
（F=6.665**，*p*=.004＜.01），事後比較表現為家庭採買者為父親的
得分上顯著高於自己。

5. 不同家庭採買者的台灣民眾在「安全態度」上有顯著差異
（F=6.887**，*p*=.004＜.01），事後比較表現為家庭採買者為父親的
得分上顯著高於自己。

表 4-3-16　不同家庭採買者之台灣民眾在食品安全態度上之差異情形摘要表

| 變項層面 | 年齡 | 人數 | 平均數 | 標準差 | F 值 | 事後比較 |
|---|---|---|---|---|---|---|
| 衛生管理 | 1. 父親 | 38 | 18.17 | 1.989 | 5.422** | 1＞2 |
|  | 2. 母親 | 236 | 15.44 | 2.174 |  | 1＞3 |
|  | 3. 自己 | 239 | 14.91 | 2.061 |  |  |
| 標準規格 | 1. 父親 | 38 | 18.09 | 1.568 | 3.513* | 1＞2 |
|  | 2. 母親 | 236 | 15.49 | 2.917 |  |  |
|  | 3. 自己 | 239 | 16.44 | 2.534 |  |  |
| 安全顧慮 | 1. 父親 | 38 | 17.04 | 1.050 | 1.027 |  |
|  | 2. 母親 | 236 | 15.97 | 2.103 |  |  |
|  | 3. 自己 | 239 | 16.46 | 1.849 |  |  |
| 購買信心 | 1. 父親 | 38 | 18.11 | 1.260 | 6.665** | 1＞3 |
|  | 2. 母親 | 236 | 16.32 | 1.603 |  |  |
|  | 3. 自己 | 239 | 15.26 | 1.840 |  |  |
| 安全態度 | 1. 父親 | 38 | 69.33 | 3.985 | 6.887** | 1＞3 |
|  | 2. 母親 | 236 | 63.12 | 7.668 |  |  |
|  | 3. 自己 | 239 | 63.07 | 7.225 |  |  |

*p＜.05，**p＜.01

# 參 » 不同背景變項之台灣民眾在食品安全行為上之差異情形

## 一、不同地區之台灣民眾在食品安全行為上之差異情形

本研究受試者之地區劃分按照台灣區位上的劃分分為：北部、中部和南部三個地區進行分析。依表 4-3-17 之分析摘要內容可知，不同地區的台灣

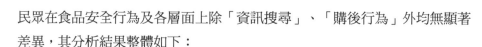

民眾在食品安全行為及各層面上除「資訊搜尋」、「購後行為」外均無顯著
差異，其分析結果整體如下：

1. 不同地區的台灣民眾在「資訊搜尋」上有顯著差異（F=8.260**，
   $p$=.002＜.01），事後比較中表現為北部、南部得分顯著高於中部。

2. 不同地區的台灣民眾在「方案評估」上無顯著差異（F=1.122，
   $p$=.096＞.05）。

3. 不同地區的台灣民眾在「購買意願」上無顯著差異（F=2.035，
   $p$=.082＞.05）。

4. 不同地區的台灣民眾在「購後行為」上有顯著差異（F=9.498**，
   $p$=.001＜.01），事後比較中表現為北部得分顯著高於中部。

5. 不同地區的台灣民眾在「安全行為」上無顯著差異（F=1.520，
   $p$=.081＞.05）。

表 4-3-17　不同地區之台灣民眾在食品安全行為上及各層面之差異情形摘要表

| 變項層面 | 地區 | 人數 | 平均數 | 標準差 | F 值 | 事後比較 |
|---|---|---|---|---|---|---|
| 資訊搜尋 | 1. 北部 | 186 | 19.74 | .998 | 8.260** | 1＞2 |
| | 2. 中部 | 148 | 18.78 | 1.843 | | 3＞2 |
| | 3. 南部 | 179 | 19.93 | .520 | | |
| 方案評估 | 1. 北部 | 186 | 19.67 | .908 | 1.122 | |
| | 2. 中部 | 148 | 18.89 | 1.656 | | |
| | 3. 南部 | 179 | 19.28 | .689 | | |
| 購買意願 | 1. 北部 | 186 | 19.13 | 1.586 | 2.035 | |
| | 2. 中部 | 148 | 18.12 | 2.178 | | |
| | 3. 南部 | 179 | 17.38 | 1.946 | | |
| 購後行為 | 1. 北部 | 186 | 18.11 | 3.494 | 9.498** | 1＞2 |
| | 2. 中部 | 148 | 14.61 | 2.437 | | |
| | 3. 南部 | 179 | 17.99 | 1.428 | | |
| 安全行為 | 1. 北部 | 186 | 73.15 | 3.600 | 1.520 | |
| | 2. 中部 | 148 | 73.77 | 6.564 | | |
| | 3. 南部 | 179 | 74.70 | 3.535 | | |

**$p$＜.01，***$p$＜.001

## 二、不同性別之台灣民眾在食品安全行為上之差異情形

依表 4-3-18 之分析摘要內容可知，不同性別的台灣民眾在食品安全行為整體及其各層面上除「資訊搜尋」外均有顯著差異，其分析結果整體如下：

1. 不同性別的台灣民眾在「資訊搜尋」上無顯著差異（t=-1.001，p=.317＞.05）。

2. 不同性別的台灣民眾在「方案評估」上有顯著差異（t=-5.547**，p=.006＜.01）。

3. 不同性別的台灣民眾在「購買意願」上有顯著差異（t=4.191**，p=.007＜.01）。

4. 不同性別的台灣民眾在「購後行為」上有顯著差異（t=-2.517*，p=.04＜.05）。

5. 不同性別的台灣民眾在「安全行為」上有顯著差異（t=-1.987*，p=.04＜.05）。

表 4-3-18　不同性別之台灣民眾在食品安全行為及各層面差異情形摘要表

| 變項層面 | 性別 | 人數 | 平均數 | 標準差 | t 值 |
|---|---|---|---|---|---|
| 資訊搜尋 | 1. 男性 | 196 | 15.41 | 1.518 | -1.001 |
| | 2. 女性 | 317 | 15.61 | 2.824 | |
| 方案評估 | 1. 男性 | 196 | 15.25 | 2.958 | -5.547** |
| | 2. 女性 | 317 | 16.89 | 2.624 | |
| 購買意願 | 1. 男性 | 196 | 15.02 | 2.072 | 4.191** |
| | 2. 女性 | 317 | 17.34 | 1.706 | |
| 購後行為 | 1. 男性 | 196 | 15.41 | 1.703 | -2.517* |
| | 2. 女性 | 317 | 16.52 | 2.144 | |
| 安全行為 | 1. 男性 | 196 | 61.09 | 7.230 | -1.987* |
| | 2. 女性 | 317 | 66.36 | 8.482 | |

*p＜.05，**p＜.01

## 三、不同年齡之台灣民眾在食品安全行為上之差異情形

本研究將被訪者之年齡分為 20 歲以下、21-30 歲、31-40 歲、41-50 歲、51 歲以上這五個階段，分別進行分析。依表 4-3-19 之分析摘要內容可知，不同年齡的台灣民眾在食品安全行為及各層面上除「方案評估」外均有顯著差異，其分析結果整體如下：

1. 不同年齡的台灣民眾在「資訊搜尋」上達到顯著差異（F=1.301，p=.121＜.734），事後比較表現為 20 歲以下者得分顯著高於年齡 31-40 歲、41-50 歲、51 歲以上之民眾；21-30 歲者得分顯著高於年齡 31-40 歲、41-50 歲；31-40 歲者得分顯著高於 51 歲以上之民眾。

2. 不同年齡的台灣民眾在「方案評估」上無顯著差異（F=.628，p=.438＞.05）。

3. 不同年齡的台灣民眾在「購買意願」上達到顯著差異（F=10.691***，p=.000＜.001），事後比較表現為年齡為 21-30 歲、31-40 歲、41-50 歲之台灣民眾在得分上明顯高於 51 歲以上之民眾。

4. 不同年齡的台灣民眾在「購後行為」上達到顯著差異（F=4.571**，p=.005＜.01），事後比較表現事後比較表現為年齡為 21-30 歲、31-40 歲、41-50 歲之台灣民眾在得分上明顯高於 51 歲以上之民眾。

5. 不同年齡的台灣民眾在「安全行為」上達到顯著差異（F=8.736**，p=.001＜.01），事後比較表現為年齡為 21-30 歲之台灣民眾在得分上明顯高於 51 歲以上之民眾；20 歲以下、21-30 歲、31-40 歲、41-50 歲在得分上明顯高於 51 歲以上之民眾。

表 4-3-19 不同年齡之台灣民眾在食品安全行為上之差異情形摘要表

| 變項層面 | 年齡 | 人數 | 平均數 | 標準差 | F 值 | 事後比較 |
|---|---|---|---|---|---|---|
| 資訊搜尋 | 1. 20 歲以下 | 40 | 19.04 | .211 | 1.301 | |
| | 2. 21-30 歲 | 162 | 18.02 | 2.001 | | |
| | 3. 31-40 歲 | 242 | 19.11 | .201 | | |
| | 4. 41-50 歲 | 34 | 18.82 | 1.850 | | |
| | 5. 51 歲以上 | 35 | 19.20 | .147 | | |

| 變項層面 | 年齡 | 人數 | 平均數 | 標準差 | F 值 | 事後比較 |
|---|---|---|---|---|---|---|
| 方案評估 | 1. 20 歲以下 | 40 | 19.65 | .483 | .628 | |
| | 2. 21-30 歲 | 162 | 18.05 | 1.726 | | |
| | 3. 31-40 歲 | 242 | 19.69 | .465 | | |
| | 4. 41-50 歲 | 34 | 18.91 | 1.564 | | |
| | 5. 51 歲以上 | 35 | 19.74 | .443 | | |
| 購買意願 | 1. 20 歲以下 | 40 | 17.93 | 1.979 | 10.691*** | 3＞2 |
| | 2. 21-30 歲 | 162 | 16.96 | 2.187 | | 4＞2 |
| | 3. 31-40 歲 | 242 | 18.65 | 1.867 | | 5＞2 |
| | 4. 41-50 歲 | 34 | 18.24 | 2.104 | | |
| | 5. 51 歲以上 | 35 | 18.57 | 1.685 | | |
| 購後行為 | 1. 20 歲以下 | 40 | 16.52 | 1.694 | 4.571** | 3＞2 |
| | 2. 21-30 歲 | 162 | 17.93 | 2.554 | | |
| | 3. 31-40 歲 | 242 | 19.05 | 2.469 | | |
| | 4. 41-50 歲 | 34 | 18.00 | 2.348 | | |
| | 5. 51 歲以上 | 35 | 18.66 | 2.363 | | |
| 安全行為 | 1. 20 歲以下 | 40 | 69.56 | 3.432 | 8.736** | 3＞1 |
| | 2. 21-30 歲 | 162 | 75.63 | 5.673 | | |
| | 3. 31-40 歲 | 242 | 76.16 | 3.330 | | |
| | 4. 41-50 歲 | 34 | 73.97 | 6.293 | | |
| | 5. 51 歲以上 | 35 | 76.97 | 3.120 | | |

**$p<.01$，***$p<.001$

## 四、不同婚姻狀況之台灣民眾在食品安全行為上之差異情形

依表 4-3-20 之分析摘要內容可知，不同婚姻狀況的台灣民眾在食品安全行為整體及其各層面上除「資訊搜尋」、「方案評估」外均無顯著差異，其分析結果整體如下：

1. 不同婚姻狀況的台灣民眾在「資訊搜尋」上有顯著差異（t=-4.874**，$p=.005<.01$）。

2. 不同婚姻狀況的台灣民眾在「方案評估」上有顯著差異（t=-6.719**，$p=.003<.01$）。

3. 不同婚姻狀況的台灣民眾在「購買意願」上無顯著差異（t=.559，p=.472＞.05）。

4. 不同婚姻狀況的台灣民眾在「購後行為」上無顯著差異（t=.865，p=.717＞.05）。

5. 不同婚姻狀況的台灣民眾在「安全行為」上無顯著差異（t=1.018，p=.118＞.05）。

表 4-3-20　不同婚姻狀況之台灣民眾在食品安全行為及各層面差異情形摘要表

| 變項層面 | 性別 | 人數 | 平均數 | 標準差 | t 值 |
|---|---|---|---|---|---|
| 資訊搜尋 | 1. 未婚 | 314 | 14.97 | 2.266 | -4.874** |
| | 2. 已婚 | 199 | 16.41 | 2.372 | |
| 方案評估 | 1. 未婚 | 314 | 15.44 | 2.664 | -6.719** |
| | 2. 已婚 | 199 | 17.56 | 2.698 | |
| 購買意願 | 1. 未婚 | 314 | 16.02 | 1.890 | .559 |
| | 2. 已婚 | 199 | 17.14 | 2.401 | |
| 購後行為 | 1. 未婚 | 314 | 15.95 | 1.496 | .865 |
| | 2. 已婚 | 199 | 16.34 | 2.707 | |
| 安全行為 | 1. 未婚 | 314 | 62.38 | 6.977 | 1.018 |
| | 2. 已婚 | 199 | 67.44 | 9.520 | |

**$p<.01$

## 五、不同教育程度之台灣民眾在食品安全行為上之差異情形

本研究將被訪者之教育程度分為初中及以下、高中、大學、研究生及以上這四個分類，分別進行分析。依表 4-3-21 之分析摘要內容可知，不同教育程度的台灣民眾在食品安全行為及各層面上除「資訊搜尋」、「購後行為」外均達到顯著差異，其分析結果整體如下：

1. 不同教育程度的台灣民眾在「資訊搜尋」上無顯著差異（F=1.591，p=.191＞.05）。

2. 不同教育程度的台灣民眾在「方案評估」上達到顯著差異（F=3.432*，p=.017＜.05），事後比較表現為教育程度為高中者得分均高於教育程度為大學之人群。

3.不同教育程度的台灣民眾在「購買意願」上達到顯著差異（F=9.516***，p=.000＜.001），事後比較表現為教育程度為研究生及以上者得分均高於教育程度為大學之人群。

4.不同教育程度的台灣民眾在「購後行為」上無顯著差異（F=1.266，p=.232＞.05）。

5.不同教育程度的台灣民眾在「安全行為」上達到顯著差異（F=11.929***，p=.000＜.001）事後比較表現為教育程度為研究生及以上者得分均高於教育程度為大學之人群。

表 4-3-21　不同教育程度之台灣民眾在食品安全行為上之差異情形摘要表

| 變項層面 | 年齡 | 人數 | 平均數 | 標準差 | F 值 | 事後比較 |
|---|---|---|---|---|---|---|
| 資訊搜尋 | 1. 初中及以下 | 41 | 19.02 | 1.739 | 1.591 | |
| | 2. 高中 | 79 | 19.59 | 1.214 | | |
| | 3. 大學 | 337 | 19.25 | 1.561 | | |
| | 4. 研究生及以上 | 56 | 19.36 | 1.482 | | |
| 方案評估 | 1. 初中及以下 | 41 | 19.00 | 1.732 | 3.432* | 2＞3 |
| | 2. 高中 | 79 | 19.48 | 1.218 | | |
| | 3. 大學 | 337 | 19.01 | 1.271 | | |
| | 4. 研究生及以上 | 56 | 19.36 | 1.482 | | |
| 購買意願 | 1. 初中及以下 | 41 | 18.41 | 2.144 | 9.516*** | 4＞3 |
| | 2. 高中 | 79 | 18.38 | 2.021 | | |
| | 3. 大學 | 337 | 17.66 | 2.079 | | |
| | 4. 研究生及以上 | 56 | 19.05 | 1.863 | | |
| 購後行為 | 1. 初中及以下 | 41 | 17.85 | 2.545 | 1.266 | |
| | 2. 高中 | 79 | 18.62 | 2.344 | | |
| | 3. 大學 | 337 | 17.18 | 2.541 | | |
| | 4. 研究生及以上 | 56 | 18.75 | 2.209 | | |
| 安全行為 | 1. 初中及以下 | 41 | 74.29 | 6.871 | 11.929*** | 4＞3 |
| | 2. 高中 | 79 | 76.08 | 5.305 | | |
| | 3. 大學 | 337 | 73.09 | 4.773 | | |
| | 4. 研究生及以上 | 56 | 76.52 | 6.252 | | |

*p＜.05，***p＜.001

## 六、不同職業之台灣民眾在食品安全行為上之差異情形

本研究將被訪者之職業分為學生、服務業、製造業、金融業、自由業、軍警／公務／教師、家庭主婦、退休等八類，分別進行分析。依表 4-3-22 之分析摘要內容可知，不同職業的台灣民眾在食品安全行為及各層面上除「資訊搜尋」外均達到顯著差異，其分析結果整體如下：

1. 不同職業的台灣民眾在「資訊搜尋」上無顯著差異（F=.613，$p$=.655 ＞.05）。

2. 不同職業的台灣民眾在「方案評估」上達到顯著差異（F=3.426*，$p$=.039＜.05），事後比較表現為學生得分上明顯高於製造業、自由業、軍警／公務／教師、家庭主婦、退休。

3. 不同職業的台灣民眾在「購買意願」上達到顯著差異（F=8.339**，$p$=.001＜.01），事後比較表現為服務業得分上明顯高於製造業、金融業、自由業、軍警／公務／教師、家庭主婦、退休人士；製造業得分上明顯高於軍警／公務／教師、家庭主婦、退休人士。

4. 不同職業的台灣民眾在「購後行為」上達到顯著差異（F=6.346**，$p$=.004＜.01），事後比較表現為服務業得分上明顯高於軍警／公務／教師、家庭主婦、退休人士。

5. 不同職業的台灣民眾在「安全行為」上達到顯著差異（F=5.662**，$p$=.004＜.01），事後比較表現為服務業得分上明顯高於自由業、軍警／公務／教師、家庭主婦、退休。

表 4-3-22　不同職業之台灣民眾在食品安全行為上之差異情形摘要表

| 變項層面 | 職業 | 人數 | 平均數 | 標準差 | F 值 | 事後比較 |
|---|---|---|---|---|---|---|
| 資訊搜尋 | 1. 學生 | 30 | 19.73 | .094 | .613 | |
| | 2. 服務業 | 72 | 19.25 | .118 | | |
| | 3. 製造業 | 139 | 19.81 | 1.019 | | |
| | 4. 金融業 | 46 | 19.26 | .798 | | |
| | 5. 自由業 | 30 | 19.47 | 1.383 | | |
| | 6. 軍警／公務／教師 | 127 | 18.30 | 1.985 | | |
| | 7. 家庭主婦 | 36 | 18.00 | 2.028 | | |
| | 8. 退休 | 33 | 18.30 | 2.008 | | |

| 變項層面 | 職業 | 人數 | 平均數 | 標準差 | F 值 | 事後比較 |
|---|---|---|---|---|---|---|
| 方案評估 | 1. 學生 | 30 | 19.45 | .000 | 3.426* | 1＞3 |
| | 2. 服務業 | 72 | 19.94 | .471 | | 1＞5 |
| | 3. 製造業 | 139 | 19.77 | .422 | | 1＞6 |
| | 4. 金融業 | 46 | 19.85 | .363 | | 1＞7 |
| | 5. 自由業 | 30 | 19.10 | 1.242 | | 1＞8 |
| | 6. 軍警／公務／教師 | 127 | 18.07 | 1.497 | | |
| | 7. 家庭主婦 | 36 | 17.92 | 1.628 | | |
| | 8. 退休 | 33 | 18.12 | 1.495 | | |
| 購買意願 | 1. 學生 | 30 | 19.44 | .936 | 8.339** | 2＞3 |
| | 2. 服務業 | 72 | 19.32 | .707 | | 2＞4 |
| | 3. 製造業 | 139 | 18.54 | 1.916 | | 2＞5 |
| | 4. 金融業 | 46 | 18.67 | 1.790 | | 2＞6 |
| | 5. 自由業 | 30 | 17.47 | 1.907 | | 2＞7 |
| | 6. 軍警／公務／教師 | 127 | 16.42 | 1.654 | | 2＞8 |
| | 7. 家庭主婦 | 36 | 16.67 | 1.897 | | 3＞6 |
| | 8. 退休 | 33 | 16.52 | 1.716 | | 3＞7 |
| 購後行為 | 1. 學生 | 30 | 12.80 | 2.441 | 6.346** | 2＞6 |
| | 2. 服務業 | 72 | 17.96 | .354 | | 2＞7 |
| | 3. 製造業 | 139 | 19.35 | 1.203 | | 2＞8 |
| | 4. 金融業 | 46 | 19.61 | .954 | | |
| | 5. 自由業 | 30 | 17.83 | 2.520 | | |
| | 6. 軍警／公務／教師 | 127 | 16.63 | 2.455 | | |
| | 7. 家庭主婦 | 36 | 16.11 | 2.539 | | |
| | 8. 退休 | 33 | 16.55 | 2.514 | | |
| 安全行為 | 1. 學生 | 30 | 72.80 | 2.441 | 10.696*** | 2＞5 |
| | 2. 服務業 | 72 | 77.81 | 1.650 | | 2＞6 |
| | 3. 製造業 | 139 | 77.66 | 3.402 | | 2＞7 |
| | 4. 金融業 | 46 | 78.13 | 2.872 | | 2＞8 |
| | 5. 自由業 | 30 | 73.87 | 5.138 | | |
| | 6. 軍警／公務／教師 | 127 | 69.42 | 4.398 | | |
| | 7. 家庭主婦 | 36 | 68.69 | 4.354 | | |
| | 8. 退休 | 33 | 69.48 | 4.251 | | |

*$p <.05$，**$p <.01$，***$p <.001$

## 七、不同個人月收入之台灣民眾在食品安全行為上之差異情形

本研究將被訪者之個人月收入（新台幣）分為無收入、20,000 元以下、20,001-40,000 元、40,001-60,000 元、60,001 元以上這五個組別，分別進行分析。依表 4-3-23 之分析摘要內容可知，不同個人月收入的台灣民眾在食品安全行為及各層面上除「購買意願」外均無顯著差異，其分析結果整體如下：

1. 不同個人月收入的台灣民眾在「資訊搜尋」上無顯著差異（F=1.090，$p$=.452＞.05）。

2. 不同個人月收入的台灣民眾在「方案評估」上無顯著差異（F=1.113，$p$=.402＞.05）。

3. 不同個人月收入的台灣民眾在「購買意願」上有顯著差異（F=9.974***，$p$=.000＜.001）事後比較中發現，個人月收入為 60,001 元以上者得分顯著高於無收入、20,000 元以下、20,001-40,000 元、40,001-60,000 元者;20,001-40,000 者得分顯著高於 20,000 元以下者。

4. 不同個人月收入的台灣民眾在「購後行為」上無顯著差異（F=.083，$p$=.742＞.05）。

5. 不同個人月收入的台灣民眾在「安全行為」上無顯著差異（F=1.264，$p$=.255＞.05）。

表 4-3-23　不同個人月收入之台灣民眾在食品安全行為上之差異情形摘要表

| 變項層面 | 個人月收入 | 人數 | 平均數 | 標準差 | F 值 | 事後比較 |
|---|---|---|---|---|---|---|
| 資訊搜尋 | 1. 無收入 | 32 | 19.13 | 1.680 | 1.090 | |
| | 2. 20,000 元以下 | 39 | 19.18 | 1.636 | | |
| | 3. 20,001-40,000 元 | 294 | 19.20 | 1.329 | | |
| | 4. 40,001-60,000 元 | 74 | 18.93 | 2.002 | | |
| | 5. 60,001 元以上元 | 74 | 19.43 | .268 | | |

| 變項層面 | 個人月收入 | 人數 | 平均數 | 標準差 | F 值 | 事後比較 |
|---|---|---|---|---|---|---|
| 方案評估 | 1. 無收入 | 32 | 18.75 | 1.545 | 1.113 | |
| | 2. 20,000 元以下 | 39 | 18.74 | 1.482 | | |
| | 3. 20,001-40,000 元 | 294 | 19.18 | 1.290 | | |
| | 4. 40,001-60,000 元 | 74 | 18.35 | 1.484 | | |
| | 5. 60,001 元以上元 | 74 | 19.64 | .382 | | |
| 購買意願 | 1. 無收入 | 32 | 17.28 | 2.113 | 9.974*** | 5＞1 |
| | 2. 20,000 元以下 | 39 | 16.90 | 2.382 | | 5＞2 |
| | 3. 20,001-40,000 元 | 294 | 17.92 | 2.066 | | 5＞3 |
| | 4. 40,001-60,000 元 | 74 | 17.07 | 1.793 | | 5＞4 |
| | 5. 60,001 元以上元 | 74 | 19.28 | .000 | | 3＞2 |
| 購後行為 | 1. 無收入 | 32 | 17.59 | 1.794 | .083 | |
| | 2. 20,000 元以下 | 39 | 17.38 | 1.498 | | |
| | 3. 20,001-40,000 元 | 294 | 17.80 | 2.303 | | |
| | 4. 40,001-60,000 元 | 74 | 18.80 | 1.085 | | |
| | 5. 60,001 元以上元 | 74 | 17.89 | 4.026 | | |
| 安全行為 | 1. 無收入 | 32 | 72.75 | 5.935 | 1.264 | |
| | 2. 20,000 元以下 | 39 | 72.21 | 5.502 | | |
| | 3. 20,001-40,000 元 | 294 | 74.40 | 5.275 | | |
| | 4. 40,001-60,000 元 | 74 | 72.15 | 5.907 | | |
| | 5. 60,001 元以上元 | 74 | 75.89 | 4.026 | | |

***$p＜.001$

## 八、不同家庭採買者之台灣民眾在食品安全行為上之差異情形

本研究將被訪者之家庭採買者分為父親、母親及自己這三個分類，分別進行分析。依表 4-3-24 之分析摘要內容可知，不同家庭採買者的台灣民眾在食品安全行為及各層面上除「購買意願」、「購後行為」外均未達到顯著差異，其分析結果整體如下：

1. 不同家庭採買者的台灣民眾在「資訊搜尋」上無顯著差異（F=.899，$p$=.157＞.05）。

2. 不同家庭採買者的台灣民眾在「方案評估」上無顯著差異（F=.932，$p$=.131＞.05）。

3. 不同家庭採買者的台灣民眾在「購買意願」上達到顯著差異（F=4.682**，p=.005＜.01），事後比較中顯示採買者為父親的得分顯著高於母親。

4. 不同家庭採買者的台灣民眾在「購後行為」上達到顯著差異（F=6.389**，p=.003＜.01），事後比較中顯示採買者為自己的得分顯著高於父親和母親。

5. 不同家庭採買者的台灣民眾在「安全行為」上無顯著差異（F=1.329，p=.112＞.05）。

表 4-3-24　不同家庭採買者之台灣民眾在食品安全行為上之差異情形摘要表

| 變項層面 | 年齡 | 人數 | 平均數 | 標準差 | F 值 | 事後比較 |
|---|---|---|---|---|---|---|
| 資訊搜尋 | 1. 父親 | 38 | 19.74 | .268 | .899 | |
| | 2. 母親 | 236 | 19.12 | 1.661 | | |
| | 3. 自己 | 239 | 19.36 | 1.465 | | |
| 方案評估 | 1. 父親 | 38 | 19.47 | .586 | .932 | |
| | 2. 母親 | 236 | 18.73 | 1.522 | | |
| | 3. 自己 | 239 | 19.36 | 1.113 | | |
| 購買意願 | 1. 父親 | 38 | 19.22 | .631 | 4.682** | 1＞2 |
| | 2. 母親 | 236 | 17.14 | 2.157 | | |
| | 3. 自己 | 239 | 18.49 | 1.817 | | |
| 購後行為 | 1. 父親 | 38 | 16.00 | .298 | 6.389** | 3＞2 |
| | 2. 母親 | 236 | 16.78 | 2.102 | | 3＞1 |
| | 3. 自己 | 239 | 19.35 | .971 | | |
| 安全行為 | 1. 父親 | 38 | 72.00 | .000 | 1.329 | |
| | 2. 母親 | 236 | 71.77 | 5.444 | | |
| | 3. 自己 | 239 | 76.56 | 4.586 | | |

**p＜.01，***p＜.001

## 第四節　不同背景變項之香港民眾在認知、態度、行為上之差異情形

本節為探討香港民眾不同背景變項在「認知」、「態度」與「行為」上之差異情形，採用 t 檢定或單因數變異數分析進行數據的統計及分析處理。

若在單因數變異分析中，其結果達顯著水準，則進一步進行事後比較，並檢驗假設 3：不同個人背景變項的香港民眾其食品安全認知、態度、行為有顯著差異是否成立。

# 壹 » 不同背景變項之香港民眾在食品安全認知上之差異情形

## 一、不同性別之香港民眾在食品安全認知上之差異情形

依表 4-4-1 之分析摘要內容可知，不同性別的香港民眾在食品安全認知整體及其各層面上均無顯著差異，其分析結果整體如下：

1. 不同性別的香港民眾在「重視認知」上無顯著差異（t=.464，p=.643 ＞.05）。

2. 不同性別的香港民眾在「成分認知」上無顯著差異（t=.216，p=.856 ＞.05）。

3. 不同性別的香港民眾在「標示認知」上無顯著差異（t=.561，p=.575 ＞.05）。

4. 不同性別的香港民眾在「品牌認知」上無顯著差異（t=-.949，p=.344 ＞.05）。

5. 不同性別的香港民眾在「標章認知」上無顯著差異（t=-2.469，p=.014＞.05）。

6. 不同性別的香港民眾在「傳播認知」上無顯著差異（t=-.711，p=.478 ＞.05）。

7. 不同性別的香港民眾在「安全認知」上無顯著差異（t=-1.997，p=.047＞.05）。

表 4-4-1　不同性別之香港民眾在食品安全認知及各層面差異情形摘要表

| 變項層面 | 性別 | 人數 | 平均數 | 標準差 | t 值 |
|---|---|---|---|---|---|
| 重視認知 | 1. 男性 | 97 | 18.19 | 1.648 | .464 |
| | 2. 女性 | 153 | 18.08 | 1.686 | |

| 變項層面 | 性別 | 人數 | 平均數 | 標準差 | t值 |
|---|---|---|---|---|---|
| 成分認知 | 1. 男性 | 97 | 16.68 | 1.705 | .216 |
| | 2. 女性 | 153 | 17.64 | 1.830 | |
| 標示認知 | 1. 男性 | 97 | 17.61 | 1.912 | .561 |
| | 2. 女性 | 153 | 17.46 | 2.161 | |
| 品牌認知 | 1. 男性 | 97 | 16.88 | 1.991 | -.949 |
| | 2. 女性 | 153 | 17.11 | 1.852 | |
| 標章認知 | 1. 男性 | 97 | 15.42 | 2.857 | -2.469 |
| | 2. 女性 | 153 | 16.28 | 2.369 | |
| 傳播認知 | 1. 男性 | 97 | 15.56 | 2.179 | -.711 |
| | 2. 女性 | 153 | 15.78 | 2.865 | |
| 安全認知 | 1. 男性 | 97 | 100.33 | 8.406 | -1.997 |
| | 2. 女性 | 153 | 102.36 | 7.444 | |

*$p < .05$

## 二、不同年齡之香港民眾在食品安全認知上之差異情形

本研究將被訪者之年齡分為 20 歲以下、21-30 歲、31-40 歲、41-50 歲、51 歲以上這五個階段,分別進行分析。依表 4-4-2 之分析摘要內容可知,不同年齡的香港民眾在食品安全認知及各層面上除「品牌認知」、「傳播認知」、「安全認知」外均有顯著差異,其分析結果整體如下:

1. 不同年齡的香港民眾在「重視認知」上達到顯著差異(F=2.997*,$p$=.04<.05),事後比較表現為年齡為 41-50 歲之香港民眾得分顯著高於 20 歲以下之、21-30 歲之香港民眾。

2. 不同年齡的香港民眾在「成分認知」上達到顯著差異(F=3.418*,$p$=.03<.05),事後比較表現為年齡為 21-30 歲、31-40 歲、41-50 歲、51 歲以上之民眾在得分上明顯高於 20 歲以下之香港民眾。

3. 不同年齡的香港民眾在「標示認知」上達到顯著差異(F=4.453*,$p$=.02<.05),事後比較表現為年齡為 21-30 歲、51 歲以上之香港民眾得分上明顯高於 20 歲以下之香港民眾。

4. 不同年齡的香港民眾在「品牌認知」上未達到顯著差異(F=.133,$p$=.965>.05)。

5. 不同年齡的香港民眾在「標章認知」上達到顯著差異（F=8.756**，
   p=.003＜.01），事後比較表現為年齡為 21-30 歲、31-40 歲、51 歲以
   上之香港民眾得分顯著高於 20 歲以下之香港民眾。

6. 不同年齡的香港民眾在「傳播認知」上未達到顯著差異（F=1.126，
   p=.281＞.05）。

7. 不同年齡的香港民眾在「安全認知」上未達到顯著差異（F=2.451，
   p=.057＞.05），事後比較無果。

表 4-4-2　不同年齡之香港民眾在食品安全認知上之差異情形摘要表

| 變項層面 | 年齡 | 人數 | 平均數 | 標準差 | F 值 | 事後比較 |
|---|---|---|---|---|---|---|
| 重視認知 | 1. 20 歲以下 | 27 | 17.63 | 1.363 | 2.997* | 4＞1 |
| | 2. 21-30 歲 | 61 | 17.70 | 2.028 | | 4＞2 |
| | 3. 31-40 歲 | 51 | 18.37 | 1.574 | | |
| | 4. 41-50 歲 | 54 | 18.59 | 1.141 | | |
| | 5. 51 歲以上 | 57 | 18.14 | 1.757 | | |
| 成分認知 | 1. 20 歲以下 | 27 | 16.11 | 1.155 | 3.418* | 2＞1 |
| | 2. 21-30 歲 | 61 | 17.31 | 2.133 | | 3＞1 |
| | 3. 31-40 歲 | 51 | 17.61 | 1.823 | | 4＞1 |
| | 4. 41-50 歲 | 54 | 17.26 | 1.707 | | 5＞1 |
| | 5. 51 歲以上 | 57 | 17.47 | 1.743 | | |
| 標示認知 | 1. 20 歲以下 | 27 | 17.30 | 1.958 | 4.453* | 2＞1 |
| | 2. 21-30 歲 | 61 | 17.84 | 2.107 | | 5＞1 |
| | 3. 31-40 歲 | 51 | 17.76 | 2.006 | | |
| | 4. 41-50 歲 | 54 | 16.56 | 2.221 | | |
| | 5. 51 歲以上 | 57 | 17.96 | 1.700 | | |
| 品牌認知 | 1. 20 歲以下 | 27 | 16.93 | 1.412 | .133 | |
| | 2. 21-30 歲 | 61 | 16.95 | 2.283 | | |
| | 3. 31-40 歲 | 51 | 17.14 | 1.960 | | |
| | 4. 41-50 歲 | 54 | 16.94 | 1.898 | | |
| | 5. 51 歲以上 | 57 | 17.11 | 1.666 | | |
| 標章認知 | 1. 20 歲以下 | 27 | 13.74 | 2.395 | 8.756** | 2＞1， |
| | 2. 21-30 歲 | 61 | 16.03 | 2.394 | | 3＞1， |
| | 3. 31-40 歲 | 51 | 16.76 | 2.250 | | 5＞1， |
| | 4. 41-50 歲 | 54 | 15.43 | 2.944 | | |
| | 5. 51 歲以上 | 57 | 16.67 | 2.174 | | |

| 變項層面 | 年齡 | 人數 | 平均數 | 標準差 | F值 | 事後比較 |
|---|---|---|---|---|---|---|
| 傳播認知 | 1. 20 歲以下 | 27 | 16.00 | 1.797 | 1.126 | |
| | 2. 21-30 歲 | 61 | 15.75 | 2.718 | | |
| | 3. 31-40 歲 | 51 | 15.33 | 3.038 | | |
| | 4. 41-50 歲 | 54 | 16.20 | 1.975 | | |
| | 5. 51 歲以上 | 57 | 15.33 | 2.930 | | |
| 安全認知 | 1. 20 歲以下 | 27 | 97.70 | 7.710 | 2.451 | |
| | 2. 21-30 歲 | 61 | 101.59 | 9.344 | | |
| | 3. 31-40 歲 | 51 | 102.98 | 7.506 | | |
| | 4. 41-50 歲 | 54 | 100.98 | 6.728 | | |
| | 5. 51 歲以上 | 57 | 102.68 | 7.142 | | |

$*p<.05$，$**p<.01$

### 三、不同婚姻狀況之香港民眾在食品安全認知上之差異情形

依表 4-4-3 之分析摘要內容可知，不同婚姻狀況的香港民眾在食品安全認知整體及其各層面上除「品牌認知」、「傳播認知」外均有顯著差異，其分析結果整體如下：

1. 不同婚姻狀況的香港民眾在「重視認知」上有顯著差異（$t=-2.401*$，$p=.017<.05$）。

2. 不同婚姻狀況的香港民眾在「成分認知」上有顯著差異（$t=-6.095**$，$p=.006<.01$）。

3. 不同婚姻狀況的香港民眾在「標示認知」上有顯著差異（$t=-2.582*$，$p=.010<.05$）。

4. 不同婚姻狀況的香港民眾在「品牌認知」上無顯著差異（$t=-1.094$，$p=.275>.05$）。

5. 不同婚姻狀況的香港民眾在「標章認知」上有顯著差異（$t=-5.263**$，$p=.008<.01$）。

6. 不同婚姻狀況的香港民眾在「傳播認知」上無顯著差異（$t=-.602$，$p=.548>.05$）。

7. 不同婚姻狀況的香港民眾在「安全認知」上有顯著差異（$t=-4.772*$，$p=.04<.05$）。

表 4-4-3　不同婚姻狀況之香港民眾在食品安全認知及各層面差異情形摘要表

| 變項層面 | 性別 | 人數 | 平均數 | 標準差 | t 值 |
|---|---|---|---|---|---|
| 重視認知 | 1. 未婚 | 89 | 17.79 | 1.534 | -2.401* |
| | 2. 已婚 | 161 | 18.31 | 1.715 | |
| 成分認知 | 1. 未婚 | 89 | 16.40 | 1.586 | -6.095** |
| | 2. 已婚 | 161 | 17.75 | 1.800 | |
| 標示認知 | 1. 未婚 | 89 | 17.07 | 1.970 | -2.582* |
| | 2. 已婚 | 161 | 17.76 | 2.081 | |
| 品牌認知 | 1. 未婚 | 89 | 16.84 | 1.906 | -1.094 |
| | 2. 已婚 | 161 | 17.12 | 1.905 | |
| 標章認知 | 1. 未婚 | 89 | 14.84 | 2.486 | -5.263** |
| | 2. 已婚 | 161 | 16.56 | 2.459 | |
| 傳播認知 | 1. 未婚 | 89 | 15.56 | 2.407 | -.602 |
| | 2. 已婚 | 161 | 15.77 | 2.732 | |
| 安全認知 | 1. 未婚 | 89 | 98.51 | 8.016 | -4.772* |
| | 2. 已婚 | 161 | 103.27 | 7.288 | |

*$p < .05$，**$p < .01$

## 四、不同教育程度之香港民眾在食品安全認知上之差異情形

本研究將被訪者之教育程度分為初中及以下、高中、大學、研究生及以上這四個分類，分別進行分析。依表 4-4-4 之分析摘要內容可知，不同教育程度的香港民眾在食品安全認知及各層面上除「標章認知」、「安全認知」外均無顯著差異，其分析結果整體如下：

1. 不同教育程度的香港民眾在「重視認知」上無顯著差異（F=2.067，$p$=.151＞.05）。

2. 不同教育程度的香港民眾在「成分認知」上無顯著差異（F=2.481，$p$=.062＞.05）。

3. 不同教育程度的香港民眾在「標示認知」上無顯著差異（F=2.535，$p$=.057＞.05）。

4. 不同教育程度的香港民眾在「品牌認知」上無顯著差異（F=.241，$p$=.806＞.05）。

5. 不同教育程度的香港民眾在「標章認知」上有顯著差異（F=9.440***，p=.000<.001），事後比較表現為教育程度為大學、高中者得分上明顯高於初中及以下者。

6. 不同教育程度的香港民眾在「傳播認知」上無顯著差異（F=.682，p=.631>.05）。

7. 不同教育程度的香港民眾在「安全認知」上有顯著差異（F=3.031*，p=.013<.05），事後比較表現為教育程度為大學者得分上明顯高於初中及以下者。

表 4-4-4　不同教育程度之香港民眾在食品安全認知上之差異情形摘要表

| 變項層面 | 年齡 | 人數 | 平均數 | 標準差 | F 值 | 事後比較 |
|---|---|---|---|---|---|---|
| 重視認知 | 1. 初中及以下 | 70 | 18.27 | 1.444 | 2.067 | |
| | 2. 高中 | 62 | 17.69 | 1.852 | | |
| | 3. 大學 | 86 | 18.34 | 1.613 | | |
| | 4. 研究生及以上 | 32 | 18.06 | 1.813 | | |
| 成分認知 | 1. 初中及以下 | 70 | 16.83 | 1.569 | 2.481 | |
| | 2. 高中 | 62 | 17.24 | 1.905 | | |
| | 3. 大學 | 86 | 17.63 | 1.916 | | |
| | 4. 研究生及以上 | 32 | 17.31 | 1.925 | | |
| 標示認知 | 1. 初中及以下 | 70 | 17.07 | 2.059 | 2.535 | |
| | 2. 高中 | 62 | 17.34 | 2.032 | | |
| | 3. 大學 | 86 | 17.93 | 2.080 | | |
| | 4. 研究生及以上 | 32 | 17.72 | 1.955 | | |
| 品牌認知 | 1. 初中及以下 | 70 | 17.01 | 1.388 | .241 | |
| | 2. 高中 | 62 | 16.98 | 2.004 | | |
| | 3. 大學 | 86 | 16.95 | 2.306 | | |
| | 4. 研究生及以上 | 32 | 17.28 | 1.529 | | |
| 標章認知 | 1. 初中及以下 | 70 | 14.73 | 2.232 | 9.440*** | 2>1 |
| | 2. 高中 | 62 | 16.24 | 2.827 | | 3>1 |
| | 3. 大學 | 86 | 16.80 | 2.385 | | |
| | 4. 研究生及以上 | 32 | 15.75 | 2.489 | | |
| 傳播認知 | 1. 初中及以下 | 70 | 15.71 | 1.206 | .682 | |
| | 2. 高中 | 62 | 15.50 | 3.119 | | |
| | 3. 大學 | 86 | 15.60 | 2.995 | | |
| | 4. 研究生及以上 | 32 | 16.28 | 2.762 | | |

| 變項層面 | 年齡 | 人數 | 平均數 | 標準差 | F 值 | 事後比較 |
|---|---|---|---|---|---|---|
| 安全認知 | 1. 初中及以下 | 70 | 99.63 | 6.307 | 3.031* | 3＞1 |
| | 2. 高中 | 62 | 101.00 | 9.075 | | |
| | 3. 大學 | 86 | 103.26 | 7.462 | | |
| | 5. 研究生及以上 | 32 | 102.41 | 8.798 | | |

*$p＜.05$，***$p＜.001$

## 五、不同職業之香港民眾在食品安全認知上之差異情形

本研究將被訪者之職業分為學生、服務業、製造業、金融業、自由業、軍警／公務／教師、家庭主婦、退休等八類，分別進行分析。依表 4-4-5 之分析摘要內容可知，不同職業的香港民眾在食品安全認知及各層面上除「成分認知」、「標章認知」、「傳播認知」外均有顯著差異，其分析結果整體如下：

1. 不同職業的香港民眾在「重視認知」上無顯著差異（F=1.467，$p$=.081＞.05）。

2. 不同職業的香港民眾在「成分認知」上達到顯著差異（F=2.738*，$p$=.04＜.05），但事後比較無果。

3. 不同職業的香港民眾在「標示認知」上無顯著差異（F=.630，$p$=.834＞.05）。

4. 不同職業的香港民眾在「品牌認知」上無顯著差異（F=.601，$p$=.717＞.05）。

5. 不同職業的香港民眾在「標章認知」上達到顯著差異（F=4.894*，$p$=.03＜.05），事後比較表現為學生、金融業、退休得分上明顯高於自由業。

6. 不同職業的香港民眾在「傳播認知」上達到顯著差異（F=3.677*，$p$=.02＜.05），事後比較表現為學生得分上明顯高於製造業；學生、服務業退休得分上明顯高於金融業。

7. 不同職業的香港民眾在「安全認知」上無顯著差異（F=.984，$p$=.508＞.05）。

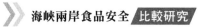

表 4-4-5　不同職業之香港民眾在食品安全認知上之差異情形摘要表

| 變項層面 | 職業 | 人數 | 平均數 | 標準差 | F 值 | 事後比較 |
|---|---|---|---|---|---|---|
| 重視認知 | 1. 學生 | 41 | 17.71 | 1.569 | 1.467 | |
| | 2. 服務業 | 35 | 18.63 | 1.308 | | |
| | 3. 製造業 | 31 | 18.00 | 1.414 | | |
| | 4. 金融業 | 32 | 18.09 | 1.855 | | |
| | 5. 自由業 | 24 | 18.50 | 1.063 | | |
| | 6. 軍警／公務／教師 | 22 | 18.59 | 1.532 | | |
| | 7. 家庭主婦 | 35 | 17.89 | 1.568 | | |
| | 8. 退休 | 30 | 17.90 | 2.510 | | |
| 成分認知 | 1. 學生 | 41 | 16.54 | 1.468 | 2.738* | |
| | 2. 服務業 | 35 | 17.09 | 1.579 | | |
| | 3. 製造業 | 31 | 16.68 | 1.579 | | |
| | 4. 金融業 | 32 | 17.59 | 1.898 | | |
| | 5. 自由業 | 24 | 17.92 | 1.840 | | |
| | 6. 軍警／公務／教師 | 22 | 17.59 | 2.062 | | |
| | 7. 家庭主婦 | 35 | 17.34 | 1.955 | | |
| | 8. 退休 | 30 | 17.90 | 2.090 | | |
| 標示認知 | 1. 學生 | 41 | 17.46 | 1.989 | .630 | |
| | 2. 服務業 | 35 | 17.51 | 2.092 | | |
| | 3. 製造業 | 31 | 17.65 | 1.924 | | |
| | 4. 金融業 | 32 | 17.56 | 2.031 | | |
| | 5. 自由業 | 24 | 17.75 | 2.345 | | |
| | 6. 軍警／公務／教師 | 22 | 16.82 | 2.822 | | |
| | 7. 家庭主婦 | 35 | 17.34 | 1.781 | | |
| | 8. 退休 | 30 | 17.93 | 1.818 | | |
| 品牌認知 | 1. 學生 | 41 | 16.98 | 1.557 | .601 | |
| | 2. 服務業 | 35 | 17.37 | 1.573 | | |
| | 3. 製造業 | 31 | 16.90 | 1.640 | | |
| | 4. 金融業 | 32 | 16.66 | 2.134 | | |
| | 5. 自由業 | 24 | 16.63 | 2.039 | | |
| | 6. 軍警／公務／教師 | 22 | 17.14 | 2.475 | | |
| | 7. 家庭主婦 | 35 | 17.26 | 1.442 | | |
| | 8. 退休 | 30 | 17.13 | 2.569 | | |

| 變項層面 | 職業 | 人數 | 平均數 | 標準差 | F 值 | 事後比較 |
|---|---|---|---|---|---|---|
| 標章認知 | 1. 學生 | 41 | 14.22 | 2.535 | 4.894* | 4＞5 |
| | 2. 服務業 | 35 | 15.40 | 2.953 | | 1＞5 |
| | 3. 製造業 | 31 | 15.97 | 2.401 | | 8＞5 |
| | 4. 金融業 | 32 | 17.03 | 1.992 | | |
| | 5. 自由業 | 24 | 16.25 | 2.005 | | |
| | 6. 軍警／公務／教師 | 22 | 16.36 | 2.953 | | |
| | 7. 家庭主婦 | 35 | 16.89 | 1.676 | | |
| | 8. 退休 | 30 | 16.13 | 2.945 | | |
| 傳播認知 | 1. 學生 | 41 | 16.54 | 1.925 | 3.677* | 1＞3 |
| | 2. 服務業 | 35 | 16.00 | 2.072 | | 1＞4 |
| | 3. 製造業 | 31 | 15.19 | 1.662 | | 2＞4 |
| | 4. 金融業 | 32 | 13.94 | 2.918 | | 8＞4 |
| | 5. 自由業 | 24 | 15.29 | 2.805 | | |
| | 6. 軍警／公務／教師 | 22 | 16.14 | 2.800 | | |
| | 7. 家庭主婦 | 35 | 15.83 | 2.975 | | |
| | 8. 退休 | 30 | 16.43 | 2.967 | | |
| 安全認知 | 1. 學生 | 41 | 99.44 | 8.509 | .984 | |
| | 2. 服務業 | 35 | 102.00 | 7.852 | | |
| | 3. 製造業 | 31 | 100.39 | 5.982 | | |
| | 4. 金融業 | 32 | 100.88 | 7.400 | | |
| | 5. 自由業 | 24 | 102.33 | 5.880 | | |
| | 6. 軍警／公務／教師 | 22 | 102.64 | 7.493 | | |
| | 7. 家庭主婦 | 35 | 102.54 | 6.568 | | |
| | 8. 退休 | 30 | 103.43 | 11.476 | | |

*$p < .05$

## 六、不同個人月收入之香港民眾在食品安全認知上之差異情形

本研究將被訪者之個人月收入（港幣/月）分為無收入、10,000 元以下、10,001-20,000 元、20,001-30,000 元、30,001 元以上這五個組別，分別進行分析。依表 4-4-6 之分析摘要內容可知，不同個人月收入的香港民眾在食品安全認知及各層面上除「標示認知」、「標章認知」、「傳播認知」外均無顯著差異，其分析結果整體如下：

1. 不同個人月收入的香港民眾在「重視認知」上無顯著差異（F=1.488，$p$=.206＞.05）。

2. 不同個人月收入的香港民眾在「成分認知」上無顯著差異（F=2.347，$p$=.055＞.05）。

3. 不同個人月收入的香港民眾在「標示認知」上達到顯著差異（F=4.326**，$p$=.002＜.01），事後比較表現為 30,001 元以上者在得分上明顯高於 10,001-20,000 元者。

4. 不同個人月收入的香港民眾在「品牌認知」上未達到顯著差異（F=.998，$p$=.385＞.05）。

5. 不同個人月收入的香港民眾在「標章認知」上達到顯著差異（F=6.031**，$p$=.003＜.01），事後比較表現為個人月收入為 20,001-30,000 元者在得分上明顯高於無收入、10,001-20,000 元者；30,001 元以上者在得分上明顯高於無收入、10,001-20,000 元者。

6. 不同個人月收入的香港民眾在「傳播認知」上達到顯著差異（F=3.805*，$p$=.03＜.05）事後比較表現為個人月收入為 30,001 元以上者在得分上明顯高於 10,001-20,000 元。

7. 不同個人月收入的香港民眾在「安全認知」上未達到顯著差異（F=2.001，$p$=.076＞.05）。

表 4-4-6　不同個人月收入之香港民眾在食品安全認知上之差異情形摘要表

| 變項層面 | 個人月收入 | 人數 | 平均數 | 標準差 | F 值 | 事後比較 |
|---|---|---|---|---|---|---|
| 重視認知 | 1. 無收入 | 49 | 17.73 | 1.287 | 1.488 | |
| | 2. 10,000 元以下 | 44 | 18.36 | 1.831 | | |
| | 3. 10,001-20,000 元 | 88 | 18.01 | 1.643 | | |
| | 4. 20,001-30,000 元 | 39 | 18.46 | 1.985 | | |
| | 5. 30,001 元以上 | 30 | 18.30 | 1.535 | | |
| 成分認知 | 1. 無收入 | 49 | 16.82 | 1.642 | 2.347 | |
| | 2. 10,000 元以下 | 44 | 17.41 | 1.783 | | |
| | 3. 10,001-20,000 元 | 88 | 17.16 | 2.078 | | |
| | 4. 20,001-30,000 元 | 39 | 17.31 | 1.507 | | |
| | 5. 30,001 元以上 | 30 | 18.07 | 1.701 | | |

| 變項層面 | 個人月收入 | 人數 | 平均數 | 標準差 | F 值 | 事後比較 |
|---|---|---|---|---|---|---|
| 標示認知 | 1. 無收入 | 49 | 17.51 | 1.861 | 4.326** | 5＞3 |
| | 2. 10,000 元以下 | 44 | 17.93 | 2.106 | | |
| | 3. 10,001-20,000 元 | 88 | 16.85 | 1.699 | | |
| | 4. 20,001-30,000 元 | 39 | 18.13 | 2.736 | | |
| | 5. 30,001 元以上 | 30 | 18.07 | 1.856 | | |
| 品牌認知 | 1. 無收入 | 49 | 16.94 | 1.725 | .998 | |
| | 2. 10,000 元以下 | 44 | 17.50 | 1.824 | | |
| | 3. 10,001-20,000 元 | 88 | 16.81 | 1.887 | | |
| | 4. 20,001-30,000 元 | 39 | 17.05 | 2.188 | | |
| | 5. 30,001 元以上 | 30 | 17.03 | 1.974 | | |
| 標章認知 | 1. 無收入 | 49 | 15.10 | 2.852 | 6.031** | 4＞1 |
| | 2. 10,000 元以下 | 44 | 15.86 | 2.922 | | 4＞3 |
| | 3. 10,001-20,000 元 | 88 | 15.53 | 2.368 | | 5＞1 |
| | 4. 20,001-30,000 元 | 39 | 17.33 | 2.464 | | 5＞3 |
| | 5. 30,001 元以上 | 30 | 16.87 | 1.358 | | |
| 傳播認知 | 1. 無收入 | 49 | 15.69 | 2.694 | 3.805* | 5＞3 |
| | 2. 10,000 元以下 | 44 | 15.73 | 2.609 | | |
| | 3. 10,001-20,000 元 | 88 | 16.32 | 2.184 | | |
| | 4. 20,001-30,000 元 | 39 | 15.36 | 3.124 | | |
| | 5. 30,001 元以上 | 30 | 14.27 | 2.490 | | |
| 安全認知 | 1. 無收入 | 49 | 99.80 | 7.646 | 2.001 | |
| | 2. 10,000 元以下 | 44 | 102.80 | 10.220 | | |
| | 3. 10,001-20,000 元 | 88 | 100.68 | 7.252 | | |
| | 4. 20,001-30,000 元 | 39 | 103.64 | 6.780 | | |
| | 5. 30,001 元以上 | 30 | 102.60 | 6.806 | | |

$*p<.05$，$**p<.01$

## 七、不同家庭採買者之香港民眾在食品安全認知上之差異情形

　　本研究將被訪者之家庭採買者分為父親、母親及自己這三個分類，分別進行分析。依表 4-4-7 之分析摘要內容可知，不同家庭採買者的香港民眾在食品安全認知及各層面上除「成分認知」、「標示認知」、「標章認知」外均無顯著差異，其分析結果整體如下：

1. 不同家庭採買者的香港民眾在「重視認知」上無顯著差異（F=1.470，p=.079＞.05）。

2. 不同家庭採買者的香港民眾在「成分認知」上達到顯著差異（F=6.608**，p=.007＜.01），事後比較表現為母親和自己得分上明顯高於父親。

3. 不同家庭採買者的香港民眾在「標示認知」上達到顯著差異（F=4.918**，p=.009＜.01）事後比較表現為母親和自己得分上明顯高於父親。

4. 不同家庭採買者的香港民眾在「品牌認知」上未達到顯著差異（F=.393，p=.501＞.05）。

5. 不同家庭採買者的香港民眾在「標章認知」上有顯著差異（F=11.342***，p=.000＜.001），事後比較表現為母親和自己得分上明顯高於父親。

6. 不同家庭採買者的香港民眾在「傳播認知」上未達到顯著差異（F=.134，p=.881＞.05），事後比較表現為母親得分上明顯高於自己。

7. 不同家庭採買者的香港民眾在「安全認知」上達到顯著差異（F=6.588**，p=.006＜.01），事後比較表現為母親和自己得分上明顯高於父親。

表 4-4-7　不同家庭採買者之香港民眾在食品安全認知上之差異情形摘要表

| 變項層面 | 年齡 | 人數 | 平均數 | 標準差 | F 值 | 事後比較 |
|---|---|---|---|---|---|---|
| 重視認知 | 1. 父親 | 22 | 17.55 | 1.184 | 1.470 | |
| | 2. 母親 | 105 | 18.20 | 1.643 | | |
| | 3. 自己 | 123 | 18.16 | 1.753 | | |
| | 4. 總體 | 250 | 18.12 | 1.668 | | |
| 成分認知 | 1. 父親 | 22 | 16.09 | 1.109 | 6.608** | 2＞1 |
| | 2. 母親 | 105 | 17.16 | 1.809 | | 3＞1 |
| | 3. 自己 | 123 | 17.57 | 1.886 | | |
| | 4. 總體 | 250 | 17.27 | 1.840 | | |
| 標示認知 | 1. 父親 | 22 | 16.36 | 1.002 | 4.918** | 2＞1 |
| | 2. 母親 | 105 | 17.84 | 2.262 | | 3＞1 |

| 變項層面 | 年齡 | 人數 | 平均數 | 標準差 | F 值 | 事後比較 |
|---|---|---|---|---|---|---|
| | 3. 自己 | 123 | 17.45 | 1.959 | | |
| | 4. 總體 | 250 | 17.52 | 2.066 | | |
| 品牌認知 | 1. 父親 | 22 | 16.68 | 1.359 | .393 | |
| | 2. 母親 | 105 | 17.03 | 2.050 | | |
| | 3. 自己 | 123 | 17.07 | 1.869 | | |
| 標章認知 | 1. 父親 | 22 | 13.55 | 1.101 | 11.342*** | 2＞1 |
| | 2. 母親 | 105 | 16.08 | 2.861 | | 3＞1 |
| | 3. 自己 | 123 | 16.27 | 2.330 | | |
| 傳播認知 | 1. 父親 | 22 | 15.68 | 1.524 | .134 | |
| | 2. 母親 | 105 | 15.60 | 2.615 | | |
| | 3. 自己 | 123 | 15.78 | 2.783 | | |
| 安全認知 | 1. 父親 | 22 | 95.91 | 1.151 | 6.588** | |
| | 2. 母親 | 105 | 101.90 | 8.402 | | |
| | 3. 自己 | 123 | 102.30 | 7.735 | | |

$**p＜.01$，$***p＜.001$

# 貳 » 不同背景變項之香港民眾在食品安全態度上之差異情形

## 一、不同性別之香港民眾在食品安全態度上之差異情形

依表 4-4-8 之分析摘要內容可知，不同性別的香港民眾在食品安全態度整體及其各層面上均有顯著差異，其分析結果整體如下：

1. 不同性別的香港民眾在「衛生管理」上有顯著差異（$t=-2.021*$，$p=.044＜.05$）。

2. 不同性別的香港民眾在「標準規格」上有顯著差異（$t=-2.057*$，$p=.041＜.05$）。

3. 不同性別的香港民眾在「安全顧慮」上有顯著差異（$t=-4.316**$，$p=.007＜.01$）。

4. 不同性別的香港民眾在「購買信心」上有顯著差異（$t=-3.842*$，$p=.023＜.05$）。

5.不同性別的香港民眾在「安全態度」上有顯著差異（t=-2.818*，
  p=.04＜.05）。

表 4-4-8　不同性別之香港民眾在食品安全態度及各層面差異情形摘要表

| 變項層面 | 性別 | 人數 | 平均數 | 標準差 | t 值 |
|---|---|---|---|---|---|
| 衛生管理 | 1. 男性 | 97 | 15.03 | 2.733 | -2.021* |
| | 2. 女性 | 153 | 15.80 | 3.036 | |
| 標準規格 | 1. 男性 | 97 | 16.14 | 2.471 | -2.057* |
| | 2. 女性 | 153 | 16.80 | 2.471 | |
| 安全顧慮 | 1. 男性 | 97 | 14.96 | 2.406 | -4.316** |
| | 2. 女性 | 153 | 16.26 | 2.273 | |
| 購買信心 | 1. 男性 | 97 | 14.87 | 1.783 | -3.842* |
| | 2. 女性 | 153 | 15.10 | 2.695 | |
| 安全態度 | 1. 男性 | 97 | 61.00 | 7.095 | -2.818* |
| | 2. 女性 | 153 | 63.97 | 8.695 | |

*p＜.05，**p＜.01

## 二、不同年齡之香港民眾在食品安全態度上之差異情形

　　本研究將被訪者之年齡分為 20 歲以下、21-30 歲、31-40 歲、41-50
歲、51 歲以上這五個階段，分別進行分析。依表 4-4-9 之分析摘要內容可
知，不同年齡的香港民眾在食品安全態度及各層面上均有顯著差異，其分析
結果整體如下：

1.不同年齡的香港民眾在「衛生管理」上達到顯著差異（F=3.892*，
  p=.04＜.05），事後比較表現為年齡 21-30 歲之香港民眾得分顯著高
  於 51 歲以上之民眾。

2.不同年齡的香港民眾在「標準規格」上達到顯著差異（F=6.955*，
  p=.03＜.05），事後比較表現為年齡 20 歲以下、21-30 歲、31-40 歲
  之香港民眾得分顯著高於 51 歲以上之民眾。

3.不同年齡的香港民眾在「安全顧慮」上達到顯著差異（F=8.188*，
  p=.04＜.05），事後比較表現為年齡為 41-50 歲之民眾在得分上明顯
  高於 51 歲以上之香港民眾。

4. 不同年齡的香港民眾在「購買信心」上達到顯著差異（F=12.357***，*p*=.015＜.05），事後比較表現事後比較表現為年齡為 31-40 歲之香港民眾在得分上明顯高於 41-50 歲之民眾。

5. 不同年齡的香港民眾在「安全態度」上達到顯著差異（F=9.266**，*p*=.011＜.01），事後比較表現為年齡為 21-30 歲之民眾在得分上明顯高於 51 歲以上之香港民眾。

表 4-4-9　不同年齡之香港民眾在食品安全態度上之差異情形摘要表

| 變項層面 | 年齡 | 人數 | 平均數 | 標準差 | F 值 | 事後比較 |
|---|---|---|---|---|---|---|
| 衛生管理 | 1. 20 歲以下 | 27 | 15.85 | 3.207 | 3.892* | 2＞5 |
| | 2. 21-30 歲 | 61 | 14.30 | 3.068 | | |
| | 3. 31-40 歲 | 51 | 15.53 | 2.318 | | |
| | 4. 41-50 歲 | 54 | 15.94 | 2.688 | | |
| | 5. 51 歲以上 | 57 | 16.18 | 3.106 | | |
| 標準規格 | 1. 20 歲以下 | 27 | 17.33 | 2.449 | 6.955* | 1＞5 |
| | 2. 21-30 歲 | 61 | 15.39 | 2.783 | | 2＞5 |
| | 3. 31-40 歲 | 51 | 17.04 | 2.010 | | 3＞5 |
| | 4. 41-50 歲 | 54 | 16.50 | 1.988 | | |
| | 5. 51 歲以上 | 57 | 17.02 | 2.622 | | |
| 安全顧慮 | 1. 20 歲以下 | 27 | 15.15 | 2.088 | 8.188* | 4＞5 |
| | 2. 21-30 歲 | 61 | 15.51 | 2.413 | | |
| | 3. 31-40 歲 | 51 | 16.25 | 1.958 | | |
| | 4. 41-50 歲 | 54 | 15.04 | 2.180 | | |
| | 5. 51 歲以上 | 57 | 16.54 | 2.823 | | |
| 購買信心 | 1. 20 歲以下 | 27 | 14.52 | 1.424 | 12.357*** | 3＞4 |
| | 2. 21-30 歲 | 61 | 14.85 | 3.224 | | |
| | 3. 31-40 歲 | 51 | 15.80 | 1.789 | | |
| | 4. 41-50 歲 | 54 | 14.35 | 1.389 | | |
| | 5. 51 歲以上 | 57 | 15.33 | 2.688 | | |
| 安全態度 | 1. 20 歲以下 | 27 | 62.85 | 6.443 | 9.266** | 2＞5 |
| | 2. 21-30 歲 | 61 | 60.05 | 9.679 | | |
| | 3. 31-40 歲 | 51 | 64.63 | 5.517 | | |
| | 4. 41-50 歲 | 54 | 61.83 | 6.422 | | |
| | 5. 51 歲以上 | 57 | 65.07 | 9.878 | | |

**p＜.01，***p＜.001

## 三、不同婚姻狀況之香港民眾在食品安全態度上之差異情形

依表 4-4-10 之分析摘要內容可知，不同婚姻狀況的香港民眾在食品安全態度整體及其各層面上除「購買信心」外均有顯著差異，其分析結果整體如下：

1. 不同婚姻狀況的香港民眾在「衛生管理」上有顯著差異（t=-2.848*，p=.04＜.05）。

2. 不同婚姻狀況的香港民眾在「標準規格」上有顯著差異（t=-3.178*，p=.02＜.05）。

3. 不同婚姻狀況的香港民眾在「安全顧慮」上有顯著差異（t=-4.310*，p=.01＜.05）。

4. 不同婚姻狀況的香港民眾在「購買信心」上無顯著差異（t=-1.003，p=.317＞.05）。

5. 不同婚姻狀況的香港民眾在「安全態度」上有顯著差異（t=-3.439*，p=.02＜.05）。

表 4-4-10　不同婚姻狀況之香港民眾在食品安全態度及各層面差異情形摘要表

| 變項層面 | 性別 | 人數 | 平均數 | 標準差 | t 值 |
|---|---|---|---|---|---|
| 衛生管理 | 1. 未婚 | 89 | 14.80 | 2.706 | -2.848* |
|  | 2. 已婚 | 161 | 15.89 | 3.000 |  |
| 標準規格 | 1. 未婚 | 89 | 15.89 | 2.547 | -3.178* |
|  | 2. 已婚 | 161 | 16.91 | 2.383 |  |
| 安全顧慮 | 1. 未婚 | 89 | 14.96 | 1.982 | -4.310* |
|  | 2. 已婚 | 161 | 16.20 | 2.510 |  |
| 購買信心 | 1. 未婚 | 89 | 14.82 | 2.070 | -1.003 |
|  | 2. 已婚 | 161 | 15.12 | 2.538 |  |
| 安全態度 | 1. 未婚 | 89 | 60.46 | 7.268 | -3.439* |
|  | 2. 已婚 | 161 | 64.12 | 8.453 |  |

*p＜.05

## 四、不同教育程度之香港民眾在食品安全態度上之差異情形

本研究將被訪者之教育程度分為初中及以下、高中、大學、研究生及以上這四個分類，分別進行分析。依表 4-4-11 之分析摘要內容可知，不同教育程度的香港民眾在食品安全態度及各層面上均達到顯著差異，其分析結果整體如下：

1. 不同教育程度的香港民眾在「衛生管理」上達到顯著差異（F=3.386*，$p$=.035＜.05），事後比較表現為教育程度為大學者得分明顯高於高中。

2. 不同教育程度的香港民眾在「標準規格」上達到顯著差異（F=3.157*，$p$=.038＜.05），但事後比較無果。

3. 不同教育程度的香港民眾在「安全顧慮」上達到顯著差異（F=4.471**，$p$=.004＜.01），事後比較表現為教育程度為高中者、大學者得分明顯高於初中及以下。

4. 不同教育程度的香港民眾在「購買信心」上達到顯著差異（F=6.281**，$p$=.003＜.01），事後比較表現為教育程度為高中者、研究生及以上者得分明顯高於初中及以下。

5. 不同教育程度的香港民眾在「安全態度」上達到顯著差異（F=3.997*，$p$=.017＜.05），事後比較表現為教育程度為高中者得分明顯高於初中及以下。

表 4-4-11　不同教育程度之香港民眾在食品安全態度上之差異情形摘要表

| 變項層面 | 年齡 | 人數 | 平均數 | 標準差 | F 值 | 事後比較 |
|---|---|---|---|---|---|---|
| 衛生管理 | 1. 初中及以下 | 70 | 15.29 | 2.409 | 3.386* | 3＞2 |
| | 2. 高中 | 62 | 16.50 | 3.103 | | |
| | 3. 大學 | 86 | 15.03 | 3.108 | | |
| | 4. 研究生及以上 | 32 | 15.28 | 2.888 | | |
| 標準規格 | 1. 初中及以下 | 70 | 16.10 | 2.317 | 3.157* | |
| | 2. 高中 | 62 | 17.10 | 2.400 | | |
| | 3. 大學 | 86 | 16.80 | 2.356 | | |
| | 4. 研究生及以上 | 32 | 15.78 | 3.056 | | |

| 變項層面 | 年齡 | 人數 | 平均數 | 標準差 | F值 | 事後比較 |
|---|---|---|---|---|---|---|
| 安全顧慮 | 1. 初中及以下 | 70 | 14.89 | 2.551 | 4.471** | 2＞1 |
| | 2. 高中 | 62 | 16.19 | 2.304 | | 3＞1 |
| | 3. 大學 | 86 | 16.05 | 2.217 | | |
| | 4. 研究生及以上 | 32 | 16.03 | 2.389 | | |
| 購買信心 | 1. 初中及以下 | 70 | 14.34 | 2.245 | 6.281** | 2＞1 |
| | 2. 高中 | 62 | 15.68 | 2.697 | | 4＞1 |
| | 3. 大學 | 86 | 14.70 | 1.638 | | |
| | 4. 研究生及以上 | 32 | 16.03 | 3.074 | | |
| 安全態度 | 1. 初中及以下 | 70 | 60.61 | 7.961 | 3.997* | 2＞1 |
| | 2. 高中 | 62 | 65.47 | 8.975 | | |
| | 3. 大學 | 86 | 62.58 | 6.785 | | |
| | 4. 研究生及以上 | 32 | 63.13 | 9.614 | | |

*$p＜.05$，**$p＜.01$

## 五、不同職業之香港民眾在食品安全態度上之差異情形

　　本研究將被訪者之職業分為學生、服務業、製造業、金融業、自由業、軍警／公務／教師、家庭主婦、退休等八類，分別進行分析。依表 4-4-12 之分析摘要內容可知，不同職業的香港民眾在食品安全態度及各層面上除「標準規格」外均有顯著差異，其分析結果整體如下：

1. 不同職業的香港民眾在「衛生管理」上達到顯著差異（F=3.218**，$p$=.001＜.01），事後比較表現為家庭主婦在態度上得分顯著高於製造業與金融業。

2. 不同職業的香港民眾在「標準規格」上未達到顯著差異（F=.861，$p$=.744＞.05）。

3. 不同職業的香港民眾在「安全顧慮」上達到顯著差異（F=.083*，$p$=.049＜.05），事後比較表現為家庭主婦得分上明顯高於服務業。

4. 不同職業的香港民眾在「購買信心」上達到顯著差異（F=.183*，$p$=.020＜.05），事後比較表現為製造業得分上明顯高於軍警／公務／教師。

5.不同職業的香港民眾在「安全態度」上達到顯著差異（F=.124*，
p=.049＜.05），事後比較表現為家庭主婦得分上明顯高於金融業。

表 4-4-12　不同職業之香港民眾在食品安全態度上之差異情形摘要表

| 變項層面 | 職業 | 人數 | 平均數 | 標準差 | F 值 | 事後比較 |
|---|---|---|---|---|---|---|
| 衛生管理 | 1. 學生 | 41 | 15.49 | 2.731 | 3.218** | 7＞3 |
| | 2. 服務業 | 35 | 15.26 | 2.454 | | 7＞4 |
| | 3. 製造業 | 31 | 14.58 | 2.433 | | |
| | 4. 金融業 | 32 | 14.06 | 2.805 | | |
| | 5. 自由業 | 24 | 15.38 | 3.321 | | |
| | 6. 軍警／公務／教師 | 22 | 16.23 | 3.054 | | |
| | 7. 家庭主婦 | 35 | 16.66 | 1.878 | | |
| | 8. 退休 | 30 | 16.50 | 4.049 | | |
| 標準規格 | 1. 學生 | 41 | 16.68 | 2.761 | .861 | |
| | 2. 服務業 | 35 | 16.23 | 1.864 | | |
| | 3. 製造業 | 31 | 16.42 | 2.126 | | |
| | 4. 金融業 | 32 | 16.09 | 2.176 | | |
| | 5. 自由業 | 24 | 16.46 | 2.449 | | |
| | 6. 軍警／公務／教師 | 22 | 17.00 | 2.619 | | |
| | 7. 家庭主婦 | 35 | 16.83 | 1.599 | | |
| | 8. 退休 | 30 | 16.77 | 3.919 | | |
| 安全顧慮 | 1. 學生 | 41 | 15.34 | 1.905 | .083* | 7＞2 |
| | 2. 服務業 | 35 | 14.94 | 2.100 | | |
| | 3. 製造業 | 31 | 16.26 | 2.503 | | |
| | 4. 金融業 | 32 | 15.50 | 1.778 | | |
| | 5. 自由業 | 24 | 15.58 | 2.104 | | |
| | 6. 軍警／公務／教師 | 22 | 15.64 | 2.498 | | |
| | 7. 家庭主婦 | 35 | 16.40 | 1.666 | | |
| | 8. 退休 | 30 | 16.50 | 3.989 | | |
| 購買信心 | 1. 學生 | 41 | 15.24 | 1.786 | .183* | 3＞6 |
| | 2. 服務業 | 35 | 14.74 | 1.559 | | |
| | 3. 製造業 | 31 | 15.42 | 1.501 | | |
| | 4. 金融業 | 32 | 14.44 | 2.839 | | |
| | 5. 自由業 | 24 | 14.67 | 2.792 | | |
| | 6. 軍警／公務／教師 | 22 | 14.14 | 1.246 | | |
| | 7. 家庭主婦 | 35 | 15.51 | 2.161 | | |
| | 8. 退休 | 30 | 15.53 | 3.972 | | |

| 變項層面 | 職業 | 人數 | 平均數 | 標準差 | F 值 | 事後比較 |
|---|---|---|---|---|---|---|
| 安全態度 | 1. 學生 | 41 | 62.76 | 5.961 | .124* | 7＞4 |
| | 2. 服務業 | 35 | 61.17 | 6.176 | | |
| | 3. 製造業 | 31 | 62.68 | 6.720 | | |
| | 4. 金融業 | 32 | 60.09 | 7.851 | | |
| | 5. 自由業 | 24 | 62.08 | 8.861 | | |
| | 6. 軍警／公務／教師 | 22 | 63.00 | 7.622 | | |
| | 7. 家庭主婦 | 35 | 65.40 | 5.408 | | |
| | 8. 退休 | 30 | 65.30 | 14.477 | | |

*$p＜.05$，**$p＜.01$

## 六、不同個人月收入之香港民眾在食品安全態度上之差異情形

本研究將被訪者之個人月收入（港幣/月）分為無收入、10,000 元以下、10,001-20,000 元、20,001-30,000 元、30,001 元以上這五個組別，分別進行分析。依表 4-4-13 之分析摘要內容可知，不同個人月收入的香港民眾在食品安全態度及各層面上除「衛生管理」、「安全態度」外均有顯著差異，其分析結果整體如下：

1. 不同個人月收入的香港民眾在「衛生管理」上無顯著差異（F=1.831，$p=.124＞.05$）。

2. 不同個人月收入的香港民眾在「標準規格」上有顯著差異（F=2.836*，$p=.018＜.05$），事後比較表現為月收入為 20,001-30,000 元者在標磚規格上得分顯著高於 10,001-20,000 元者。

3. 不同個人月收入的香港民眾在「安全顧慮」上有顯著差異（F=3.190*，$p=.028＜.05$），事後比較表現為月收入為 10,000 元以下、30,001 元以上者在得分顯著高於無收入者。

4. 不同個人月收入的香港民眾在「購買信心」上有顯著差異（F=5.832*，$p=.033＜.05$），事後比較表現為月收入為 10,000 元以下者在得分顯著高於無收入者。

5. 不同個人月收入的香港民眾在「安全態度」上無顯著差異（F=2.410，$p=.051＞.05$）。

表 4-4-13　不同個人月收入之香港民眾在食品安全態度上之差異情形摘要表

| 變項層面 | 個人月收入 | 人數 | 平均數 | 標準差 | F 值 | 事後比較 |
|---|---|---|---|---|---|---|
| 衛生管理 | 1. 無收入 | 49 | 15.02 | 2.947 | 1.831 | |
| | 2. 10,000 元以下 | 44 | 15.73 | 3.098 | | |
| | 3. 10,001-20,000 元 | 88 | 16.06 | 2.949 | | |
| | 4. 20,001-30,000 元 | 39 | 15.18 | 2.684 | | |
| | 5. 30,001 元以上 | 30 | 14.73 | 2.815 | | |
| 標準規格 | 1. 無收入 | 49 | 16.41 | 3.048 | 2.836* | 4>3 |
| | 2. 10,000 元以下 | 44 | 17.34 | 2.861 | | |
| | 3. 10,001-20,000 元 | 88 | 15.99 | 2.163 | | |
| | 4. 20,001-30,000 元 | 39 | 17.10 | 1.875 | | |
| | 5. 30,001 元以上 | 30 | 16.53 | 2.145 | | |
| 安全顧慮 | 1. 無收入 | 49 | 14.76 | 2.537 | 3.190* | 2>1 |
| | 2. 10,000 元以下 | 44 | 16.41 | 2.600 | | 5>1 |
| | 3. 10,001-20,000 元 | 88 | 15.82 | 2.598 | | |
| | 4. 20,001-30,000 元 | 39 | 15.97 | 1.899 | | |
| | 5. 30,001 元以上 | 30 | 15.97 | 1.273 | | |
| 購買信心 | 1. 無收入 | 49 | 14.49 | 2.800 | 5.832* | 2>1 |
| | 2. 10,000 元以下 | 44 | 16.09 | 2.467 | | |
| | 3. 10,001-20,000 元 | 88 | 15.40 | 2.210 | | |
| | 4. 20,001-30,000 元 | 39 | 14.21 | 1.592 | | |
| | 5. 30,001 元以上 | 30 | 14.20 | 2.124 | | |
| 安全態度 | 1. 無收入 | 49 | 60.67 | 9.949 | 2.410 | |
| | 2. 10,000 元以下 | 44 | 65.57 | 8.379 | | |
| | 3. 10,001-20,000 元 | 88 | 63.26 | 7.991 | | |
| | 4. 20,001-30,000 元 | 39 | 62.46 | 6.159 | | |
| | 5. 30,001 元以上 | 30 | 61.43 | 7.055 | | |

*$p < .05$

## 七、不同家庭採買者之香港民眾在食品安全態度上之差異情形

本研究將被訪者之家庭採買者分為父親、母親及自己這三個分類，分別進行分析。依表 4-4-14 之分析摘要內容可知，不同家庭採買者的香港民眾在食品安全態度及各層面上除「購買信心」外均達到顯著差異，其分析結果整體如下：

1. 不同家庭採買者的香港民眾在「衛生管理」上達到顯著差異
   （F=6.692**，$p$=.001＜.01），事後比較表現為自己得分上顯著高於
   父親和母親。

2. 不同家庭採買者的香港民眾在「標準規格」上達到顯著差異
   （F=4.005*，$p$=.043＜.05），事後比較表現為母親、自己得分上顯著
   高於父親。

3. 不同家庭採買者的香港民眾在「安全顧慮」上達到顯著差異
   （F=11.855***，$p$=.000＜.001），事後比較表現為母親、自己得分上
   顯著高於父親；自己得分上顯著高於母親。

4. 不同家庭採買者的香港民眾在「購買信心」上未達到顯著差異
   （F=.586，$p$=.198＞.05）。

5. 不同家庭採買者的香港民眾在「安全態度」上達到顯著差異
   （F=6.250**，$p$=.005＜.01），事後比較表現為母親、自己得分上顯
   著高於父親。

表 4-4-14　不同家庭採買者之香港民眾在食品安全態度上之差異情形摘要表

| 變項層面 | 年齡 | 人數 | 平均數 | 標準差 | F 值 | 事後比較 |
|---|---|---|---|---|---|---|
| 衛生管理 | 1. 父親 | 22 | 14.45 | 1.683 | 6.692** | 3＞1 |
| | 2. 母親 | 105 | 14.94 | 2.841 | | 3＞2 |
| | 3. 自己 | 123 | 16.16 | 3.061 | | |
| 標準規格 | 1. 父親 | 22 | 15.14 | .640 | 4.005* | 2＞1 |
| | 2. 母親 | 105 | 16.72 | 2.626 | | 3＞1 |
| | 3. 自己 | 123 | 16.65 | 2.506 | | |
| 安全顧慮 | 1. 父親 | 22 | 13.86 | .710 | 11.855*** | 2＞1 |
| | 2. 母親 | 105 | 15.49 | 2.189 | | 3＞1 |
| | 3. 自己 | 123 | 16.33 | 2.572 | | 3＞2 |
| 購買信心 | 1. 父親 | 22 | 14.50 | 1.225 | .586 | |
| | 2. 母親 | 105 | 15.02 | 1.946 | | |
| | 3. 自己 | 123 | 15.10 | 2.835 | | |
| 安全態度 | 1. 父親 | 22 | 57.95 | 2.803 | 6.250** | 2＞1 |
| | 2. 母親 | 105 | 62.17 | 6.832 | | 3＞1 |
| | 3. 自己 | 123 | 64.24 | 9.502 | | |

*$p$＜.05，**$p$＜.01，***$p$＜.001

# 參 》 不同背景變項之香港民眾在食品安全行為上之差異情形

## 一、不同性別之香港民眾在食品安全行為上之差異情形

依表 4-4-15 之分析摘要內容可知，不同性別的香港民眾在食品安全行為整體及其各層面上均無顯著差異，其分析結果整體如下：

1. 不同性別的香港民眾在「資訊搜尋」上無顯著差異（t=-1.191，p=.235＞.05）。

2. 不同性別的香港民眾在「方案評估」上無顯著差異（t=.189，p=.850＞.05）。

3. 不同性別的香港民眾在「購買意願」上無顯著差異（t=.117，p=.907＞.05）。

4. 不同性別的香港民眾在「購後行為」上無顯著差異（t=-1.744，p=.082＞.05）。

5. 不同性別的香港民眾在「安全行為」上無顯著差異（t=-1.292，p=.198＞.05）。

表 4-4-15　不同性別之香港民眾在食品安全行為及各層面差異情形摘要表

| 變項層面 | 性別 | 人數 | 平均數 | 標準差 | t 值 |
|---|---|---|---|---|---|
| 資訊搜尋 | 1. 男性 | 97 | 17.97 | 3.408 | -1.191 |
| | 2. 女性 | 153 | 18.43 | 2.173 | |
| 方案評估 | 1. 男性 | 97 | 18.82 | 1.354 | .189 |
| | 2. 女性 | 153 | 18.79 | 1.399 | |
| 購買意願 | 1. 男性 | 97 | 17.91 | 2.011 | .117 |
| | 2. 女性 | 153 | 17.88 | 2.104 | |
| 購後行為 | 1. 男性 | 97 | 14.07 | 2.563 | -1.744 |
| | 2. 女性 | 153 | 14.63 | 2.430 | |
| 安全行為 | 1. 男性 | 97 | 68.77 | 6.221 | -1.292 |
| | 2. 女性 | 153 | 69.73 | 5.378 | |

## 二、不同年齡之香港民眾在食品安全行為上之差異情形

本研究將被訪者之年齡分為 20 歲以下、21-30 歲、31-40 歲、41-50 歲、51 歲以上這五個階段，分別進行分析。依表 4-4-16 之分析摘要內容可知，不同年齡的香港民眾在食品安全行為及各層面上均有顯著差異，其分析結果整體如下：

1. 不同年齡的香港民眾在「資訊搜尋」上達到顯著差異（F=3.221*，p=.013＜.05），但事後比較無果。

2. 不同年齡的香港民眾在「方案評估」上無顯著差異（F=.138，p=.968＞.05）。

3. 不同年齡的香港民眾在「購買意願」上達到顯著差異（F=4.129*，p=.037＜.05），事後比較表現為年齡為 31-40 歲、41-50 歲之香港民眾在得分上明顯高於 21-30 歲之民眾。

4. 不同年齡的香港民眾在「購後行為」上達到顯著差異（F=7.925**，p=.004＜.01），事後比較表現事後比較表現為年齡為 31-40 歲、41-50 歲、51 歲以上之香港民眾在得分上明顯高於 20 歲以下之民眾；51 歲以上之香港民眾在得分上明顯高於 21-30 歲之民眾。

5. 不同年齡的香港民在「安全行為」上達到顯著差異（F=3.233*，p=.023＜.05），事後比較表現為年齡為 20 歲以下、21-30 歲、31-40 歲、41-50 歲在得分上明顯高於 51 歲以上之民眾；21-30 歲之香港民眾在得分上明顯高於 41-50 歲之民眾。

表 4-4-16　不同年齡之香港民眾在食品安全行為上之差異情形摘要表

| 變項層面 | 年齡 | 人數 | 平均數 | 標準差 | F 值 | 事後比較 |
|---|---|---|---|---|---|---|
| 資訊搜尋 | 1. 20 歲以下 | 27 | 17.30 | 1.958 | 3.221* | |
| | 2. 21-30 歲 | 61 | 18.89 | 2.066 | | |
| | 3. 31-40 歲 | 51 | 18.75 | 4.237 | | |
| | 4. 41-50 歲 | 54 | 17.50 | 2.690 | | |
| | 5. 51 歲以上 | 57 | 18.30 | 1.439 | | |
| 方案評估 | 1. 20 歲以下 | 27 | 18.81 | 1.360 | .138 | |
| | 2. 21-30 歲 | 61 | 18.84 | 1.551 | | |

| 變項層面 | 年齡 | 人數 | 平均數 | 標準差 | F 值 | 事後比較 |
|---|---|---|---|---|---|---|
| | 3. 31-40 歲 | 51 | 18.73 | 1.511 | | |
| | 4. 41-50 歲 | 54 | 18.74 | 1.306 | | |
| | 5. 51 歲以上 | 57 | 18.89 | 1.160 | | |
| 購買意願 | 1. 20 歲以下 | 27 | 17.89 | 2.006 | 4.129* | 3＞2 |
| | 2. 21-30 歲 | 61 | 17.02 | 2.930 | | 4＞2 |
| | 3. 31-40 歲 | 51 | 18.25 | 1.454 | | |
| | 4. 41-50 歲 | 54 | 18.37 | 1.605 | | |
| | 5. 51 歲以上 | 57 | 18.04 | 1.535 | | |
| 購後行為 | 1. 20 歲以下 | 27 | 12.93 | 1.299 | 7.925** | 3＞1 |
| | 2. 21-30 歲 | 61 | 13.59 | 2.686 | | 4＞1 |
| | 3. 31-40 歲 | 51 | 14.88 | 2.558 | | 5＞1 |
| | 4. 41-50 歲 | 54 | 14.54 | 1.997 | | 5＞2 |
| | 5. 51 歲以上 | 57 | 15.47 | 2.515 | | |
| 安全行為 | 1. 20 歲以下 | 27 | 66.93 | 3.234 | 3.233* | 1＞5 |
| | 2. 21-30 歲 | 61 | 68.33 | 7.346 | | 2＞4 |
| | 3. 31-40 歲 | 51 | 70.61 | 5.896 | | 2＞5 |
| | 4. 41-50 歲 | 54 | 69.15 | 5.279 | | 3＞5 |
| | 5. 51 歲以上 | 57 | 70.70 | 4.293 | | 4＞5 |

$*p＜.05$，$**p＜.01$

## 三、不同婚姻狀況之香港民眾在食品安全行為上之差異情形

依表 4-4-17 之分析摘要內容可知，不同婚姻狀況的香港民眾在食品安全行為整體及其各層面上除「資訊搜尋」、「方案評估」、「安全行為」外均無顯著差異，其分析結果整體如下：

1. 不同婚姻狀況的香港民眾在「資訊搜尋」上有顯著差異（$t=5.370**$，$p=.009＜.01$）。

2. 不同婚姻狀況的香港民眾在「方案評估」上有顯著差異（$t=4.609*$，$p=.023＜.05$）。

3. 不同婚姻狀況的香港民眾在「購買意願」上無顯著差異（$t=.451$，$p=.070＞.05$）。

4. 不同婚姻狀況的香港民眾在「購後行為」上無顯著差異（t=.907，p=.104＞.05）。

5. 不同婚姻狀況的香港民眾在「安全行為」上有顯著差異（t=3.292*，p=.023＜.05）。

表 4-4-17　不同婚姻狀況之香港民眾在食品安全行為及各層面差異情形摘要表

| 變項層面 | 性別 | 人數 | 平均數 | 標準差 | t 值 |
|---|---|---|---|---|---|
| 資訊搜尋 | 1. 未婚 | 89 | 17.71 | 2.693 | 5.370** |
|  | 2. 已婚 | 161 | 18.55 | 2.699 |  |
| 方案評估 | 1. 未婚 | 89 | 18.66 | 1.537 | 4.609* |
|  | 2. 已婚 | 161 | 18.88 | 1.281 |  |
| 購買意願 | 1. 未婚 | 89 | 17.55 | 2.311 | .451 |
|  | 2. 已婚 | 161 | 18.07 | 1.896 |  |
| 購後行為 | 1. 未婚 | 89 | 13.26 | 1.768 | .907 |
|  | 2. 已婚 | 161 | 15.06 | 2.606 |  |
| 安全行為 | 1. 未婚 | 89 | 67.18 | 5.616 | 3.292* |
|  | 2. 已婚 | 161 | 70.57 | 5.439 |  |

*$p$＜.05，**$p$＜.01，

## 四、不同教育程度之香港民眾在食品安全行為上之差異情形

本研究將被訪者之教育程度分為初中及以下、高中、大學、研究生及以上這四個分類，分別進行分析。依表 4-4-18 之分析摘要內容可知，不同教育程度的香港民眾在食品安全行為及各層面上除「資訊搜尋」、「安全行為」外均無顯著差異，其分析結果整體如下：

1. 不同教育程度的香港民眾在「資訊搜尋」上達到顯著差異（F=4.278**，$p$=.009＜.01），事後比較表現為教育程度為大學、研究生及以上者得分均高於教育程度為初中及以下之人群。

2. 不同教育程度的香港民眾在「方案評估」上無顯著差異（F=2.221，$p$=.092＞.05）。

3. 不同教育程度的香港民眾在「購買意願」上無顯著差異（F=1.045，$p$=.447＞.05）。

4. 不同教育程度的香港民眾在「購後行為」上無顯著差異（F=.946，
   *p*=.348＞.05）。

5. 不同教育程度的香港民眾在「安全行為」上達到顯著差異
   （F=2.122*，*p*=.037＜.05），事後比較表現為教育程度為大學者得分
   均高於教育程度為初中及以下之人群。

表 4-4-18　不同教育程度之香港民眾在食品安全行為上之差異情形摘要表

| 變項層面 | 年齡 | 人數 | 平均數 | 標準差 | F 值 | 事後比較 |
|---|---|---|---|---|---|---|
| 資訊搜尋 | 1. 初中及以下 | 70 | 17.43 | 1.945 | 4.278** | 3＞1 |
| | 2. 高中 | 62 | 18.13 | 4.441 | | 4＞1 |
| | 3. 大學 | 86 | 18.95 | 1.413 | | |
| | 4. 研究生及以上 | 32 | 18.41 | 1.965 | | |
| 方案評估 | 1. 初中及以下 | 70 | 18.66 | 1.339 | 2.221 | |
| | 2. 高中 | 62 | 18.53 | 1.706 | | |
| | 3. 大學 | 86 | 19.01 | 1.193 | | |
| | 4. 研究生及以上 | 32 | 19.09 | 1.118 | | |
| 購買意願 | 1. 初中及以下 | 70 | 18.07 | 1.407 | 1.045 | |
| | 2. 高中 | 62 | 18.03 | 2.269 | | |
| | 3. 大學 | 86 | 17.84 | 2.179 | | |
| | 4. 研究生及以上 | 32 | 17.34 | 2.497 | | |
| 購後行為 | 1. 初中及以下 | 70 | 14.07 | 1.988 | .946 | |
| | 2. 高中 | 62 | 14.53 | 2.487 | | |
| | 3. 大學 | 86 | 14.70 | 2.539 | | |
| | 4. 研究生及以上 | 32 | 14.19 | 3.267 | | |
| 安全行為 | 1. 初中及以下 | 70 | 68.23 | 4.486 | 2.122* | 3＞1 |
| | 2. 高中 | 62 | 69.23 | 6.997 | | |
| | 3. 大學 | 86 | 70.50 | 5.026 | | |
| | 4. 研究生及以上 | 32 | 69.03 | 6.808 | | |

*p＜.05，**p＜.01

## 五、不同職業之香港民眾在食品安全行為上之差異情形

本研究將被訪者之職業分為學生、服務業、製造業、金融業、自由業、
軍警／公務／教師、家庭主婦、退休等八類，分別進行分析。依表 4-4-19

之分析摘要內容可知，不同職業的香港民眾在食品安全行為及各層面上除
「資訊搜尋」外均有顯著差異，其分析結果整體如下：

1. 不同職業的香港民眾在「資訊搜尋」上無顯著差異（F=.858，p=.540 ＞.05）。

2. 不同職業的香港民眾在「方案評估」上達到顯著差異（F=2.476*，p=.041＜.05），事後比較表現為學生得分上明顯高於服務業、製造業、金融業；軍警／公務／教師得分上明顯高於服務業。

3. 不同職業的香港民眾在「購買意願」上達到顯著差異（F=3.775*，p=.021＜.05），事後比較表現為軍警／公務／教師得分上明顯高於製造業、金融業、自由業、家庭主婦。

4. 不同職業的香港民眾在「購後行為」上達到顯著差異（F=8.367**，p=.003＜.01），事後比較表現退休人士得分上明顯高於服務業、製造業、金融業。

5. 不同職業的香港民眾在「安全行為」上達到顯著差異（F=3.251**，p=.001＜.01），事後比較表現為退休人士得分上明顯高於服務業、製造業。

表 4-4-19　不同職業之香港民眾在食品安全行為上之差異情形摘要表

| 變項層面 | 職業 | 人數 | 平均數 | 標準差 | F 值 | 事後比較 |
|---|---|---|---|---|---|---|
| 資訊搜尋 | 1. 學生 | 41 | 18.22 | 2.043 | .858 | |
| | 2. 服務業 | 35 | 17.46 | 3.052 | | |
| | 3. 製造業 | 31 | 18.13 | 1.979 | | |
| | 4. 金融業 | 32 | 19.00 | 5.279 | | |
| | 5. 自由業 | 24 | 18.17 | 1.971 | | |
| | 6. 軍警／公務／教師 | 22 | 18.64 | 1.891 | | |
| | 7. 家庭主婦 | 35 | 18.20 | 1.605 | | |
| | 8. 退休 | 30 | 18.40 | 1.694 | | |
| 方案評估 | 1. 學生 | 41 | 19.00 | 1.285 | 2.476* | |
| | 2. 服務業 | 35 | 19.00 | 1.057 | | |
| | 3. 製造業 | 31 | 18.87 | 1.231 | | |
| | 4. 金融業 | 32 | 18.22 | 1.699 | | |

| 變項層面 | 職業 | 人數 | 平均數 | 標準差 | F 值 | 事後比較 |
|---|---|---|---|---|---|---|
| | 5. 自由業 | 24 | 18.75 | 1.359 | | |
| | 6. 軍警／公務／教師 | 22 | 19.45 | .596 | | |
| | 7. 家庭主婦 | 35 | 18.34 | 1.533 | | |
| | 8. 退休 | 30 | 18.97 | 1.586 | | |
| 購買意願 | 1. 學生 | 41 | 17.61 | 2.312 | 3.775* | 6>3 |
| | 2. 服務業 | 35 | 18.37 | 1.573 | | 6>4 |
| | 3. 製造業 | 31 | 17.48 | 1.786 | | 6>5 |
| | 4. 金融業 | 32 | 17.16 | 2.864 | | 6>7 |
| | 5. 自由業 | 24 | 17.67 | 1.494 | | |
| | 6. 軍警／公務／教師 | 22 | 19.27 | 1.804 | | |
| | 7. 家庭主婦 | 35 | 17.37 | 1.816 | | |
| | 8. 退休 | 30 | 18.67 | 1.626 | | |
| 購後行為 | 1. 學生 | 41 | 12.71 | 1.123 | 8.367** | 8>2 |
| | 2. 服務業 | 35 | 14.54 | 2.227 | | 8>3 |
| | 3. 製造業 | 31 | 14.13 | 2.125 | | 8>4 |
| | 4. 金融業 | 32 | 13.63 | 3.180 | | |
| | 5. 自由業 | 24 | 14.83 | 1.857 | | |
| | 6. 軍警／公務／教師 | 22 | 14.68 | 2.398 | | |
| | 7. 家庭主婦 | 35 | 14.94 | 2.300 | | |
| | 8. 退休 | 30 | 16.60 | 2.608 | | |
| 安全行為 | 1. 學生 | 41 | 67.54 | 3.620 | 3.251** | 8>2 |
| | 2. 服務業 | 35 | 69.37 | 5.472 | | 8>3 |
| | 3. 製造業 | 31 | 68.61 | 4.645 | | |
| | 4. 金融業 | 32 | 68.00 | 9.415 | | |
| | 5. 自由業 | 24 | 69.42 | 4.323 | | |
| | 6. 軍警／公務／教師 | 22 | 72.05 | 5.232 | | |
| | 7. 家庭主婦 | 35 | 68.86 | 4.110 | | |
| | 8. 退休 | 30 | 72.63 | 5.714 | | |

*$p < .05$，**$p < .01$

## 六、不同個人月收入之香港民眾在食品安全行為上之差異情形

本研究將被訪者之個人月收入（港幣/月）分為無收入、10,000 元以下、10,001-20,000 元、20,001-30,000 元、30,001 元以上這五個組別，分別

進行分析。依表 4-4-20 之分析摘要內容可知，不同個人月收入的香港民眾在食品安全行為及各層面上除「方案評估」外均無顯著差異，其分析結果整體如下：

1. 不同個人月收入的香港民眾在「資訊搜尋」上無顯著差異（F=1.808，p=.128＞.05）。

2. 不同個人月收入的香港民在「方案評估」上有顯著差異（F=5.020**，p=.001＜.01），事後比較中發現，個人月收入為 10,001-20,000 元、30,001 元以上者在得分上顯著高於無收入。

3. 不同個人月收入的香港民眾在「購買意願」上無顯著差異（F=2.391，p=.076＞.05）。

4. 不同個人月收入的香港民眾在「購後行為」上無顯著差異（F=1.403，p=.200＞.05）。

5. 不同個人月收入的香港民眾在「安全行為」上無達到顯著差異（F=1.155，p=.331＞.05）。

表 4-4-20　不同個人月收入之香港民眾在食品安全行為上之差異情形摘要表

| 變項層面 | 個人月收入 | 人數 | 平均數 | 標準差 | F值 | 事後比較 |
|---|---|---|---|---|---|---|
| 資訊搜尋 | 1. 無收入 | 49 | 17.94 | 1.908 | 1.808 | |
| | 2. 10,000 元以下 | 44 | 18.34 | 2.011 | | |
| | 3. 10,001-20,000 元 | 88 | 17.84 | 2.324 | | |
| | 4. 20,001-30,000 元 | 39 | 18.92 | 1.692 | | |
| | 5. 30,001 元以上 | 30 | 18.97 | 5.461 | | |
| 方案評估 | 1. 無收入 | 49 | 19.18 | .928 | 5.020** | 3＞1 |
| | 2. 10,000 元以下 | 44 | 18.70 | 1.692 | | 5＞1 |
| | 3. 10,001-20,000 元 | 88 | 18.95 | 1.154 | | |
| | 4. 20,001-30,000 元 | 39 | 18.82 | 1.554 | | |
| | 5. 30,001 元以上 | 30 | 17.87 | 1.502 | | |
| 購買意願 | 1. 無收入 | 49 | 18.27 | 1.440 | 2.391 | |
| | 2. 10,000 元以下 | 44 | 17.66 | 2.468 | | |
| | 3. 10,001-20,000 元 | 88 | 17.88 | 1.964 | | |
| | 4. 20,001-30,000 元 | 39 | 18.36 | 2.032 | | |
| | 5. 30,001 元以上 | 30 | 17.03 | 2.399 | | |

| 變項層面 | 個人月收入 | 人數 | 平均數 | 標準差 | F 值 | 事後比較 |
|---|---|---|---|---|---|---|
| 購後行為 | 1. 無收入 | 49 | 14.00 | 2.092 | 1.403 | |
| | 2. 10,000 元以下 | 44 | 14.30 | 2.977 | | |
| | 3. 10,001-20,000 元 | 88 | 14.84 | 2.599 | | |
| | 4. 20,001-30,000 元 | 39 | 14.54 | 2.246 | | |
| | 5. 30,001 元以上 | 30 | 13.87 | 2.209 | | |
| 安全行為 | 1. 無收入 | 49 | 69.39 | 4.025 | 1.155 | |
| | 2. 10,000 元以下 | 44 | 69.00 | 5.914 | | |
| | 3. 10,001-20,000 元 | 88 | 69.51 | 5.097 | | |
| | 4. 20,001-30,000 元 | 39 | 70.64 | 6.059 | | |
| | 5. 30,001 元以上 | 30 | 67.73 | 8.465 | | |

\*\*$p < .01$

## 七、不同家庭採買者之香港民眾在食品安全行為上之差異情形

本研究將被訪者之家庭採買者分為父親、母親及自己這三個分類，分別進行分析。依表 4-4-21 之分析摘要內容可知，不同家庭採買者的香港民眾在食品安全行為及各層面上除「資訊搜尋」、「購後行為」外均無達到顯著差異，其分析結果整體如下：

1. 不同家庭採買者的香港民眾在「資訊搜尋」上達到顯著差異（F=6.065\*\*，$p=.003 < .01$），事後比較中顯示採買者為母親和自己的得分顯著高於父親。

2. 不同家庭採買者的香港民眾在「方案評估」上無顯著差異（F=1.547，$p=.199 > .05$）。

3. 不同家庭採買者的香港民眾在「購買意願」上無達到顯著差異（F=.118，$p=.895 > .05$）。

4. 不同家庭採買者的香港民眾在「購後行為」上達到顯著差異（F=10.629\*\*\*，$p=.000 < .001$），事後比較中顯示採買者為自己的得分顯著高於母親和父親。

5. 不同家庭採買者的香港民眾在「安全行為」上未達到顯著差異（F=2.809，$p=.078 > .05$）。

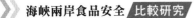
表 4-4-21 不同家庭採買者之香港民眾在食品安全行為上之差異情形摘要表

| 變項層面 | 年齡 | 人數 | 平均數 | 標準差 | F 值 | 事後比較 |
|---|---|---|---|---|---|---|
| 資訊搜尋 | 1. 父親 | 22 | 16.41 | 1.221 | 6.065** | 2＞1 |
|  | 2. 母親 | 105 | 18.58 | 2.299 |  | 3＞1 |
|  | 3. 自己 | 123 | 18.30 | 3.107 |  |  |
| 方案評估 | 1. 父親 | 22 | 18.59 | 1.221 | 1.547 |  |
|  | 2. 母親 | 105 | 18.98 | 1.293 |  |  |
|  | 3. 自己 | 123 | 18.69 | 1.466 |  |  |
| 購買意願 | 1. 父親 | 22 | 17.86 | .640 | .118 |  |
|  | 2. 母親 | 105 | 17.96 | 2.240 |  |  |
|  | 3. 自己 | 123 | 17.83 | 2.083 |  |  |
| 購後行為 | 1. 父親 | 22 | 14.00 | .816 | 10.629*** | 1＞2 |
|  | 2. 母親 | 105 | 13.68 | 2.251 |  | 1＞3 |
|  | 3. 自己 | 123 | 15.12 | 2.691 |  |  |
| 安全行為 | 1. 父親 | 22 | 66.86 | 2.077 | 2.809 |  |
|  | 2. 母親 | 105 | 69.20 | 5.206 |  |  |
|  | 3. 自己 | 123 | 69.94 | 6.449 |  |  |

$**p < .01$，$***p < .001$

## 第五節　不同背景變項之澳門民眾在認知、態度、行為上之差異情形

本節為探討澳門民眾不同變景變項在「認知」、「態度」與「行為」上之差異情形，採用 t 檢定或單因數變異數分析進行數據的統計及分析處理。若在單因數變異分析中，其結果達顯著水準，則進一步進行事後比較，並檢驗假設 4：不同個人背景變項的澳門民眾其食品安全認知、態度、行為有顯著差異是否成立。

# 壹 》 不同背景變項之澳門民眾在食品安全認知上之差異情形

## 一、不同性別之澳門民眾在食品安全認知上之差異情形

依表 4-5-1 之分析摘要內容可知，不同性別的澳門民眾在食品安全認知整體及其各層面上除「重視認知」、「品牌認知」、「標章認知」、「安全認知」外均無顯著差異，其分析結果整體如下：

1. 不同性別的澳門民眾在「重視認知」上有顯著差異（t=-4.416**，*p*=.008＜.01）。

2. 不同性別的澳門民眾在「成分認知」上無顯著差異（t=.980，*p*=.328＞.05）。

3. 不同性別的澳門民眾在「標示認知」上無顯著差異（t=.271，*p*=.787＞.05）。

4. 不同性別的澳門民眾在「品牌認知」上有顯著差異（t=3.476**，*p*=.009＜.01）。

5. 不同性別的澳門民眾在「標章認知」上有顯著差異（t=-2.428*，*p*=.042＜.05）。

6. 不同性別的澳門民眾在「傳播認知」上無顯著差異（t=-.510，*p*=.610＞.05）。

7. 不同性別的澳門民眾在「安全認知」上有顯著差異（t=2.414*，*p*=.024＜.05）。

表 4-5-1　不同性別之澳門民眾在食品安全認知及各層面差異情形摘要表

| 變項層面 | 性別 | 人數 | 平均數 | 標準差 | t 值 |
|---|---|---|---|---|---|
| 重視認知 | 1. 男性 | 104 | 17.79 | 2.135 | -4.416** |
| | 2. 女性 | 127 | 17.68 | 1.923 | |
| 成分認知 | 1. 男性 | 104 | 16.78 | 2.154 | .980 |
| | 2. 女性 | 127 | 16.52 | 1.864 | |
| 標示認知 | 1. 男性 | 104 | 17.43 | 2.417 | .271 |
| | 2. 女性 | 127 | 17.35 | 2.405 | |

| 變項層面 | 性別 | 人數 | 平均數 | 標準差 | t 值 |
|---|---|---|---|---|---|
| 品牌認知 | 1. 男性 | 104 | 17.21 | 2.297 | 3.476** |
| | 2. 女性 | 127 | 17.07 | 2.183 | |
| 標章認知 | 1. 男性 | 104 | 16.19 | 2.633 | -2.428* |
| | 2. 女性 | 127 | 16.05 | 2.507 | |
| 傳播認知 | 1. 男性 | 104 | 16.47 | 2.644 | -.510 |
| | 2. 女性 | 127 | 16.64 | 2.315 | |
| 安全認知 | 1. 男性 | 104 | 101.88 | 11.296 | -2.414* |
| | 2. 女性 | 127 | 101.30 | 9.502 | |

*$p < .05$，**$p < .01$

## 二、不同年齡之澳門民眾在食品安全認知上之差異情形

本研究將被訪者之年齡分為 20 歲以下、21-30 歲、31-40 歲、41-50歲、51 歲以上這五個階段，分別進行分析。依表 4-5-2 之分析摘要內容可知，不同年齡的澳門民眾在食品安全認知及各層面上除「成分認知」、「品牌認知」、「安全認知」外均無顯著差異，其分析結果整體如下：

1. 不同年齡的澳門民眾在「重視認知」上無顯著差異（F=.440，$p$=.779 >.05）。

2. 不同年齡的澳門民眾在「成分認知」上有顯著差異（F=6.319**，$p$=.005<.01），事後比較表現為年齡 41-50 歲者在得分上顯著高於 20 歲以下者。

3. 不同年齡的澳門民眾在「標示認知」上無顯著差異（F=.613，$p$=.654 >.05）。

4. 不同年齡的澳門民眾在「品牌認知」上有顯著差異（F=5.355*，$p$=.041<.05），事後比較表現為年齡在 31-40 歲者在得分上顯著高於 20 歲以下者。

5. 不同年齡的澳門民眾在「標章認知」上無顯著差異（F=.445，$p$=.776 >.05）。

6. 不同年齡的澳門民眾在「傳播認知」上無顯著差異（F=.343，$p$=.848 >.05）。

7. 不同年齡的澳門民眾在「安全認知」上有顯著差異（F=7.240**，
   p=.003＜.01），事後比較表現為年齡在 21-30 歲、31-40 歲、41-50 歲
   在得分上顯著高於 20 歲以下者。

表 4-5-2　不同年齡之澳門民眾在食品安全認知上之差異情形摘要表

| 變項層面 | 年齡 | 人數 | 平均數 | 標準差 | F 值 | 事後比較 |
|---|---|---|---|---|---|---|
| 重視認知 | 1. 20 歲以下 | 40 | 17.88 | 1.828 | .440 | |
| | 2. 21-30 歲 | 94 | 17.86 | 2.138 | | |
| | 3. 31-40 歲 | 33 | 17.42 | 1.871 | | |
| | 4. 41-50 歲 | 30 | 17.50 | 2.360 | | |
| | 5. 51 歲以上 | 34 | 17.68 | 1.736 | | |
| 成分認知 | 1. 20 歲以下 | 40 | 16.38 | 1.983 | 6.319** | 4＞1 |
| | 2. 21-30 歲 | 94 | 16.64 | 2.214 | | |
| | 3. 31-40 歲 | 33 | 16.79 | 1.691 | | |
| | 4. 41-50 歲 | 30 | 16.87 | 2.161 | | |
| | 5. 51 歲以上 | 34 | 16.59 | 1.540 | | |
| 標示認知 | 1. 20 歲以下 | 40 | 17.00 | 2.397 | .613 | |
| | 2. 21-30 歲 | 94 | 17.28 | 2.694 | | |
| | 3. 31-40 歲 | 33 | 17.64 | 2.148 | | |
| | 4. 41-50 歲 | 30 | 17.57 | 2.192 | | |
| | 5. 51 歲以上 | 34 | 17.74 | 1.990 | | |
| 品牌認知 | 1. 20 歲以下 | 40 | 16.83 | 2.427 | 5.355* | 3＞1 |
| | 2. 21-30 歲 | 94 | 17.09 | 2.390 | | |
| | 3. 31-40 歲 | 33 | 17.30 | 2.215 | | |
| | 4. 41-50 歲 | 30 | 17.27 | 1.946 | | |
| | 5. 51 歲以上 | 34 | 17.35 | 1.824 | | |
| 標章認知 | 1. 20 歲以下 | 40 | 15.75 | 2.415 | .445 | |
| | 2. 21-30 歲 | 94 | 16.24 | 2.797 | | |
| | 3. 31-40 歲 | 33 | 16.12 | 2.260 | | |
| | 4. 41-50 歲 | 30 | 16.43 | 2.542 | | |
| | 5. 51 歲以上 | 34 | 15.88 | 2.397 | | |
| 傳播認知 | 1. 20 歲以下 | 40 | 16.38 | 2.145 | .343 | |
| | 2. 21-30 歲 | 94 | 16.66 | 2.621 | | |
| | 3. 31-40 歲 | 33 | 16.76 | 2.463 | | |
| | 4. 41-50 歲 | 30 | 16.70 | 2.466 | | |
| | 5. 51 歲以上 | 34 | 16.21 | 2.459 | | |

| 變項層面 | 年齡 | 人數 | 平均數 | 標準差 | F 值 | 事後比較 |
|---|---|---|---|---|---|---|
| 安全認知 | 1. 20 歲以下 | 40 | 100.20 | 9.743 | 7.240** | 2＞1 |
| | 2. 21-30 歲 | 94 | 101.77 | 12.001 | | 3＞1 |
| | 3. 31-40 歲 | 33 | 102.03 | 8.953 | | 4＞1 |
| | 4. 41-50 歲 | 30 | 102.33 | 10.128 | | 5＞1 |
| | 5. 51 歲以上 | 34 | 101.44 | 7.382 | | |

*$p$＜.05，**$p$＜.01

### 三、不同婚姻狀況之澳門民眾在食品安全認知上之差異情形

依表 4-5-3 之分析摘要內容可知，不同婚姻狀況的澳門民眾在食品安全認知整體及其各層面上除「重視認知」、「標示認知」、「傳播認知」外均無顯著差異，其分析結果整體如下：

1. 不同婚姻狀況的澳門民眾在「重視認知」上有顯著差異（t=3.691**，$p$=.008＜.01）。

2. 不同婚姻狀況的澳門民眾在「成分認知」上無顯著差異（t=.483，$p$=.630＞.05）。

3. 不同婚姻狀況的澳門民眾在「標示認知」上有顯著差異（t=1.979*，$p$=.049＜.05）。

4. 不同婚姻狀況的澳門民眾在「品牌認知」上無顯著差異（t=1.003，$p$=.317＞.05）。

5. 不同婚姻狀況的澳門民眾在「標章認知」上無顯著差異（t=.190，$p$=.850＞.05）。

6. 不同婚姻狀況的澳門民眾在「傳播認知」上有顯著差異（t=2.053*，$p$=.041＜.05）。

7. 不同婚姻狀況的澳門民眾在「安全認知」上無顯著差異（t=1.343，$p$=.181＞.05）。

表 4-5-3　不同婚姻狀況之澳門民眾在食品安全認知及各層面差異情形摘要表

| 變項層面 | 性別 | 人數 | 平均數 | 標準差 | t 值 |
|---|---|---|---|---|---|
| 重視認知 | 1. 未婚 | 146 | 17.79 | 2.127 | 3.691** |
| | 2. 已婚 | 85 | 17.61 | 1.820 | |
| 成分認知 | 1. 未婚 | 146 | 16.68 | 2.057 | .483 |
| | 2. 已婚 | 85 | 16.55 | 1.906 | |
| 標示認知 | 1. 未婚 | 146 | 17.58 | 2.334 | 1.979* |
| | 2. 已婚 | 85 | 17.06 | 2.504 | |
| 品牌認知 | 1. 未婚 | 146 | 17.25 | 2.279 | 1.003 |
| | 2. 已婚 | 85 | 16.94 | 2.146 | |
| 標章認知 | 1. 未婚 | 146 | 16.14 | 2.636 | .190 |
| | 2. 已婚 | 85 | 16.07 | 2.439 | |
| 傳播認知 | 1. 未婚 | 146 | 16.82 | 2.307 | 2.053* |
| | 2. 已婚 | 85 | 16.13 | 2.672 | |
| 安全認知 | 1. 未婚 | 146 | 102.25 | 10.593 | 1.343 |
| | 2. 已婚 | 85 | 100.36 | 9.805 | |

*$p<.05$，**$p<.01$

## 四、不同教育程度之澳門民眾在食品安全認知上之差異情形

本研究將被訪者之教育程度分為初中及以下、高中、大學、研究生及以上這四個分類，分別進行分析。依表 4-5-4 之分析摘要內容可知，不同教育程度的澳門民眾在食品安全認知及各層面上除「重視認知」、「標章認知」、「安全認知」外均無顯著差異，其分析結果整體如下：

1. 不同教育程度的澳門民眾在「重視認知」上有顯著差異（F=6.642**，$p=.006<.01$），事後比較重表現為教育程度為高中、大學、研究生及以上者得分上顯著高於初中及以下者。

2. 不同教育程度的澳門民眾在「成分認知」上無顯著差異（F=.819，$p=.485>.05$）。

3. 不同教育程度的澳門民眾在「標示認知」上無顯著差異（F=.151，$p=.929>.05$）。

4. 不同教育程度的澳門民眾在「品牌認知」上無顯著差異（F=.208，p=.891＞.05）。

5. 不同教育程度的澳門民眾在「標章認知」上有顯著差異（F=7.026**，p=.004＜.01），事後比較重表現為教育程度為大學、研究生及以上者得分上顯著高於初中及以下者；教育程度為大學、研究生及以上者得分上顯著高於高中者。

6. 不同教育程度的澳門民眾在「傳播認知」上無顯著差異（F=.789，p=.501＞.05）。

7. 不同教育程度的澳門民眾在「安全認知」上有顯著差異（F=6.352**，p=.00＜.01），事後比較重表現為教育程度為研究生及以上者得分上顯著高於大學者。

表 4-5-4　不同教育程度之澳門民眾在食品安全認知上之差異情形摘要表

| 變項層面 | 年齡 | 人數 | 平均數 | 標準差 | F 值 | 事後比較 |
|---|---|---|---|---|---|---|
| 重視認知 | 1. 初中及以下 | 35 | 17.40 | 2.172 | 6.642** | 2＞1 |
| | 2. 高中 | 39 | 17.56 | 1.683 | | 3＞1 |
| | 3. 大學 | 117 | 17.89 | 2.003 | | 4＞1 |
| | 4. 研究生及以上 | 40 | 17.70 | 2.233 | | |
| 成分認知 | 1. 初中及以下 | 35 | 16.91 | 1.853 | .819 | |
| | 2. 高中 | 39 | 16.95 | 1.716 | | |
| | 3. 大學 | 117 | 16.52 | 2.107 | | |
| | 4. 研究生及以上 | 40 | 16.43 | 2.062 | | |
| 標示認知 | 1. 初中及以下 | 35 | 17.49 | 2.201 | .151 | |
| | 2. 高中 | 39 | 17.56 | 2.075 | | |
| | 3. 大學 | 117 | 17.29 | 2.540 | | |
| | 4. 研究生及以上 | 40 | 17.40 | 2.540 | | |
| 品牌認知 | 1. 初中及以下 | 35 | 17.40 | 2.226 | .208 | |
| | 2. 高中 | 39 | 17.15 | 2.455 | | |
| | 3. 大學 | 117 | 17.07 | 2.180 | | |
| | 4. 研究生及以上 | 40 | 17.08 | 2.223 | | |
| 標章認知 | 1. 初中及以下 | 35 | 16.31 | 2.494 | 7.026** | 3＞1 |
| | 2. 高中 | 39 | 16.31 | 2.745 | | 3＞2 |
| | 3. 大學 | 117 | 16.21 | 2.555 | | 4＞1 |
| | 4. 研究生及以上 | 40 | 15.48 | 2.439 | | 4＞2 |

| 變項層面 | 年齡 | 人數 | 平均數 | 標準差 | F 值 | 事後比較 |
|---|---|---|---|---|---|---|
| 傳播認知 | 1. 初中及以下 | 35 | 16.94 | 2.182 | .789 | |
| | 2. 高中 | 39 | 16.49 | 2.383 | | |
| | 3. 大學 | 117 | 16.63 | 2.387 | | |
| | 4. 研究生及以上 | 40 | 16.10 | 2.968 | | |
| 安全認知 | 1. 初中及以下 | 35 | 102.46 | 9.614 | 6.352** | 4＞3 |
| | 2. 高中 | 39 | 102.03 | 10.376 | | |
| | 3. 大學 | 117 | 101.61 | 10.603 | | |
| | 4. 研究生及以上 | 40 | 100.18 | 10.318 | | |

$**p < .01$

## 五、不同職業之澳門民眾在食品安全認知上之差異情形

本研究將被訪者之職業分為學生、服務業、製造業、金融業、自由業、軍警／公務／教師、家庭主婦、退休等八類，分別進行分析。依表 4-5-5 之分析摘要內容可知，不同職業的澳門民眾在食品安全認知及各層面上除「標示認知」、「標章認知」、「傳播認知」外均有顯著差異，其分析結果整體如下：

1. 不同職業的澳門民眾在「重視認知」上達到顯著差異（F=11.576***，$p$=.000＜.001），事後比較表現為軍警／公務／教師得分上明顯高於服務業、製造業、金融業。

2. 不同職業的澳門民眾在「成分認知」上達到顯著差異（F=5.883*，$p$=.047＜.05），但事後比較無果。

3. 不同職業的澳門民眾在「標示認知」上無顯著差異（F=1.573，$p$=.179＞.05）。

4. 不同職業的澳門民眾在「品牌認知」上達到顯著差異（F=3.656**，$p$=.007＜.01），事後比較表現為軍警／公務／教師得分上明顯高於學生、服務業、製造業。

5. 不同職業的澳門民眾在「標章認知」上無顯著差異（F=1.228，$p$=.115＞.05）。

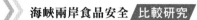

6. 不同職業的澳門民眾在「傳播認知」上無顯著差異（F=2.001，
p=.103＞.05）。

7. 不同職業的澳門民眾在「安全認知」上達到顯著差異（F=9.027***，
p=.000＜.001），事後比較表現為軍警／公務／教師得分上明顯高於
學生、服務業、製造業；退休人士得分上明顯高於服務業、製造業。

表 4-5-5　不同職業之澳門民眾在食品安全認知上之差異情形摘要表

| 變項層面 | 職業 | 人數 | 平均數 | 標準差 | F 值 | 事後比較 |
|---|---|---|---|---|---|---|
| 重視認知 | 1. 學生 | 36 | 18.11 | 1.968 | 11.576*** | 6＞2 |
| | 2. 服務業 | 27 | 17.69 | 1.770 | | 6＞3 |
| | 3. 製造業 | 25 | 17.16 | 2.018 | | 6＞4 |
| | 4. 金融業 | 25 | 17.89 | 2.193 | | |
| | 5. 自由業 | 23 | 17.90 | 1.777 | | |
| | 6. 軍警／公務／教師 | 33 | 17.66 | 2.057 | | |
| | 7. 家庭主婦 | 32 | 17.60 | 2.358 | | |
| | 8. 退休 | 30 | 17.73 | 2.017 | | |
| 成分認知 | 1. 學生 | 36 | 16.44 | 2.090 | 5.883* | |
| | 2. 服務業 | 27 | 16.26 | 2.280 | | |
| | 3. 製造業 | 25 | 16.83 | 1.723 | | |
| | 4. 金融業 | 25 | 16.65 | 1.976 | | |
| | 5. 自由業 | 23 | 16.09 | 1.573 | | |
| | 6. 軍警／公務／教師 | 33 | 16.83 | 1.877 | | |
| | 7. 家庭主婦 | 32 | 16.64 | 1.999 | | |
| | 8. 退休 | 30 | 17.78 | 2.380 | | |
| 標示認知 | 1. 學生 | 36 | 16.58 | 3.009 | 1.573 | |
| | 2. 服務業 | 27 | 18.11 | 1.997 | | |
| | 3. 製造業 | 25 | 16.97 | 2.152 | | |
| | 4. 金融業 | 25 | 17.16 | 2.384 | | |
| | 5. 自由業 | 23 | 17.77 | 2.542 | | |
| | 6. 軍警／公務／教師 | 33 | 17.39 | 2.405 | | |
| | 7. 家庭主婦 | 32 | 17.61 | 2.382 | | |
| | 8. 退休 | 30 | 16.69 | 2.278 | | |

| 變項層面 | 職業 | 人數 | 平均數 | 標準差 | F 值 | 事後比較 |
|---|---|---|---|---|---|---|
| 品牌認知 | 1. 學生 | 36 | 17.74 | 2.356 | 3.656** | 6＞1 |
| | 2. 服務業 | 27 | 16.65 | 1.723 | | 6＞2 |
| | 3. 製造業 | 25 | 16.66 | 2.010 | | 6＞3 |
| | 4. 金融業 | 25 | 17.67 | 2.233 | | |
| | 5. 自由業 | 23 | 17.13 | 2.231 | | |
| | 6. 軍警／公務／教師 | 33 | 16.67 | 2.390 | | |
| | 7. 家庭主婦 | 32 | 16.14 | 2.565 | | |
| | 8. 退休 | 30 | 15.35 | 2.153 | | |
| 標章認知 | 1. 學生 | 36 | 16.00 | 2.503 | 1.228 | |
| | 2. 服務業 | 27 | 15.75 | 2.676 | | |
| | 3. 製造業 | 25 | 15.97 | 2.697 | | |
| | 4. 金融業 | 25 | 16.11 | 2.560 | | |
| | 5. 自由業 | 23 | 16.56 | 2.602 | | |
| | 6. 軍警／公務／教師 | 33 | 15.50 | 2.158 | | |
| | 7. 家庭主婦 | 32 | 16.32 | 2.856 | | |
| | 8. 退休 | 30 | 17.09 | 1.884 | | |
| 傳播認知 | 1. 學生 | 36 | 16.59 | 2.686 | 2.001 | |
| | 2. 服務業 | 27 | 17.57 | 2.763 | | |
| | 3. 製造業 | 25 | 16.56 | 2.464 | | |
| | 4. 金融業 | 25 | 17.65 | 1.924 | | |
| | 5. 自由業 | 23 | 17.56 | 2.031 | | |
| | 6. 軍警／公務／教師 | 33 | 17.75 | 2.345 | | |
| | 7. 家庭主婦 | 32 | 16.82 | 2.822 | | |
| | 8. 退休 | 30 | 17.34 | 1.781 | | |
| 安全認知 | 1. 學生 | 36 | 103.40 | 11.781 | 9.027*** | 6＞1 |
| | 2. 服務業 | 27 | 104.00 | 10.754 | | 6＞2 |
| | 3. 製造業 | 25 | 99.69 | 8.468 | | 6＞3 |
| | 4. 金融業 | 25 | 98.55 | 11.598 | | 8＞2 |
| | 5. 自由業 | 23 | 104.40 | 9.555 | | 8＞3 |
| | 6. 軍警／公務／教師 | 33 | 100.61 | 8.417 | | |
| | 7. 家庭主婦 | 32 | 99.91 | 10.732 | | |
| | 8. 退休 | 30 | 103.40 | 11.781 | | |

*$p＜.05$，**$p＜.01$，***$p＜.001$

## 六、不同個人月收入之澳門民眾在食品安全認知上之差異情形

本研究將被訪者之個人月收入（澳門幣/月）分為無收入、10,000 元以下、10,001-20,000 元、20,001-30,000 元、30,001 元以上這五個組別，分別進行分析。依表 4-5-6 之分析摘要內容可知，不同個人月收入的香港民眾在食品安全認知及各層面上除「標示認知」、「傳播認知」外均無顯著差異，其分析結果整體如下：

1. 不同個人月收入的澳門民眾在「重視認知」上無顯著差異（F=1.392，$p$=.213＞.05）。

2. 不同個人月收入的澳門民眾在「成分認知」上無顯著差異（F=2.027，$p$=.064＞.05）。

3. 不同個人月收入的澳門民眾在「標示認知」上達到顯著差異（F=4.235**，$p$=.003＜.01），事後比較表現為月收入為 20,001-30,000 元、30,001 元以上者在得分上明顯高於 10,001-20,000 元者。

4. 不同個人月收入的澳門民眾在「品牌認知」上未達到顯著差異（F=.878，$p$=.415＞.05）。

5. 不同個人月收入的澳門民眾在「標章認知」上未達到顯著差異（F=2.153，$p$=.785＞.05）。

6. 不同個人月收入的澳門民眾在「傳播認知」上達到顯著差異（F=3.434**，$p$=.003＜.01），但事後比較無果。

7. 不同個人月收入的香港民眾在「安全認知」上未達到顯著差異（F=1.781，$p$=.088＞.05）。

表 4-5-6　不同個人月收入之澳門民眾在食品安全認知上之差異情形摘要表

| 變項層面 | 個人月收入 | 人數 | 平均數 | 標準差 | F 值 | 事後比較 |
|---|---|---|---|---|---|---|
| 重視認知 | 1. 無收入 | 60 | 17.80 | 1.675 | 1.392 | |
| | 2. 10,000 元以下 | 86 | 17.85 | 1.844 | | |
| | 3. 10,001-20,000 元 | 35 | 17.31 | 2.867 | | |
| | 4. 20,001-30,000 元 | 24 | 17.88 | 2.007 | | |
| | 5. 30,001 元以上 | 26 | 17.58 | 2.003 | | |

| 變項層面 | 個人月收入 | 人數 | 平均數 | 標準差 | F 值 | 事後比較 |
|---|---|---|---|---|---|---|
| 成分認知 | 1. 無收入 | 60 | 16.90 | 2.048 | 2.027 | |
| | 2. 10,000 元以下 | 86 | 16.53 | 2.079 | | |
| | 3. 10,001-20,000 元 | 35 | 16.74 | 2.049 | | |
| | 4. 20,001-30,000 元 | 24 | 15.92 | 1.976 | | |
| | 5. 30,001 元以上 | 26 | 16.88 | 1.451 | | |
| 標示認知 | 1. 無收入 | 60 | 17.60 | 2.338 | 4.235** | 4＞3 |
| | 2. 10,000 元以下 | 86 | 17.02 | 2.270 | | 5＞3 |
| | 3. 10,001-20,000 元 | 35 | 17.23 | 2.498 | | |
| | 4. 20,001-30,000 元 | 24 | 17.58 | 3.106 | | |
| | 5. 30,001 元以上 | 26 | 18.12 | 2.065 | | |
| 品牌認知 | 1. 無收入 | 60 | 17.58 | 1.942 | .878 | |
| | 2. 10,000 元以下 | 86 | 16.87 | 2.141 | | |
| | 3. 10,001-20,000 元 | 35 | 16.91 | 2.478 | | |
| | 4. 20,001-30,000 元 | 24 | 16.96 | 2.596 | | |
| | 5. 30,001 元以上 | 26 | 17.42 | 2.419 | | |
| 標章認知 | 1. 無收入 | 60 | 16.10 | 2.502 | 2.153 | |
| | 2. 10,000 元以下 | 86 | 16.24 | 2.576 | | |
| | 3. 10,001-20,000 元 | 35 | 16.34 | 2.817 | | |
| | 4. 20,001-30,000 元 | 24 | 15.46 | 2.859 | | |
| | 5. 30,001 元以上 | 26 | 16.00 | 2.020 | | |
| 傳播認知 | 1. 無收入 | 60 | 17.02 | 2.446 | 3.434** | |
| | 2. 10,000 元以下 | 86 | 16.48 | 2.320 | | |
| | 3. 10,001-20,000 元 | 35 | 16.46 | 2.627 | | |
| | 4. 20,001-30,000 元 | 24 | 15.96 | 3.237 | | |
| | 5. 30,001 元以上 | 26 | 16.50 | 1.881 | | |
| 安全認知 | 1. 無收入 | 60 | 103.00 | 9.894 | 1.781 | |
| | 2. 10,000 元以下 | 86 | 101.00 | 9.684 | | |
| | 3. 10,001-20,000 元 | 35 | 101.00 | 12.088 | | |
| | 4. 20,001-30,000 元 | 24 | 99.75 | 12.671 | | |
| | 5. 30,001 元以上 | 26 | 102.50 | 8.641 | | |

**$p < .01$

## 七、不同家庭採買者之澳門民眾在食品安全認知上之差異情形

本研究將被訪者之家庭採買者分為父親、母親及自己這三個分類，分別進行分析。依表 4-5-7 之分析摘要內容可知，不同家庭採買者的澳門民眾在食品安全認知及各層面上除「標示認知」、「品牌認知」、「安全認知」外均有顯著差異，其分析結果整體如下：

1. 不同家庭採買者的澳門民眾在「重視認知」上達到顯著差異（F=8.469***，$p$=.000＜.001），事後比較表現為父親得分上明顯高於母親和自己。

2. 不同家庭採買者的澳門民眾在「成分認知」上達到顯著差異（F=2.208*，$p$=.030＜.05），但事後比較無果。

3. 不同家庭採買者的澳門民眾在「標示認知」上未達到顯著差異（F=1.221，$p$=.174＞.05）。

4. 不同家庭採買者的澳門民眾在「品牌認知」上未達到顯著差異（F=.132，$p$=.919＞.05）。

5. 不同家庭採買者的澳門民眾在「標章認知」上有顯著差異（F=6.320**，$p$=.006＜.01），事後比較表現為自己得分上明顯高於母親。

6. 不同家庭採買者的澳門民眾在「傳播認知」上有顯著差異（F=6.585**，$p$=.001＜.01），事後比較表現為父親得分上明顯高於母親和自己。

7. 不同家庭採買者的澳門民眾在「安全認知」上未達到顯著差異（F=2.001，$p$=.076＞.05）。

表 4-5-7　不同家庭採買者之澳門民眾在食品安全認知上之差異情形摘要表

| 變項層面 | 年齡 | 人數 | 平均數 | 標準差 | F 值 | 事後比較 |
|---|---|---|---|---|---|---|
| 重視認知 | 1. 父親 | 47 | 17.81 | 1.597 | 8.469*** | 1＞2 |
|  | 2. 母親 | 146 | 17.69 | 2.046 |  | 1＞3 |
|  | 3. 自己 | 38 | 17.76 | 2.387 |  |  |
| 成分認知 | 1. 父親 | 47 | 16.49 | 1.792 | 2.208* |  |
|  | 2. 母親 | 146 | 16.65 | 1.988 |  |  |
|  | 3. 自己 | 38 | 16.76 | 2.307 |  |  |

| 變項層面 | 年齡 | 人數 | 平均數 | 標準差 | F 值 | 事後比較 |
|---|---|---|---|---|---|---|
| 標示認知 | 1. 父親 | 47 | 17.45 | 1.863 | 1.221 | |
| | 2. 母親 | 146 | 17.34 | 2.533 | | |
| | 3. 自己 | 38 | 17.50 | 2.544 | | |
| 品牌認知 | 1. 父親 | 47 | 17.13 | 2.213 | .132 | |
| | 2. 母親 | 146 | 17.17 | 2.205 | | |
| | 3. 自己 | 38 | 17.00 | 2.405 | | |
| 標章認知 | 1. 父親 | 47 | 16.62 | 2.650 | 6.320** | 3＞2 |
| | 2. 母親 | 146 | 15.99 | 2.455 | | |
| | 3. 自己 | 38 | 15.97 | 2.824 | | |
| 傳播認知 | 1. 父親 | 47 | 16.53 | 2.264 | 6.585** | 1＞2 |
| | 2. 母親 | 146 | 16.53 | 2.416 | | 1＞3 |
| | 3. 自己 | 38 | 16.71 | 2.912 | | |
| 安全認知 | 1. 父親 | 47 | 102.02 | 9.265 | 2.001 | |
| | 2. 母親 | 146 | 101.37 | 10.224 | | |
| | 3. 自己 | 38 | 101.71 | 12.098 | | |

*$p＜.05$，**$p＜.01$，***$p＜.001$

# 貳 》 不同背景變項之澳門民眾在食品安全態度上之差異情形

## 一、不同性別之澳門民眾在食品安全態度上之差異情形

依表 4-5-8 之分析摘要內容可知，不同性別的澳門民眾在食品安全態度整體及其各層面上均無顯著差異，其分析結果整體如下：

1. 不同性別的澳門民眾在「衛生管理」上無顯著差異（$t=.157$，$p=.876＞.05$）。

2 不同性別的澳門民眾在「標準規格」上無顯著差異（$t=-.254$，$p=.800＞.05$）。

3. 不同性別的澳門民眾在「安全顧慮」上無顯著差異（$t=-.750$，$p=.454＞.05$）。

4. 不同性別的澳門民眾在「購買信心」上無顯著差異（t=-.586，p=.559 ＞.05）。

5. 不同性別的澳門民眾在「安全態度」上無顯著差異（t=-.421，p=.674 ＞.05）。

表 4-5-8　不同性別之澳門民眾在食品安全態度及各層面差異情形摘要表

| 變項層面 | 性別 | 人數 | 平均數 | 標準差 | t 值 |
|---|---|---|---|---|---|
| 衛生管理 | 1. 男性 | 104 | 14.66 | 3.264 | .157 |
| | 2. 女性 | 127 | 14.60 | 3.030 | |
| 標準規格 | 1. 男性 | 103 | 15.77 | 2.901 | -.254 |
| | 2. 女性 | 127 | 15.86 | 2.544 | |
| 安全顧慮 | 1. 男性 | 104 | 15.73 | 2.784 | -.750 |
| | 2. 女性 | 127 | 15.99 | 2.438 | |
| 購買信心 | 1. 男性 | 104 | 15.98 | 2.731 | -.586 |
| | 2. 女性 | 127 | 16.18 | 2.461 | |
| 安全態度 | 1. 男性 | 103 | 62.11 | 10.025 | -.421 |
| | 2. 女性 | 127 | 62.63 | 8.817 | |

## 二、不同年齡之澳門民眾在食品安全態度上之差異情形

本研究將被訪者之年齡分為 20 歲以下、21-30 歲、31-40 歲、41-50 歲、51 歲以上這五個階段，分別進行分析。依表 4-5-9 之分析摘要內容可知，不同年齡的澳門民眾在食品安全態度及各層面上除「購買信心」外均有顯著差異，其分析結果整體如下：

1. 不同年齡的澳門民眾在「衛生管理」上達到顯著差異（F=2.798*，p=.049＜.05），事後比較表現為年齡 21-30 歲之澳門民眾得分顯著高於 51 歲以上之民眾。

2. 不同年齡的澳門民眾在「標準規格」上達到顯著差異（F=5.685*，p=.044＜.05），事後比較表現為年齡 21-30 歲、31-40 歲之澳門民眾得分顯著高於 51 歲以上之民眾。

3. 不同年齡的澳門民眾在「安全顧慮」上達到顯著差異（F=11.538**，p=.003＜.01），事後比較表現為年齡為 20 歲以下、21-30 歲、31-40 歲、41-50 歲之澳門民眾在得分上明顯高於 51 歲以上之民眾。

4. 不同年齡的澳門民眾在「購買信心」上無顯著差異（F=1.468，
　　*p*=.321＞.05）。

5. 不同年齡的澳門民眾在「安全態度」上達到顯著差異（F=5.436*，
　　*p*=.041＜.05），但事後比較無果。

表 4-5-9　不同年齡之澳門民眾在食品安全態度上之差異情形摘要表

| 變項層面 | 年齡 | 人數 | 平均數 | 標準差 | F 值 | 事後比較 |
|---|---|---|---|---|---|---|
| 衛生管理 | 1. 20 歲以下 | 40 | 14.38 | 3.248 | 2.798* | 2＞5 |
| | 2. 21-30 歲 | 94 | 14.27 | 3.312 | | |
| | 3. 31-40 歲 | 33 | 14.76 | 2.883 | | |
| | 4. 41-50 歲 | 30 | 15.80 | 2.265 | | |
| | 5. 51 歲以上 | 34 | 14.76 | 3.257 | | |
| 標準規格 | 1. 20 歲以下 | 40 | 15.38 | 2.404 | 5.685* | 2＞5 |
| | 2. 21-30 歲 | 94 | 15.67 | 2.931 | | 3＞5 |
| | 3. 31-40 歲 | 33 | 16.12 | 2.369 | | |
| | 4. 41-50 歲 | 30 | 16.33 | 2.510 | | |
| | 5. 51 歲以上 | 33 | 16.00 | 2.883 | | |
| 安全顧慮 | 1. 20 歲以下 | 40 | 16.08 | 2.188 | 11.538** | 1＞5 |
| | 2. 21-30 歲 | 94 | 15.83 | 3.015 | | 2＞5 |
| | 3. 31-40 歲 | 33 | 15.70 | 2.284 | | 3＞5 |
| | 4. 41-50 歲 | 30 | 16.33 | 2.383 | | 4＞5 |
| | 5. 51 歲以上 | 34 | 15.53 | 2.299 | | |
| 購買信心 | 1. 20 歲以下 | 40 | 15.85 | 2.760 | 1.468 | |
| | 2. 21-30 歲 | 94 | 15.68 | 2.810 | | |
| | 3. 31-40 歲 | 33 | 16.67 | 2.146 | | |
| | 4. 41-50 歲 | 30 | 16.83 | 2.547 | | |
| | 5. 51 歲以上 | 34 | 16.29 | 1.899 | | |
| 安全態度 | 1. 20 歲以下 | 40 | 61.68 | 8.609 | 5.436* | |
| | 2. 21-30 歲 | 94 | 61.45 | 10.667 | | |
| | 3. 31-40 歲 | 33 | 63.24 | 7.546 | | |
| | 4. 41-50 歲 | 30 | 65.30 | 8.453 | | |
| | 5. 51 歲以上 | 33 | 62.48 | 8.504 | | |

*p＜.05，**p＜.01

### 三、不同婚姻狀況之澳門民眾在食品安全態度上之差異情形

依表 4-5-10 之分析摘要內容可知，不同婚姻狀況的澳門民眾在食品安全態度整體及其各層面上除「購買信心」外均無顯著差異，其分析結果整體如下：

1. 不同婚姻狀況的澳門民眾在「衛生管理」上無顯著差異（t=1.193，p=.234＞.05）。

2. 不同婚姻狀況的澳門民眾在「標準規格」上無顯著差異（t=.843，p=.400＞.05）。

3. 不同婚姻狀況的澳門民眾在「安全顧慮」上無顯著差異（t=.017，p=.986＞.05）。

4. 不同婚姻狀況的澳門民眾在「購買信心」上有顯著差異（t=2.808*，p=.014＜.05）。

5. 不同婚姻狀況的澳門民眾在「安全態度」上無顯著差異（t=.793，p=.429＞.05）。

表 4-5-10　不同婚姻狀況之澳門民眾在食品安全態度及各層面差異情形摘要表

| 變項層面 | 婚姻狀況 | 人數 | 平均數 | 標準差 | t 值 |
|---|---|---|---|---|---|
| 衛生管理 | 1. 未婚 | 146 | 14.82 | 3.272 | 1.193 |
|  | 2. 已婚 | 85 | 14.31 | 2.862 |  |
| 標準規格 | 1. 未婚 | 146 | 15.93 | 2.771 | .843 |
|  | 2. 已婚 | 84 | 15.62 | 2.588 |  |
| 安全顧慮 | 1. 未婚 | 146 | 15.88 | 2.729 | .017 |
|  | 2. 已婚 | 85 | 15.87 | 2.369 |  |
| 購買信心 | 1. 未婚 | 146 | 16.14 | 2.688 | 2.808* |
|  | 2. 已婚 | 85 | 16.00 | 2.400 |  |
| 安全態度 | 1. 未婚 | 146 | 62.77 | 9.949 | .793 |
|  | 2. 已婚 | 84 | 61.75 | 8.255 |  |

*p＜.05

## 四、不同教育程度之澳門民眾在食品安全態度上之差異情形

本研究將被訪者之教育程度分為初中及以下、高中、大學、研究生及以上這四個分類，分別進行分析。依表 4-5-11 之分析摘要內容可知，不同教育程度的澳門民眾在食品安全態度及各層面上除「衛生管理」、「購買信心」外均未達到顯著差異，其分析結果整體如下：

1. 不同教育程度的澳門民眾在「衛生管理」上有顯著差異（F=4.180*，$p$=.043＜.05），事後比較表現為教育程度為大學者得分明顯高於高中者和初中及以下者。

2. 不同教育程度的澳門民眾在「標準規格」上未達到顯著差異（F=1.012，$p$=.221＞.05）。

3. 不同教育程度的澳門民眾在「安全顧慮」上未達到顯著差異（F=2.140，$p$=.097＞.05）。

4. 不同教育程度的澳門民眾在「購買信心」上達到顯著差異（F=8.961**，$p$=.004＜.01），事後比較表現為教育程度為大學、研究生及以上者得分明顯高於高中者。

5. 不同教育程度的澳門民眾在「安全態度」上無顯著差異（F=1.333，$p$=.324＞.05）。

表 4-5-11　不同教育程度之澳門民眾在食品安全態度上之差異情形摘要表

| 變項層面 | 教育程度 | 人數 | 平均數 | 標準差 | F 值 | 事後比較 |
|---|---|---|---|---|---|---|
| 衛生管理 | 1. 初中及以下 | 35 | 13.63 | 3.361 | 4.180* | 3＞1 |
| | 2. 高中 | 39 | 14.51 | 3.324 | | 3＞2 |
| | 3. 大學 | 117 | 14.85 | 2.938 | | |
| | 4. 研究生及以上 | 40 | 14.98 | 3.214 | | |
| 標準規格 | 1. 初中及以下 | 35 | 15.43 | 2.477 | 1.012 | |
| | 2. 高中 | 39 | 15.74 | 2.826 | | |
| | 3. 大學 | 116 | 15.88 | 2.608 | | |
| | 4. 研究生及以上 | 40 | 16.05 | 3.088 | | |
| 安全顧慮 | 1. 初中及以下 | 35 | 15.46 | 2.661 | 2.140 | |
| | 2. 高中 | 39 | 15.85 | 2.529 | | |
| | 3. 大學 | 117 | 16.07 | 2.535 | | |
| | 4. 研究生及以上 | 40 | 15.70 | 2.821 | | |

| 變項層面 | 教育程度 | 人數 | 平均數 | 標準差 | F 值 | 事後比較 |
|---|---|---|---|---|---|---|
| 購買信心 | 1. 初中及以下 | 35 | 15.89 | 2.541 | 8.961** | 3＞2 |
| | 2. 高中 | 39 | 15.90 | 2.447 | | 4＞2 |
| | 3. 大學 | 117 | 16.18 | 2.690 | | |
| | 4. 研究生及以上 | 40 | 16.20 | 2.493 | | |
| 安全態度 | 1. 初中及以下 | 35 | 60.40 | 9.082 | 1.333 | |
| | 2. 高中 | 39 | 62.00 | 9.744 | | |
| | 3. 大學 | 116 | 62.95 | 9.209 | | |
| | 4. 研究生及以上 | 40 | 62.93 | 9.749 | | |

*$p＜.05$，**$p＜.01$

## 五、不同職業之澳門民眾在食品安全態度上之差異情形

　　本研究將被訪者之職業分為學生、服務業、製造業、金融業、自由業、軍警／公務／教師、家庭主婦、退休等八類，分別進行分析。依表 4-5-12 之分析摘要內容可知，不同職業的澳門民眾在食品安全態度及各層面上除「衛生管理」、「購買信心」外均有顯著差異，其分析結果整體如下：

1. 不同職業的澳門民眾在「衛生管理」上未達到顯著差異（F=.625，$p$=.710＞.05）。

2. 不同職業的澳門民眾在「標準規格」上達到顯著差異（F=3.986**，$p$=.006＜.01），事後比較表現為學生得分上明顯高於服務業。

3. 不同職業的澳門民眾在「安全顧慮」上達到顯著差異（F=4.126**，$p$=.005＜.01），事後比較表現為軍警／公務／教師得分上明顯高於服務業；退休人士得分上明顯高於服務業。

4. 不同職業的澳門民眾在「購買信心」上未達到顯著差異（F=1.219，$p$=.102＞.05）。

5. 不同職業的澳門民眾在「安全態度」上達到顯著差異（F=6.426**，$p$=.005＜.01），事後比較表現為學生、軍警／公務／教師得分上明顯高於服務業。

表 4-5-12　不同職業之澳門民眾在食品安全態度上之差異情形摘要表

| 變項層面 | 職業 | 人數 | 平均數 | 標準差 | F 值 | 事後比較 |
|---|---|---|---|---|---|---|
| 衛生管理 | 1. 學生 | 36 | 14.56 | 3.517 | .625 | |
| | 2. 服務業 | 27 | 14.00 | 3.269 | | |
| | 3. 製造業 | 25 | 14.23 | 2.717 | | |
| | 4. 金融業 | 25 | 15.09 | 3.230 | | |
| | 5. 自由業 | 23 | 15.06 | 2.792 | | |
| | 6. 軍警／公務／教師 | 33 | 14.53 | 2.885 | | |
| | 7. 家庭主婦 | 32 | 15.00 | 3.434 | | |
| | 8. 退休 | 30 | 14.63 | 3.130 | | |
| 標準規格 | 1. 學生 | 36 | 15.33 | 2.111 | 3.986** | 1＞2 |
| | 2. 服務業 | 27 | 15.07 | 2.545 | | |
| | 3. 製造業 | 25 | 15.91 | 3.364 | | |
| | 4. 金融業 | 25 | 16.23 | 2.217 | | |
| | 5. 自由業 | 23 | 15.34 | 2.647 | | |
| | 6. 軍警／公務／教師 | 33 | 17.07 | 2.303 | | |
| | 7. 家庭主婦 | 32 | 15.82 | 2.704 | | |
| | 8. 退休 | 30 | 16.11 | 2.896 | | |
| 安全顧慮 | 1. 學生 | 36 | 15.61 | 2.261 | 4.126** | 6＞2 |
| | 2. 服務業 | 27 | 15.71 | 3.536 | | 6＞3 |
| | 3. 製造業 | 25 | 16.42 | 2.187 | | 8＞2 |
| | 4. 金融業 | 25 | 15.66 | 2.104 | | |
| | 5. 自由業 | 23 | 16.53 | 2.161 | | |
| | 6. 軍警／公務／教師 | 33 | 15.87 | 2.597 | | |
| | 7. 家庭主婦 | 32 | 16.17 | 2.580 | | |
| | 8. 退休 | 30 | 15.42 | 2.442 | | |
| 購買信心 | 1. 學生 | 36 | 16.09 | 2.964 | 1.219 | |
| | 2. 服務業 | 27 | 16.42 | 2.718 | | |
| | 3. 製造業 | 25 | 15.75 | 2.724 | | |
| | 4. 金融業 | 25 | 16.90 | 2.369 | | |
| | 5. 自由業 | 23 | 16.09 | 2.582 | | |
| | 6. 軍警／公務／教師 | 33 | 15.33 | 2.111 | | |
| | 7. 家庭主婦 | 32 | 15.07 | 2.545 | | |
| | 8. 退休 | 30 | 15.91 | 3.364 | | |

| 變項層面 | 職業 | 人數 | 平均數 | 標準差 | F 值 | 事後比較 |
|---|---|---|---|---|---|---|
| 安全態度 | 1. 學生 | 36 | 62.69 | 10.642 | 6.426** | 1＞2 |
| | 2. 服務業 | 27 | 59.94 | 8.099 | | 6＞2 |
| | 3. 製造業 | 25 | 60.80 | 7.165 | | |
| | 4. 金融業 | 25 | 62.80 | 12.143 | | |
| | 5. 自由業 | 23 | 64.13 | 8.582 | | |
| | 6. 軍警／公務／教師 | 33 | 61.28 | 8.626 | | |
| | 7. 家庭主婦 | 32 | 65.50 | 8.431 | | |
| | 8. 退休 | 30 | 62.40 | 9.360 | | |

**$p < .01$

## 六、不同個人月收入之澳門民眾在食品安全態度上之差異情形

本研究將被訪者之個人月收入（澳門幣/月）分為無收入、10,000 元以下、10,001-20,000 元、20,001-30,000 元、30,001 元以上這五個組別，分別進行分析。依表 4-5-13 之分析摘要內容可知，不同個人月收入的香港民眾在食品安全認知及各層面上均無顯著差異，其分析結果整體如下：

1. 不同個人月收入的澳門民眾在「衛生管理」上無顯著差異（F=.804，$p$=.637＞.05）。

2. 不同個人月收入的澳門民眾在「標準規格」上無顯著差異（F=.598，$p$=.643＞.05）。

3. 不同個人月收入的澳門民眾在「安全顧慮」上無顯著差異（F=.225，$p$=.908＞.05）。

4. 不同個人月收入的澳門民眾在「購買信心」上無顯著差異（F=.847，$p$=.341＞.05）。

5. 不同個人月收入的澳門民眾在「安全態度」上無達到顯著差異（F=.257，$p$=.914＞.05）。

表 4-5-13　不同個人月收入之澳門民眾在食品安全態度上之差異情形摘要表

| 變項層面 | 個人月收入 | 人數 | 平均數 | 標準差 | F 值 | 事後比較 |
|---|---|---|---|---|---|---|
| 衛生管理 | 1. 無收入 | 60 | 14.68 | 3.160 | .804 | |
| | 2. 10,000 元以下 | 86 | 14.55 | 2.877 | | |
| | 3. 10,001-20,000 元 | 35 | 15.37 | 3.473 | | |
| | 4. 20,001-30,000 元 | 24 | 14.00 | 3.788 | | |
| | 5. 30,001 元以上 | 26 | 14.35 | 2.756 | | |
| 標準規格 | 1. 無收入 | 60 | 15.68 | 2.908 | .598 | |
| | 2. 10,000 元以下 | 85 | 15.66 | 2.693 | | |
| | 3. 10,001-20,000 元 | 35 | 16.09 | 2.994 | | |
| | 4. 20,001-30,000 元 | 24 | 16.50 | 2.571 | | |
| | 5. 30,001 元以上 | 26 | 15.65 | 1.917 | | |
| 安全顧慮 | 1. 無收入 | 60 | 15.97 | 2.888 | .225 | |
| | 2. 10,000 元以下 | 86 | 15.71 | 2.566 | | |
| | 3. 10,001-20,000 元 | 35 | 16.09 | 2.944 | | |
| | 4. 20,001-30,000 元 | 24 | 15.71 | 2.156 | | |
| | 5. 30,001 元以上 | 26 | 16.08 | 1.917 | | |
| 購買信心 | 1. 無收入 | 60 | 16.18 | 2.721 | .847 | |
| | 2. 10,000 元以下 | 86 | 15.80 | 2.634 | | |
| | 3. 10,001-20,000 元 | 35 | 15.91 | 2.874 | | |
| | 4. 20,001-30,000 元 | 24 | 16.46 | 2.245 | | |
| | 5. 30,001 元以上 | 26 | 16.73 | 1.867 | | |
| 安全態度 | 1. 無收入 | 60 | 62.52 | 10.162 | .257 | |
| | 2. 10,000 元以下 | 85 | 61.67 | 9.150 | | |
| | 3. 10,001-20,000 元 | 35 | 63.46 | 11.044 | | |
| | 4. 20,001-30,000 元 | 24 | 62.67 | 8.244 | | |
| | 5. 30,001 元以上 | 26 | 62.81 | 6.741 | | |

## 七、不同家庭採買者之澳門民眾在食品安全態度上之差異情形

　　本研究將被訪者之家庭採買者分為父親、母親及自己這三個分類，分別進行分析。依表 4-5-14 之分析摘要內容可知，不同家庭採買者的澳門民眾在食品安全態度及各層面上除「衛生管理」、「標準規格」、「購買信心」外均未達到顯著差異，其分析結果整體如下：

1. 不同家庭採買者的澳門民眾在「衛生管理」上達到顯著差異
   （F=7.261**，$p$=.005＜.01），事後比較顯示採買者為母親、自己得
   分上顯著高於父親。

2. 不同家庭採買者的澳門民眾在「標準規格」上未達到顯著差異
   （F=3.888*，$p$=.043＜.05），事後比較顯示採買者為母親、自己得分
   上顯著高於父親。

3. 不同家庭採買者的澳門民眾在「安全顧慮」上未達到顯著差異
   （F=1.423，$p$=.403＞.05）。

4. 不同家庭採買者的澳門民眾在「購買信心」上達到顯著差異
   （F=4.083*，$p$=.034＜.05），但事後比較無果。

5. 不同家庭採買者的澳門民眾在「安全態度」上未達到顯著差異
   （F=2.341，$p$=.089＞.05）。

表 4-5-14　不同家庭採買者之澳門民眾在食品安全態度上之差異情形摘要表

| 變項層面 | 採買者 | 人數 | 平均數 | 標準差 | F 值 | 事後比較 |
|---|---|---|---|---|---|---|
| 衛生管理 | 1. 父親 | 47 | 14.47 | 3.049 | 7.261** | 2＞1 |
| | 2. 母親 | 146 | 14.47 | 3.221 | | 3＞1 |
| | 3. 自己 | 38 | 15.45 | 2.806 | | |
| 標準規格 | 1. 父親 | 47 | 15.64 | 2.532 | 3.888* | 2＞1 |
| | 2. 母親 | 145 | 15.77 | 2.702 | | 3＞1 |
| | 3. 自己 | 38 | 16.21 | 2.942 | | |
| 安全顧慮 | 1. 父親 | 47 | 15.91 | 2.535 | 1.423 | |
| | 2. 母親 | 146 | 15.82 | 2.534 | | |
| | 3. 自己 | 38 | 16.03 | 2.954 | | |
| 購買信心 | 1. 父親 | 47 | 15.64 | 2.418 | 4.083* | |
| | 2. 母親 | 146 | 16.19 | 2.533 | | |
| | 3. 自己 | 38 | 16.26 | 2.947 | | |
| 安全態度 | 1. 父親 | 47 | 61.66 | 8.852 | 2.341 | |
| | 2. 母親 | 145 | 62.23 | 9.203 | | |
| | 3. 自己 | 38 | 63.95 | 10.580 | | |

*$p$＜.05，**$p$＜.01

# 參 》 不同背景變項之澳門民眾在食品安全行為上之差異情形

## 一、不同性別之澳門民眾在食品安全行為上之差異情形

依表 4-5-15 之分析摘要內容可知，不同性別的澳門民眾在食品安全行為整體及其各層面上除「方案評估」、「安全行為」外均無顯著差異，其分析結果整體如下：

1. 不同性別的澳門民眾在「資訊搜尋」上無顯著差異（t=-.817，p=.415＞.05）。
2. 不同性別的澳門民眾在「方案評估」上有顯著差異（t=-2.253*，p=.031＜.05）。
3. 不同性別的澳門民眾在「購買意願」上無顯著差異（t=-.881，p=.379＞.05）。
4. 不同性別的澳門民眾在「購後行為」上無顯著差異（t=.456，p=.649＞.05）。
5. 不同性別的澳門民眾在「安全行為」上有顯著差異（t=-2.687*，p=.012＜.05）。

表 4-5-15 不同性別之澳門民眾在食品安全行為及各層面差異情形摘要表

| 變項層面 | 性別 | 人數 | 平均數 | 標準差 | t值 |
|---|---|---|---|---|---|
| 資訊搜尋 | 1. 男性 | 104 | 17.95 | 2.627 | -.817 |
| | 2. 女性 | 127 | 18.33 | 4.088 | |
| 方案評估 | 1. 男性 | 104 | 17.59 | 2.338 | -2.253* |
| | 2. 女性 | 126 | 17.77 | 2.210 | |
| 購買意願 | 1. 男性 | 104 | 16.63 | 2.505 | -.881 |
| | 2. 女性 | 127 | 16.91 | 2.296 | |
| 購後行為 | 1. 男性 | 104 | 14.98 | 3.399 | .456 |
| | 2. 女性 | 127 | 14.79 | 3.038 | |
| 安全行為 | 1. 男性 | 104 | 67.15 | 8.553 | -2.687* |
| | 2. 女性 | 126 | 67.83 | 8.201 | |

*p＜.05

## 二、不同年齡之澳門民眾在食品安全行為上之差異情形

　　本研究將被訪者之年齡分為 20 歲以下、21-30 歲、31-40 歲、41-50 歲、51 歲以上這五個階段，分別進行分析。依表 4-5-16 之分析摘要內容可知，不同年齡的澳門民眾在食品安全行為及各層面上除「購買意願」外均有顯著差異，其分析結果整體如下：

1. 不同年齡的澳門民眾在「資訊搜尋」上達到顯著差異（F=12.986***，p=.000＜.001），事後比較表現為 20 歲以下者得分顯著高於年齡 41-50 歲、51 歲以上之民眾；21-30 歲者得分顯著高於年齡 41-50 歲；31-40 歲者得分顯著高於 51 歲以上之民眾。

2. 同年齡的澳門民眾在「方案評估」上達到顯著差異（F=6.527**，p=.003＜.01），事後比較表現為 20 歲以下者得分顯著高於年齡 31-40 歲、41-50 歲；21-30 歲者得分顯著高於年齡 31-40 歲、41-50 歲。

3. 不同年齡的澳門民眾在「購買意願」上無顯著差異（F=1.178，p=.321＞.05）。

4. 不同年齡的澳門民眾在「購後行為」上達到顯著差異（F=7.001**，p=.005＜.01），事後比較表現事後比較表現為年齡為 21-30 歲、31-40 歲、41-50 歲之澳門民眾在得分上明顯高於 51 歲以上之民眾。

5. 不同年齡的澳門民眾在「安全行為」上達到顯著差異（F=12.267**，p=.001＜.01），事後比較表現為年齡為 20 歲以下、21-30 歲、31-40 歲、41-50 歲在得分上明顯高於 51 歲以上之民眾。

表 4-5-16　不同年齡之澳門民眾在食品安全行為上之差異情形摘要表

| 變項層面 | 年齡 | 人數 | 平均數 | 標準差 | F 值 | 事後比較 |
|---|---|---|---|---|---|---|
| 資訊搜尋 | 1. 20 歲以下 | 40 | 18.18 | 2.218 | 12.986*** | 1＞4 |
| | 2. 21-30 歲 | 94 | 17.66 | 2.718 | | 1＞5 |
| | 3. 31-40 歲 | 33 | 18.33 | 2.175 | | 2＞4 |
| | 4. 41-50 歲 | 30 | 18.13 | 2.649 | | 2＞5 |
| | 5. 51 歲以上 | 34 | 19.38 | 6.778 | | 3＞5 |
| 方案評估 | 1. 20 歲以下 | 39 | 17.90 | 2.036 | 6.527** | 1＞4 |
| | 2. 21-30 歲 | 94 | 17.54 | 2.479 | | 1＞5 |

| 變項層面 | 年齡 | 人數 | 平均數 | 標準差 | F 值 | 事後比較 |
|---|---|---|---|---|---|---|
| | 3. 31-40 歲 | 33 | 17.58 | 2.250 | | 2＞4 |
| | 4. 41-50 歲 | 30 | 17.80 | 2.340 | | 2＞5 |
| | 5. 51 歲以上 | 34 | 17.85 | 1.909 | | |
| | 1. 20 歲以下 | 40 | 16.13 | 2.255 | 1.178 | |
| | 2. 21-30 歲 | 94 | 16.76 | 2.526 | | |
| 購買意願 | 3. 31-40 歲 | 33 | 17.06 | 2.150 | | |
| | 4. 41-50 歲 | 30 | 17.07 | 2.791 | | |
| | 5. 51 歲以上 | 34 | 17.15 | 1.925 | | |
| | 1. 20 歲以下 | 40 | 14.53 | 3.226 | 7.001** | 2＞5 |
| | 2. 21-30 歲 | 94 | 15.03 | 3.387 | | 3＞5 |
| 購後行為 | 3. 31-40 歲 | 33 | 15.03 | 2.974 | | 4＞5 |
| | 4. 41-50 歲 | 30 | 15.40 | 2.711 | | |
| | 5. 51 歲以上 | 34 | 14.24 | 3.285 | | |
| | 1. 20 歲以下 | 39 | 66.79 | 7.138 | 12.267** | 1＞5 |
| | 2. 21-30 歲 | 94 | 66.99 | 9.296 | | 2＞5 |
| 安全行為 | 3. 31-40 歲 | 33 | 68.00 | 6.741 | | 3＞5 |
| | 4. 41-50 歲 | 30 | 68.40 | 8.369 | | 4＞5 |
| | 5. 51 歲以上 | 34 | 68.62 | 8.514 | | |

$**p＜.01，***p＜.001$

### 三、不同婚姻狀況之澳門民眾在食品安全行為上之差異情形

依表 4-5-17 之分析摘要內容可知，不同婚姻狀況的澳門民眾在食品安全行為整體及其各層面上除「資訊搜尋」、「購買意願」外均有顯著差異，其分析結果整體如下：

1. 不同婚姻狀況的澳門民眾在「資訊搜尋」上無顯著差異（t=.063，p=.950＞.05）。

2. 不同婚姻狀況的澳門民眾在「方案評估」上有顯著差異（t=5.482**，p=.009＜.01）。

3. 不同婚姻狀況的澳門民眾在「購買意願」上無顯著差異（t=.055，p=.956＞.05）。

4. 不同婚姻狀況的澳門民眾在「購後行為」上有顯著差異（t=3.770*，
   *p*=.037＜.05）。

5. 不同婚姻狀況的澳門民眾在「安全行為」上有顯著差異
   （t=3.992**，*p*=.003＜.01）。

表 4-5-17　不同婚姻狀況之澳門民眾在食品安全行為及各層面差異情形摘要表

| 變項層面 | 性別 | 人數 | 平均數 | 標準差 | t 值 |
|---|---|---|---|---|---|
| 資訊搜尋 | 1. 未婚 | 146 | 18.17 | 4.069 | .063 |
| | 2. 已婚 | 85 | 18.14 | 2.248 | |
| 方案評估 | 1. 未婚 | 146 | 17.71 | 2.275 | 5.482** |
| | 2. 已婚 | 84 | 17.65 | 2.263 | |
| 購買意願 | 1. 未婚 | 146 | 16.79 | 2.472 | .055 |
| | 2. 已婚 | 85 | 16.78 | 2.259 | |
| 購後行為 | 1. 未婚 | 146 | 15.16 | 3.203 | 3.770* |
| | 2. 已婚 | 85 | 14.39 | 3.155 | |
| 安全行為 | 1. 未婚 | 146 | 67.83 | 8.846 | 3.992** |
| | 2. 已婚 | 84 | 67.00 | 7.433 | |

*p＜.05，**p＜.01

## 四、不同教育程度之澳門民眾在食品安全行為上之差異情形

本研究將被訪者之教育程度分為初中及以下、高中、大學、研究生及以上這四個分類，分別進行分析。依表 4-5-18 之分析摘要內容可知，不同教育程度的澳門民眾在食品安全行為及各層面上除「購買意願」外均達到顯著差異，其分析結果整體如下：

1. 不同教育程度的澳門民眾在「資訊搜尋」上達到顯著差異
   （F=17.066***，*p*=.000＜.001），事後比較表現為教育程度為高中、
   大學、研究生及以上者得分均高於教育程度為初中及以下之人群。

2. 不同教育程度的澳門民眾在「方案評估」上達到顯著差異
   （F=6.929**，*p*=.000＜.01），事後比較表現為教育程度為高中、大
   學、研究生及以上者得分均高於教育程度為初中及以下之人群。

3. 不同教育程度的澳門民眾在「購買意願」上無顯著差異（F=2.012，
   p=.059＞.05）。

4. 不同教育程度的澳門民眾在「購後行為」上達到顯著差異
   （F=2.935*，p=.032＜.05），但事後比較無果。

5. 不同教育程度的澳門民眾在「安全行為」上達到顯著差異
   （F=10.573***，p=.000＜.001）事後比較表現為教育程度為大學、研
   究生及以上者得分均高於教育程度為高中之人群。

表 4-5-18　不同教育程度之澳門民眾在食品安全行為上之差異情形摘要表

| 變項層面 | 教育程度 | 人數 | 平均數 | 標準差 | F 值 | 事後比較 |
|---|---|---|---|---|---|---|
| 資訊搜尋 | 1. 初中及以下 | 35 | 18.20 | 2.098 | 17.066*** | 2＞1 |
| | 2. 高中 | 39 | 17.74 | 2.613 | | 3＞1 |
| | 3. 大學 | 117 | 18.22 | 4.275 | | 4＞1 |
| | 4. 研究生及以上 | 40 | 18.35 | 2.713 | | |
| 方案評估 | 1. 初中及以下 | 34 | 17.82 | 2.096 | 6.929** | 2＞1 |
| | 2. 高中 | 39 | 17.59 | 2.302 | | 3＞1 |
| | 3. 大學 | 117 | 17.56 | 2.332 | | 4＞1 |
| | 4. 研究生及以上 | 40 | 18.05 | 2.207 | | |
| 購買意願 | 1. 初中及以下 | 35 | 16.63 | 2.327 | 2.012 | |
| | 2. 高中 | 39 | 16.69 | 2.397 | | |
| | 3. 大學 | 117 | 16.85 | 2.483 | | |
| | 4. 研究生及以上 | 40 | 16.85 | 2.237 | | |
| 購後行為 | 1. 初中及以下 | 35 | 14.51 | 3.184 | 2.935* | |
| | 2. 高中 | 39 | 15.64 | 2.915 | | |
| | 3. 大學 | 117 | 15.09 | 3.337 | | |
| | 4. 研究生及以上 | 40 | 13.80 | 2.848 | | |
| 安全行為 | 1. 初中及以下 | 34 | 67.26 | 7.225 | 10.573*** | 3＞2 |
| | 2. 高中 | 39 | 67.67 | 8.225 | | 4＞2 |
| | 3. 大學 | 117 | 67.72 | 8.948 | | |
| | 4. 研究生及以上 | 40 | 67.05 | 7.799 | | |

*p＜.05，**p＜.01，***p＜.001

## 五、不同職業之澳門民眾在食品安全行為上之差異情形

本研究將被訪者之職業分為學生、服務業、製造業、金融業、自由業、軍警／公務／教師、家庭主婦、退休等八類，分別進行分析。依表 4-5-19 之分析摘要內容可知，不同職業的澳門民眾在食品安全行為及各層面上除「方案評估」外均有顯著差異，其分析結果整體如下：

1. 不同職業的澳門民眾在「資訊搜尋」上達到顯著差異（F=12.812***，$p$=.000＜.001），事後比較表現為學生得分上明顯高於服務業、製造業；軍警／公務／教師、退休人士得分上明顯高於服務業；退休人士得分上明顯高於製造業、金融業、自由業。

2. 不同職業的澳門民眾在「方案評估」上無顯著差異（F=1.407，$p$=.213＞.05）。

3. 不同職業的澳門民眾在「購買意願」上達到顯著差異（F=6.122**，$p$=.003＜.01），事後比較表現為學生、軍警／公務／教師、退休人士得分上明顯高於服務業。

4. 不同職業的澳門民眾在「購後行為」上達到顯著差異（F=3.445*，$p$=.038＜.05），但事後比較無果。

5. 不同職業的澳門民眾在「安全行為」上達到顯著差異（F=11.271***，$p$=.000＜.001），事後比較表現為學生、自由業、軍警／公務／教師、家庭主婦、退休得分上明顯高於服務業；退休人士得分上明顯高於金融業。

表 4-5-19 不同職業之澳門民眾在食品安全行為上之差異情形摘要表

| 變項層面 | 職業 | 人數 | 平均數 | 標準差 | F 值 | 事後比較 |
|---|---|---|---|---|---|---|
| 資訊搜尋 | 1. 學生 | 36 | 18.61 | 2.284 | 12.812*** | 1＞2 |
| | 2. 服務業 | 27 | 17.78 | 2.695 | | 1＞3 |
| | 3. 製造業 | 25 | 18.97 | 7.301 | | 6＞2 |
| | 4. 金融業 | 25 | 17.91 | 2.267 | | 8＞2 |
| | 5. 自由業 | 23 | 17.65 | 2.303 | | 8＞3 |
| | 6. 軍警／公務／教師 | 33 | 17.91 | 2.716 | | 8＞4 |
| | 7. 家庭主婦 | 32 | 18.33 | 2.496 | | 8＞5 |
| | 8. 退休 | 30 | 18.16 | 3.505 | | |

| 變項層面 | 職業 | 人數 | 平均數 | 標準差 | F 值 | 事後比較 |
|---|---|---|---|---|---|---|
| 方案評估 | 1. 學生 | 36 | 16.92 | 2.285 | 1.407 | |
| | 2. 服務業 | 27 | 17.40 | 2.541 | | |
| | 3. 製造業 | 25 | 17.74 | 2.147 | | |
| | 4. 金融業 | 25 | 17.71 | 1.865 | | |
| | 5. 自由業 | 23 | 17.97 | 2.362 | | |
| | 6. 軍警／公務／教師 | 33 | 17.70 | 2.507 | | |
| | 7. 家庭主婦 | 32 | 17.69 | 2.266 | | |
| | 8. 退休 | 30 | 17.39 | 2.600 | | |
| 購買意願 | 1. 學生 | 36 | 16.06 | 2.175 | 6.122** | 1＞2 |
| | 2. 服務業 | 27 | 17.31 | 1.843 | | 6＞2 |
| | 3. 製造業 | 25 | 16.94 | 2.542 | | 8＞2 |
| | 4. 金融業 | 25 | 16.44 | 2.462 | | |
| | 5. 自由業 | 23 | 17.30 | 2.437 | | |
| | 6. 軍警／公務／教師 | 33 | 16.79 | 2.391 | | |
| | 7. 家庭主婦 | 32 | 15.33 | 3.269 | | |
| | 8. 退休 | 30 | 13.75 | 2.852 | | |
| 購後行為 | 1. 學生 | 36 | 15.97 | 3.321 | 3.445* | |
| | 2. 服務業 | 27 | 15.10 | 3.004 | | |
| | 3. 製造業 | 25 | 14.63 | 3.319 | | |
| | 4. 金融業 | 25 | 14.73 | 3.750 | | |
| | 5. 自由業 | 23 | 14.87 | 3.200 | | |
| | 6. 軍警／公務／教師 | 33 | 17.70 | 2.507 | | |
| | 7. 家庭主婦 | 32 | 17.69 | 2.266 | | |
| | 8. 退休 | 30 | 17.39 | 2.600 | | |
| 安全行為 | 1. 學生 | 36 | 69.69 | 8.092 | 11.271*** | 1＞2 |
| | 2. 服務業 | 27 | 64.50 | 6.971 | | 5＞2 |
| | 3. 製造業 | 25 | 67.13 | 10.150 | | 6＞2 |
| | 4. 金融業 | 25 | 68.94 | 7.974 | | 7＞2 |
| | 5. 自由業 | 23 | 67.39 | 7.107 | | 8＞2 |
| | 6. 軍警／公務／教師 | 33 | 66.94 | 8.684 | | 8＞3 |
| | 7. 家庭主婦 | 32 | 68.07 | 9.059 | | 8＞4 |
| | 8. 退休 | 30 | 67.53 | 8.351 | | |

$*p < .05$，$**p < .01$，$***p < .001$

## 六、不同個人月收入之澳門民眾在食品安全行為上之差異情形

本研究將被訪者之個人月收入（澳門幣/月）分為無收入、10,000 元以下、10,001-20,000 元、20,001-30,000 元、30,001 元以上這五個組別，分別進行分析。依表 4-5-20 之分析摘要內容可知，不同個人月收入的澳門民眾在食品安全認知及各層面上除「資訊搜尋」外均有顯著差異，其分析結果整體如下：

1. 不同個人月收入的澳門民眾在「資訊搜尋」上無顯著差異（F=.983，$p$=.417＞.05）。

2. 不同個人月收入的澳門民眾在「方案評估」上有顯著差異（F=4.213**，$p$=.005＜.01），事後比較中發現，個人月收入為 10,000 元以下、30,001 元以上者在得分上顯著高於無收入者。

3. 不同個人月收入的澳門民眾在「購買意願」上有顯著差異（F=9.474**，$p$=.002＜.01），事後比較中發現，個人月收入為 10,001-20,000 元、30,001 元以上者在得分上顯著高於 10,000 元以下者。

4. 不同個人月收入的澳門民眾在「購後行為」上有顯著差異（F=9.726***，$p$=.000＜.001），事後比較中發現，個人月收入為 20,001-30,000 元、30,001 元以上者得分顯著高於 10,000 元以下。

5. 不同個人月收入的澳門民眾在「安全行為」上有達到顯著差異（F=3.978*，$p$=.011＜.05），事後比較中發現，20,001-30,000 元者在得分上顯著高於個人月收入為 10,000 元以下者。

表 4-5-20　不同個人月收入之澳門民眾在食品安全行為上之差異情形摘要表

| 變項層面 | 個人月收入 | 人數 | 平均數 | 標準差 | F 值 | 事後比較 |
|---|---|---|---|---|---|---|
| 資訊搜尋 | 1. 無收入 | 60 | 18.88 | 5.396 | .983 | |
| | 2. 10,000 元以下 | 86 | 18.02 | 2.562 | | |
| | 3. 10,001-20,000 元 | 35 | 17.54 | 2.661 | | |
| | 4. 20,001-30,000 元 | 24 | 17.96 | 2.645 | | |
| | 5. 30,001 元以上 | 26 | 17.96 | 1.990 | | |

| 變項層面 | 個人月收入 | 人數 | 平均數 | 標準差 | F 值 | 事後比較 |
|---|---|---|---|---|---|---|
| 方案評估 | 1. 無收入 | 59 | 18.12 | 2.052 | 4.213** | 2＞1 |
| | 2. 10,000 元以下 | 86 | 17.52 | 2.390 | | 5＞1 |
| | 3. 10,001-20,000 元 | 35 | 17.31 | 2.180 | | |
| | 4. 20,001-30,000 元 | 24 | 17.79 | 2.621 | | |
| | 5. 30,001 元以上 | 26 | 17.65 | 2.077 | | |
| 購買意願 | 1. 無收入 | 60 | 17.03 | 2.538 | 9.474** | 3＞2 |
| | 2. 10,000 元以下 | 86 | 16.78 | 2.461 | | 4＞2 |
| | 3. 10,001-20,000 元 | 35 | 16.43 | 2.512 | | 5＞2 |
| | 4. 20,001-30,000 元 | 24 | 16.71 | 2.368 | | |
| | 5. 30,001 元以上 | 26 | 16.81 | 1.650 | | |
| 購後行為 | 1. 無收入 | 60 | 14.98 | 3.160 | 9.726*** | 4＞2 |
| | 2. 10,000 元以下 | 86 | 15.30 | 3.326 | | 5＞2 |
| | 3. 10,001-20,000 元 | 35 | 14.43 | 3.592 | | |
| | 4. 20,001-30,000 元 | 24 | 13.79 | 2.654 | | |
| | 5. 30,001 元以上 | 26 | 14.81 | 2.638 | | |
| 安全行為 | 1. 無收入 | 59 | 69.10 | 8.817 | 3.978* | 4＞2 |
| | 2. 10,000 元以下 | 86 | 67.63 | 8.388 | | |
| | 3. 10,001-20,000 元 | 35 | 65.71 | 9.144 | | |
| | 4. 20,001-30,000 元 | 24 | 66.25 | 7.831 | | |
| | 5. 30,001 元以上 | 26 | 67.23 | 6.075 | | |

$*p＜.05$，$**p＜.01$，$***p＜.001$

## 七、不同家庭採買者之澳門民眾在食品安全行為上之差異情形

本研究將被訪者之家庭採買者分為父親、母親及自己這三個分類，分別進行分析。依表 4-5-21 之分析摘要內容可知，不同家庭採買者的澳門民眾在食品安全行為及各層面上除「方案評估」、「購後行為」外均未達到顯著差異，其分析結果整體如下：

1. 不同家庭採買者的澳門民眾在「資訊搜尋」上有顯著差異（F=4.596*，p=.025＜.05），但事後比較無果。

2. 不同家庭採買者的澳門民眾在「方案評估」上達到顯著差異（F=4.112*，p=.011＜.05），事後比較中顯示採買者為母親的得分顯著高於自己。

3. 不同家庭採買者的澳門民眾在「購買意願」上未達到顯著差異（F=.129，p=.890＞.05）。

4. 不同家庭採買者的澳門民眾在「購後行為」上未達到顯著差異（F=1.274，p=.092＞.05）。

5. 不同家庭採買者的澳門民眾在「安全行為」上達到顯著差異（F=3.620*，p=.011＜.05），但事後比較無果。

表 4-5-21　不同家庭採買者之澳門民眾在食品安全行為上之差異情形摘要表

| 變項層面 | 年齡 | 人數 | 平均數 | 標準差 | F 值 | 事後比較 |
|---|---|---|---|---|---|---|
| 資訊搜尋 | 1. 父親 | 47 | 18.68 | 5.986 | 4.596* | |
| | 2. 母親 | 146 | 18.07 | 2.488 | | |
| | 3. 自己 | 38 | 17.87 | 2.663 | | |
| 方案評估 | 1. 父親 | 46 | 17.52 | 2.074 | 4.112* | 2＞3 |
| | 2. 母親 | 146 | 17.82 | 2.313 | | |
| | 3. 自己 | 38 | 17.39 | 2.320 | | |
| 購買意願 | 1. 父親 | 47 | 16.64 | 2.121 | .129 | |
| | 2. 母親 | 146 | 16.80 | 2.394 | | |
| | 3. 自己 | 38 | 16.92 | 2.725 | | |
| 購後行為 | 1. 父親 | 47 | 15.38 | 3.398 | 1.274 | |
| | 2. 母親 | 146 | 14.77 | 3.006 | | |
| | 3. 自己 | 38 | 14.66 | 3.671 | | |
| 安全行為 | 1. 父親 | 46 | 68.33 | 9.529 | 3.620* | |
| | 2. 母親 | 146 | 67.45 | 7.606 | | |
| | 3. 自己 | 38 | 66.84 | 9.652 | | |

*p＜.05

## 第六節　不同背景變項之海峽兩岸民眾在認知、態度、行為上之差異情形

本節為探討海峽兩岸地區民眾之不同變景變項在「認知」、「態度」與「行為」上之差異情形，採用 t 檢定或單因數變異數分析進行數據的統計及分析處理。若在單因數變異分析中，其結果達顯著水準，則進一步進行事後比較，並檢驗假設 6-1：不同個人背景變項的海峽兩岸地區民眾其食品安全認知有顯著差異是否成立。

# 壹 » 不同背景變項之海峽兩岸民眾在食品安全認知上之差異情形

## 一、不同地區之海峽兩岸民眾在食品安全認知上之差異情形

本研究受試者之地區劃分按照海峽兩岸之劃分方式分為：中國大陸、台灣、香港、澳門。依表 4-6-1 之分析摘要內容可知，不同地區的海峽兩岸民眾在食品安全認知及各層面均達到顯著差異，其分析結果整體如下：

1. 不同地區的海峽兩岸民眾在「重視認知」上達到顯著差異（F=10.237***，$p$=.000＜.001），事後比較中表現為香港地區民眾在得分上顯著高於中國大陸民眾、澳門民眾、台灣民眾。

2. 不同地區的海峽兩岸民眾在「成分認知」上存在顯著差異（F=19.142***，$p$=.000＜.001），事後比較中表現為香港民眾在得分上顯著高於中國大陸民眾、澳門民眾；台灣民眾顯著高於中國大陸民眾、澳門民眾。

3. 不同地區的海峽兩岸民眾在「標示認知」上存在顯著差異（F=17.228***，$p$=.000＜.001），事後比較中表現為香港地區民眾在得分上顯著高於中國大陸民眾、澳門民眾、台灣民眾。

4. 不同地區的海峽兩岸民眾在「品牌認知」上存在顯著差異（F=8.968***，$p$=.000＜.001），事後比較中表現為香港地區民眾在得分上顯著高於中國大陸民眾、澳門民眾、台灣民眾。

5. 不同地區的海峽兩岸民眾在「標章認知」上存在顯著差異（F=5.523**，$p$=.001＜.01），事後比較中表現為中國大陸地區民眾得分上顯著高於台灣民眾。

6. （六）不同地區的海峽兩岸民眾在「傳播認知」上存在顯著差異（F=12.786***，$p$=.000＜.001），事後比較中表現為香港地區民眾在得分上顯著高於中國大陸民眾、澳門民眾。

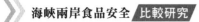

7.（七）不同地區的海峽兩岸民眾在「安全認知」上存在顯著差異
（F=15.815***，p=.000＜.001），事後比較中表現為香港地區民眾在
得分上顯著高於中國大陸民眾、澳門民眾。

表 4-6-1　不同地區之海峽兩岸民眾在食品安全認知上及各層面之差異情形摘要表

| 變項層面 | 組別 | 人數 | 平均數 | 標準差 | F 值 | 事後比較 |
|---|---|---|---|---|---|---|
| 重視認知 | 1. 中國大陸 | 1,297 | 18.12 | 2.274 | 10.237*** | 2＞1 |
| | 2. 香港 | 250 | 18.61 | 1.668 | | 2＞3 |
| | 3. 澳門 | 231 | 17.74 | 2.018 | | 2＞4 |
| | 4. 台灣 | 513 | 18.33 | 1.740 | | |
| 成分認知 | 1. 中國大陸 | 1,297 | 17.27 | 2.421 | 19.142*** | 2＞1 |
| | 2. 香港 | 250 | 18.12 | 1.840 | | 2＞3 |
| | 3. 澳門 | 231 | 16.64 | 1.995 | | 4＞1 |
| | 4. 台灣 | 513 | 17.65 | 1.860 | | 4＞3 |
| 標示認知 | 1. 中國大陸 | 1,297 | 17.65 | 2.586 | 17.228*** | 2＞1 |
| | 2. 香港 | 250 | 19.27 | 2.066 | | 2＞3 |
| | 3. 澳門 | 231 | 17.40 | 2.406 | | 2＞4 |
| | 4. 台灣 | 513 | 17.52 | 1.323 | | |
| 品牌認知 | 1. 中國大陸 | 1,297 | 16.92 | 2.836 | 8.968*** | 2＞1 |
| | 2. 香港 | 250 | 17.63 | 1.906 | | 2＞3 |
| | 3. 澳門 | 231 | 17.15 | 2.234 | | 2＞4 |
| | 4. 台灣 | 513 | 17.02 | 2.556 | | |
| 標章認知 | 1. 中國大陸 | 1,297 | 15.95 | 3.136 | 5.523** | |
| | 2. 香港 | 250 | 16.31 | 2.598 | | |
| | 3. 澳門 | 231 | 16.12 | 2.555 | | |
| | 4. 台灣 | 513 | 15.71 | 2.643 | | |
| 傳播認知 | 1. 中國大陸 | 1,297 | 16.46 | 3.139 | 12.786*** | 2＞1 |
| | 2. 香港 | 250 | 17.04 | 2.618 | | 2＞3 |
| | 3. 澳門 | 231 | 15.70 | 2.461 | | |
| | 4. 台灣 | 513 | 16.57 | 2.282 | | |
| 安全認知 | 1.中國大陸 | 1,297 | 101.60 | 12.886 | 15.815*** | 2＞1 |
| | 2.香港 | 250 | 106.37 | 7.877 | | 2＞3 |
| | 3.澳門 | 231 | 101.57 | 10.330 | | |
| | 4.台灣 | 513 | 103.33 | 8.005 | | |

**p＜.01，***p＜.001

## 二、不同性別之海峽兩岸民眾在食品安全認知上之差異情形

依表 4-6-2 之分析摘要內容可知，不同性別的海峽兩岸地區民眾在食品安全認知整體及其各層面上除「成分認知」、「標示認知」、「傳播認知」、「安全認知」外均無顯著差異，其分析結果整體如下：

1. 不同性別的海峽兩岸地區民眾在「重視認知」上無顯著差異（t=.233，p=.816＞.05）。

2. 不同性別的海峽兩岸地區民眾在「成分認知」上有顯著差異（t=-4.884**，p=.004＜.01）。

3. 不同性別的海峽兩岸地區民眾在「標示認知」上有顯著差異（t=-2.286*，p=.022＜.05）。

4. 不同性別的海峽兩岸地區民眾在「品牌認知」上無顯著差異（t=.504，p=.614＞.05）。

5. 不同性別的海峽兩岸地區民眾在「標章認知」上無顯著差異（t=-.492，p=.623＞.05）。

6. 不同性別的海峽兩岸地區民眾在「傳播認知」上有顯著差異（t=-4.336*，p=.032＜.05）。

7. 不同性別的海峽兩岸地區民眾在「安全認知」上有顯著差異（t=-2.421*，p=.016＜.05）。

表 4-6-2　不同性別之海峽兩岸民眾在食品安全認知及各層面差異情形摘要表

| 變項層面 | 性別 | 人數 | 平均數 | 標準差 | t 值 |
|---|---|---|---|---|---|
| 重視認知 | 1. 男性 | 942 | 18.32 | 2.377 | .233 |
| | 2. 女性 | 1,349 | 18.30 | 1.867 | |
| 成分認知 | 1. 男性 | 942 | 17.33 | 2.547 | -4.884** |
| | 2. 女性 | 1,349 | 17.81 | 1.979 | |
| 標示認知 | 1. 男性 | 942 | 17.84 | 2.611 | -2.286* |
| | 2. 女性 | 1,349 | 18.07 | 2.218 | |
| 品牌認知 | 1. 男性 | 942 | 17.14 | 2.712 | .504 |
| | 2. 女性 | 1,349 | 17.09 | 2.595 | |
| 標章認知 | 1. 男性 | 942 | 16.08 | 3.126 | -.492 |
| | 2. 女性 | 1,349 | 16.15 | 2.784 | |

| 變項層面 | 性別 | 人數 | 平均數 | 標準差 | t 值 |
|---|---|---|---|---|---|
| 傳播認知 | 1. 男性 | 942 | 16.21 | 2.941 | -4.336* |
|  | 2. 女性 | 1,349 | 16.73 | 2.798 |  |
| 安全認知 | 1. 男性 | 942 | 102.92 | 13.238 | -2.421* |
|  | 2. 女性 | 1,349 | 104.14 | 9.755 |  |

$*p<.05$，$**p<.01$

### 三、不同年齡之海峽兩岸民眾在食品安全認知上之差異情形

本研究將被訪者之年齡分為 20 歲以下、21-30 歲、31-40 歲、41-50 歲、51 歲以上這五個階段，分別進行分析。依表 4-6-3 之分析摘要內容可知，不同年齡的海峽兩岸地區民眾在食品安全認知及各層面上均有顯著差異，其分析結果整體如下：

1. 不同年齡的海峽兩岸地區民眾在「重視認知」上達到顯著差異（F=13.831***，$p$=.000＜.001），事後比較表現為年齡為 21-30 歲之海峽兩岸地區民眾得分顯著高於 51 歲以上之民眾；31-40 歲之海峽兩岸地區民眾得分顯著高於 41-50 歲、51 歲以上之民眾。

2. 不同年齡的海峽兩岸地區民眾在「成分認知」上達到顯著差異（F=11.191***，$p$=.000＜.001），事後比較表現為年齡為 20 歲以下、21-30 歲、31-40 歲、41-50 歲之海峽兩岸地區民眾在得分上顯著高於 51 歲以上之民眾。

3. 不同年齡的海峽兩岸地區民眾在「標示認知」上達到顯著差異（F=16.137***，$p$=.000＜.001），事後比較表現為年齡為 20 歲以下、21-30 歲之海峽兩岸地區民眾在得分上顯著高於 41-50 歲、51 歲以上之民眾；31-40 歲之海峽兩岸地區民眾得分顯著高於 41-50 歲、51 歲以上之民眾。

4. 不同年齡的海峽兩岸地區民眾在「品牌認知」上達到顯著差異（F=7.807**，$p$=.001＜.01），事後比較表現為年齡為 20 歲以下、31-40 歲之海峽兩岸地區民眾得分顯著高於 51 歲以上之民眾；31-40 歲之海峽兩岸地區民眾得分顯著高於 21-30 歲之民眾。

5. 不同年齡的海峽兩岸地區民眾在「標章認知」上無顯著差異
（F=1.384，*p*=.400＞.05）。

6. 不同年齡的海峽兩岸地區民眾在「傳播認知」上達到顯著差異
（F=8.060**，*p*=.001＜.01），事後比較表現為年齡為 20 歲以下、
21-30 歲、31-40 歲、41-50 歲之海峽兩岸地區民眾在得分上顯著高於
51 歲以上之民眾。

7. 不同年齡的海峽兩岸地區民眾在「安全認知」上達到顯著差異
（F=12.758***，*p*=.000＜.001），事後比較表現為年齡為 20 歲以
下、21-30 歲、31-40 歲之海峽兩岸地區民眾在得分上顯著高於 51 歲
以上之民眾；31-40 歲之海峽兩岸地區民眾在得分上顯著高於 41-50
歲之民眾。

表 4-6-3　不同年齡之海峽兩岸民眾在食品安全認知上之差異情形摘要表

| 變項層面 | 年齡 | 人數 | 平均數 | 標準差 | F 值 | 事後比較 |
|---|---|---|---|---|---|---|
| 重視認知 | 1. 20 歲以下 | 271 | 18.17 | 1.840 | 13.831*** | 2＞5 |
| | 2. 21-30 歲 | 849 | 18.41 | 1.826 | | 3＞4 |
| | 3. 31-40 歲 | 587 | 18.64 | 1.704 | | 3＞5 |
| | 4. 41-50 歲 | 326 | 18.19 | 2.013 | | |
| | 5. 51 歲以上 | 258 | 17.53 | 3.427 | | |
| 成分認知 | 1. 20 歲以下 | 271 | 17.61 | 1.959 | 11.191*** | 1＞5 |
| | 2. 21-30 歲 | 849 | 17.77 | 1.925 | | 2＞5 |
| | 3. 31-40 歲 | 587 | 17.81 | 2.200 | | 3＞5 |
| | 4. 41-50 歲 | 326 | 17.49 | 2.068 | | 4＞5 |
| | 5. 51 歲以上 | 258 | 16.79 | 3.351 | | |
| 標示認知 | 1. 20 歲以下 | 271 | 18.02 | 2.252 | 16.137*** | 1＞4, 1＞5 |
| | 2. 21-30 歲 | 849 | 18.07 | 2.077 | | 2＞4, 2＞5 |
| | 3. 31-40 歲 | 587 | 18.42 | 2.106 | | 3＞4 |
| | 4. 41-50 歲 | 326 | 17.51 | 2.289 | | 3＞5 |
| | 5. 51 歲以上 | 258 | 17.18 | 3.630 | | |
| 品牌認知 | 1. 20 歲以下 | 271 | 17.34 | 2.300 | 7.807** | 1＞5 |
| | 2. 21-30 歲 | 849 | 16.97 | 2.601 | | 3＞5 |
| | 3. 31-40 歲 | 587 | 17.50 | 2.468 | | |
| | 4. 41-50 歲 | 326 | 17.06 | 2.447 | | |
| | 5. 51 歲以上 | 258 | 16.51 | 3.476 | | |

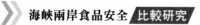 

| 變項層面 | 年齡 | 人數 | 平均數 | 標準差 | F 值 | 事後比較 |
|---|---|---|---|---|---|---|
| 標章認知 | 1. 20 歲以下 | 271 | 15.99 | 2.873 | 1.384 | |
| | 2. 21-30 歲 | 849 | 16.23 | 2.820 | | |
| | 3. 31-40 歲 | 587 | 16.18 | 2.851 | | |
| | 4. 41-50 歲 | 326 | 16.11 | 2.505 | | |
| | 5. 51 歲以上 | 258 | 15.78 | 3.859 | | |
| 傳播認知 | 1. 20 歲以下 | 271 | 16.70 | 2.501 | 8.060** | 1＞5 |
| | 2. 21-30 歲 | 849 | 16.71 | 2.609 | | 2＞5 |
| | 3. 31-40 歲 | 587 | 16.59 | 2.950 | | 3＞5 |
| | 4. 41-50 歲 | 326 | 16.45 | 2.593 | | 4＞5 |
| | 5. 51 歲以上 | 258 | 15.60 | 3.864 | | |
| 安全認知 | 1. 20 歲以下 | 271 | 103.83 | 10.393 | 12.758*** | 1＞5 |
| | 2. 21-30 歲 | 849 | 104.15 | 9.504 | | 2＞5 |
| | 3. 31-40 歲 | 587 | 105.14 | 10.180 | | 3＞4 |
| | 4. 41-50 歲 | 326 | 102.81 | 9.630 | | 3＞5 |
| | 5. 51 歲以上 | 258 | 99.40 | 18.814 | | |

$**p<.01$，$***p<.001$

## 四、不同婚姻狀況之海峽兩岸民眾在食品安全認知上之差異情形

依表 4-6-4 之分析摘要內容可知，不同婚姻狀況的海峽兩岸地區民眾在食品安全認知整體及其各層面上除「重視認知」、「成分認知」、「標示認知」、「傳播認知」外均無顯著差異，其分析結果整體如下：

1. 不同婚姻狀況的海峽兩岸地區民眾在「重視認知」上有顯著差異（t=2.029*，$p$=.03＜.05）。

2. 不同婚姻狀況的海峽兩岸地區民眾在「成分認知」上有顯著差異（t=2.702*，$p$=.02＜.05）。

3. 不同婚姻狀況的海峽兩岸地區民眾在「標示認知」上有顯著差異（t=2.505*，$p$=.02＜.05）。

4. 不同婚姻狀況的海峽兩岸地區民眾在「品牌認知」上無顯著差異（t=-.039，$p$=.071＞.05）。

5. 不同婚姻狀況的海峽兩岸地區民眾在「標章認知」上無顯著差異（t=-.856，p=.175＞.05）。

6. 不同婚姻狀況的海峽兩岸地區民眾在「傳播認知」上有顯著差異（t=2.408*，p=.02＜.05）。

7. 不同婚姻狀況的海峽兩岸地區民眾在「安全認知」上無顯著差異（t=1.733，p=.07＞.05）。

表 4-6-4　不同婚姻狀況之海峽兩岸民眾在食品安全認知及各層面差異情形摘要表

| 變項層面 | 性別 | 人數 | 平均數 | 標準差 | t 值 |
|---|---|---|---|---|---|
| 重視認知 | 1. 未婚 | 1,167 | 18.25 | 1.913 | 2.029* |
| | 2. 已婚 | 1,124 | 18.37 | 2.261 | |
| 成分認知 | 1. 未婚 | 1,167 | 17.47 | 2.031 | 2.702* |
| | 2. 已婚 | 1,124 | 17.75 | 2.435 | |
| 標示認知 | 1. 未婚 | 1,167 | 18.01 | 2.199 | 2.505* |
| | 2. 已婚 | 1,124 | 17.94 | 2.573 | |
| 品牌認知 | 1. 未婚 | 1,167 | 17.01 | 2.485 | -.039 |
| | 2. 已婚 | 1,124 | 17.21 | 2.796 | |
| 標章認知 | 1. 未婚 | 1,167 | 15.65 | 2.846 | -.856 |
| | 2. 已婚 | 1,124 | 16.61 | 2.936 | |
| 傳播認知 | 1. 未婚 | 1,167 | 16.48 | 2.647 | 2.408* |
| | 2. 已婚 | 1,124 | 16.55 | 3.083 | |
| 安全認知 | 1. 未婚 | 1,167 | 102.88 | 9.957 | 1.733 |
| | 2. 已婚 | 1,124 | 104.43 | 12.556 | |

*p＜.05

## 五、不同教育程度之海峽兩岸民眾在食品安全認知上之差異情形

本研究將被訪者之教育程度分為初中及以下、高中、大學、研究生及以上這四個分類，分別進行分析。依表 4-6-5 之分析摘要內容可知，不同教育程度的海峽兩岸地區民眾在食品安全認知及各層面上除「傳播認知」外均有顯著差異，其分析結果整體如下：

1. 不同教育程度的海峽兩岸地區民眾在「重視認知」上達到顯著差異（F=10.492***，p=.000＜.001），事後比較表現為教育程度為大學者得分上顯著高於高中者；研究生及以上者得分上顯著高於初中及以下、高中者。

2. 不同教育程度的海峽兩岸地區民眾在「成分認知」上達到顯著差異（F=7.185**，p=.002＜.01），事後比較表現為教育程度為研究生及以上者得分上顯著高於初中及以下、高中者。

3. 不同教育程度的海峽兩岸地區民眾在「標示認知」上達到顯著差異（F=14.189***，p=.000＜.001），事後比較表現為教育程度為大學者得分上顯著高於初中及以下、高中者；研究生及以上者得分上顯著高於高中者。

4. 不同教育程度的海峽兩岸地區民眾在「品牌認知」上達到顯著差異（F=3.325*，p=.012＜.05），事後比較表現為教育程度為研究生及以上者得分上明顯高於高中、大學者。

5. 不同教育程度的海峽兩岸地區民眾在「標章認知」上達到顯著差異（F=5.669**，p=.001＜.01），事後比較表現為教育程度為研究生及以上者得分上明顯高於大學者。

6. 不同教育程度的海峽兩岸地區民眾在「傳播認知」上無顯著差異（F=1.784，p=.218＞.05）。

7. 不同教育程度的海峽兩岸地區民眾在「安全認知」上達到顯著差異（F=6.456**，p=.001＜.01），事後比較表現為教育程度為研究生及以上者得分上顯著高於初中及以下、高中、大學者。

表 4-6-5　不同教育程度之海峽兩岸民眾在食品安全認知上之差異情形摘要表

| 變項層面 | 年齡 | 人數 | 平均數 | 標準差 | F 值 | 事後比較 |
|---|---|---|---|---|---|---|
| 重視認知 | 1. 初中及以下 | 327 | 18.09 | 2.328 | 10.492*** | 3＞2 |
| | 2. 高中 | 401 | 17.88 | 2.853 | | 4＞1 |
| | 3. 大學 | 1,336 | 18.44 | 1.749 | | 4＞2 |
| | 4. 研究生及以上 | 227 | 18.62 | 1.848 | | |

| 變項層面 | 年齡 | 人數 | 平均數 | 標準差 | F 值 | 事後比較 |
|---|---|---|---|---|---|---|
| 成分認知 | 1. 初中及以下 | 327 | 17.34 | 2.266 | 7.185** | 4>1 |
| | 2. 高中 | 401 | 17.33 | 2.876 | | 4>2 |
| | 3. 大學 | 1,336 | 17.69 | 2.034 | | |
| | 4. 研究生及以上 | 227 | 18.06 | 1.996 | | |
| 標示認知 | 1. 初中及以下 | 327 | 17.71 | 2.452 | 14.189*** | 3>1 |
| | 2. 高中 | 401 | 17.37 | 3.209 | | 3>2 |
| | 3. 大學 | 1,336 | 18.19 | 2.078 | | 4>2 |
| | 4. 研究生及以上 | 227 | 18.16 | 2.094 | | |
| 品牌認知 | 1. 初中及以下 | 327 | 17.16 | 2.648 | 3.325* | 4>2 |
| | 2. 高中 | 401 | 16.91 | 3.169 | | 4>3 |
| | 3. 大學 | 1,336 | 17.08 | 2.509 | | |
| | 4. 研究生及以上 | 227 | 17.58 | 2.332 | | |
| 標章認知 | 1. 初中及以下 | 327 | 16.18 | 2.908 | 5.669** | 4>3 |
| | 2. 高中 | 401 | 16.29 | 3.332 | | |
| | 3. 大學 | 1,336 | 15.95 | 2.809 | | |
| | 4. 研究生及以上 | 227 | 16.75 | 2.802 | | |
| 傳播認知 | 1. 初中及以下 | 327 | 16.50 | 2.918 | 1.784 | |
| | 2. 高中 | 401 | 16.34 | 3.325 | | |
| | 3. 大學 | 1,336 | 16.51 | 2.664 | | |
| | 4. 研究生及以上 | 227 | 16.89 | 3.072 | | |
| 安全認知 | 1. 初中及以下 | 327 | 102.98 | 12.566 | 6.456** | 4>1 |
| | 2. 高中 | 401 | 102.11 | 16.084 | | 4>2 |
| | 3. 大學 | 1,336 | 103.85 | 9.152 | | 4>3 |
| | 4. 研究生及以上 | 227 | 106.06 | 10.468 | | |

$*p<.05$，$**p<.01$，$***p<.001$

## 六、不同職業之海峽兩岸民眾在食品安全認知上之差異情形

　　本研究將被訪者之職業分為學生、服務業、製造業、金融業、自由業、軍警／公務／教師、家庭主婦、退休等八類，分別進行分析。依表 4-6-6 之分析摘要內容可知，不同職業的海峽兩岸地區民眾在食品安全認知及各層面上均有顯著差異，其分析結果整體如下：

1. 不同職業的海峽兩岸地區民眾在「重視認知」上達到顯著差異（F=5.026**，p=.007＜.01），事後比較表現為學生得分上顯著高於服務業、製造業、家庭主婦；軍警／公務／教師得分上明顯高於服務業。

2. 不同職業的海峽兩岸地區民眾在「成分認知」上達到顯著差異（F=6.105**，p=.006＜.01），事後比較表現為學生得分上顯著高於服務業；製造業顯著高於服務業、家庭主婦；金融業得分上顯著高於服務業、軍警／公務／教師、家庭主婦。

3. 不同職業的海峽兩岸地區民眾在「標示認知」上達到顯著差異（F=7.528**，p=.005＜.01），事後比較表現為學生、製造業、金融業、軍警／公務／教師、退休人士得分上顯著高於服務業。

4. 不同職業的海峽兩岸地區民眾在「品牌認知」上達到顯著差異（F=5.951**，p=.006＜.01），事後比較表現為製造業、金融業得分上顯著高於學生、服務業。

5. 不同職業的海峽兩岸地區民眾在「標章認知」上達到顯著差異（F=9.473***，p=.000＜.001），事後比較表現為製造業、金融業、自由業得分上顯著高於學生、服務業；金融業得分上顯著高於服務業、軍警／公務／教師、家庭主婦；軍警／公務／教師、家庭主婦得分上顯著高於服務業。

6. 不同職業的海峽兩岸地區民眾在「傳播認知」上達到顯著差異（F=5.082**，p=.007＜.01），事後比較表現為學生、製造業、軍警／公務／教師、家庭主婦、退休人士得分上顯著高於服務業；學生得分上顯著高於自由業。

7. 不同職業的海峽兩岸地區民眾在「安全認知」上達到顯著差異（F=6.775**，p=.006＜.01），事後比較表現為學生、製造業、金融業、軍警／公務／教師、退休人士得分上顯著高於服務業。

表 4-6-6　不同職業之海峽兩岸民眾在食品安全認知上之差異情形摘要表

| 變項層面 | 職業 | 人數 | 平均數 | 標準差 | F 值 | 事後比較 |
|---|---|---|---|---|---|---|
| 重視認知 | 1. 學生 | 498 | 18.68 | 1.566 | 5.026** | 1＞2 |
| | 2. 服務業 | 394 | 17.96 | 2.948 | | 1＞3 |
| | 3. 製造業 | 362 | 18.11 | 2.347 | | 1＞7 |
| | 4. 金融業 | 209 | 18.24 | 2.060 | | 6＞2 |
| | 5. 自由業 | 215 | 18.40 | 1.629 | | |
| | 6. 軍警／公務／教師 | 345 | 18.48 | 1.565 | | |
| | 7. 家庭主婦 | 149 | 18.07 | 1.796 | | |
| | 8. 退休 | 119 | 18.29 | 1.993 | | |
| 成分認知 | 1. 學生 | 498 | 17.74 | 1.810 | 6.105** | 1＞2 |
| | 2. 服務業 | 394 | 17.12 | 3.067 | | 3＞2 |
| | 3. 製造業 | 362 | 17.94 | 2.347 | | 3＞7 |
| | 4. 金融業 | 209 | 18.09 | 1.906 | | 4＞2 |
| | 5. 自由業 | 215 | 17.55 | 2.113 | | 4＞6 |
| | 6. 軍警／公務／教師 | 345 | 17.52 | 1.917 | | 4＞7 |
| | 7. 家庭主婦 | 149 | 17.26 | 1.879 | | |
| | 8. 退休 | 119 | 17.63 | 2.041 | | |
| 標示認知 | 1. 學生 | 498 | 18.11 | 2.033 | 7.528** | 1＞2 |
| | 2. 服務業 | 394 | 17.26 | 3.194 | | 3＞2 |
| | 3. 製造業 | 362 | 18.29 | 2.557 | | 4＞2 |
| | 4. 金融業 | 209 | 18.19 | 2.171 | | 6＞2 |
| | 5. 自由業 | 215 | 17.77 | 2.196 | | 8＞2 |
| | 6. 軍警／公務／教師 | 345 | 18.15 | 1.953 | | |
| | 7. 家庭主婦 | 149 | 17.89 | 2.012 | | |
| | 8. 退休 | 119 | 18.34 | 1.915 | | |
| 品牌認知 | 1. 學生 | 498 | 16.71 | 2.730 | 5.951** | 3＞1 |
| | 2. 服務業 | 394 | 16.82 | 3.025 | | 3＞2 |
| | 3. 製造業 | 362 | 17.68 | 2.660 | | 4＞1 |
| | 4. 金融業 | 209 | 17.61 | 2.500 | | 4＞2 |
| | 5. 自由業 | 215 | 17.03 | 2.525 | | |
| | 6. 軍警／公務／教師 | 345 | 17.12 | 2.272 | | |
| | 7. 家庭主婦 | 149 | 17.07 | 2.302 | | |
| | 8. 退休 | 119 | 17.26 | 2.323 | | |

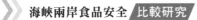 

| 變項層面 | 職業 | 人數 | 平均數 | 標準差 | F 值 | 事後比較 |
|---|---|---|---|---|---|---|
| 標章認知 | 1. 學生 | 498 | 15.74 | 2.991 | 9.473*** | 3＞1, 3＞2 |
| | 2. 服務業 | 394 | 15.40 | 3.427 | | 4＞1, 4＞2 |
| | 3. 製造業 | 362 | 16.44 | 3.219 | | 4＞6, 4＞7 |
| | 4. 金融業 | 209 | 17.07 | 2.548 | | 5＞1, 5＞2 |
| | 5. 自由業 | 215 | 16.59 | 2.551 | | 6＞2, 7＞2 |
| | 6. 軍警／公務／教師 | 345 | 16.19 | 2.393 | | |
| | 7. 家庭主婦 | 149 | 16.26 | 2.312 | | |
| | 8. 退休 | 119 | 16.23 | 2.586 | | |
| 傳播認知 | 1. 學生 | 498 | 16.87 | 2.728 | 5.082** | 1＞2 |
| | 2. 服務業 | 394 | 15.87 | 3.555 | | 1＞5 |
| | 3. 製造業 | 362 | 16.69 | 2.747 | | 3＞2 |
| | 4. 金融業 | 209 | 16.53 | 2.753 | | 6＞2 |
| | 5. 自由業 | 215 | 16.15 | 2.756 | | 7＞2 |
| | 6. 軍警／公務／教師 | 345 | 16.58 | 2.498 | | 8＞2 |
| | 7. 家庭主婦 | 149 | 16.78 | 2.703 | | |
| | 8. 退休 | 119 | 16.82 | 2.501 | | |
| 安全認知 | 1. 學生 | 498 | 103.85 | 9.126 | 6.775** | 1＞2 |
| | 2. 服務業 | 394 | 100.44 | 15.993 | | 3＞2 |
| | 3. 製造業 | 362 | 105.15 | 13.032 | | 4＞2 |
| | 4. 金融業 | 209 | 105.73 | 10.506 | | 6＞2 |
| | 5. 自由業 | 215 | 103.50 | 9.787 | | 8＞2 |
| | 6. 軍警／公務／教師 | 345 | 104.04 | 7.834 | | |
| | 7. 家庭主婦 | 149 | 103.32 | 8.442 | | |
| | 8. 退休 | 119 | 104.57 | 9.063 | | |

**p＜.01，***p＜.001

## 七、不同家庭採買者之海峽兩岸民眾在食品安全認知上之差異情形

本研究將被訪者之家庭採買者分為父親、母親及自己這三個分類，分別進行分析。依表 4-6-7 之分析摘要內容可知，不同家庭採買者的海峽兩岸地區民眾在食品安全認知及各層面上均達到顯著差異，其分析結果整體如下：

1. 不同家庭採買者的海峽兩岸地區民眾在「重視認知」上達到顯著差異
   （F=19.012***，p=.000＜.001），事後比較表現為父親得分上顯著高
   於母親；自己得分上顯著高於母親。

2. 不同家庭採買者的海峽兩岸地區民眾在「成分認知」上達到顯著差異
   （F=14.232***，p=.000＜.001），事後比較表現為自己得分上顯著高
   於父親、母親。

3. 不同家庭採買者的海峽兩岸地區民眾在「標示認知」上達到顯著差異
   （F=3.905*，p=.020＜.05），事後比較表現為自己得分上顯著高於母
   親。

4. 不同家庭採買者的海峽兩岸地區民眾在「品牌認知」上達到顯著差異
   （F=12.759***，p=.000＜.001），事後比較表現為母親得分上顯著高
   於父親；自己得分上顯著高於父親、母親。

5. 不同家庭採買者的海峽兩岸地區民眾在「標章認知」上達到顯著差異
   （F=15.155***，p=.000＜.001），事後比較表現為自己得分上顯著高
   於父親、母親。

6. 不同家庭採買者的海峽兩岸地區民眾在「傳播認知」上有顯著差異
   （F=13.191***，p=.000＜.001），事後比較表現為父親得分上明顯高
   於母親。

7. 不同家庭採買者的海峽兩岸地區民眾在「安全認知」上達到顯著差異
   （F=19.662***，p=.000＜.001），事後比較表現為自己得分上顯著高
   於父親、母親。

表 4-6-7　不同家庭採買者之海峽兩岸民眾在食品安全認知上之差異情形摘要表

| 變項層面 | 年齡 | 人數 | 平均數 | 標準差 | F 值 | 事後比較 |
|---|---|---|---|---|---|---|
| 重視認知 | 1. 父親 | 253 | 18.80 | 1.621 | 19.012*** | 1＞2 |
| | 2. 母親 | 1,080 | 18.05 | 2.199 | | 3＞2 |
| | 3. 自己 | 958 | 18.48 | 2.037 | | |
| 成分認知 | 1. 父親 | 253 | 17.44 | 1.867 | 14.232*** | 3＞1 |
| | 2. 母親 | 1,080 | 17.26 | 2.197 | | 3＞2 |
| | 3. 自己 | 958 | 18.06 | 2.307 | | |

| 變項層面 | 年齡 | 人數 | 平均數 | 標準差 | F 值 | 事後比較 |
|---|---|---|---|---|---|---|
| 標示認知 | 1. 父親 | 253 | 18.01 | 2.192 | 3.905* | 3＞2 |
| | 2. 母親 | 1,080 | 17.83 | 2.406 | | |
| | 3. 自己 | 958 | 18.12 | 2.414 | | |
| 品牌認知 | 1. 父親 | 253 | 16.23 | 3.043 | 12.759*** | 2＞1 |
| | 2. 母親 | 1,080 | 16.90 | 2.510 | | 3＞1 |
| | 3. 自己 | 958 | 17.57 | 2.591 | | 3＞2 |
| 標章認知 | 1. 父親 | 253 | 15.61 | 3.253 | 15.155*** | 3＞1 |
| | 2. 母親 | 1,080 | 15.79 | 2.964 | | 3＞2 |
| | 3. 自己 | 958 | 16.62 | 2.721 | | |
| 傳播認知 | 1. 父親 | 253 | 17.38 | 2.648 | 13.191*** | 1＞2 |
| | 2. 母親 | 1,080 | 16.36 | 2.751 | | |
| | 3. 自己 | 958 | 16.46 | 3.015 | | |
| 安全認知 | 1. 父親 | 253 | 103.47 | 9.835 | 19.662*** | 3＞1 |
| | 2. 母親 | 1,080 | 102.19 | 11.179 | | 3＞2 |
| | 3. 自己 | 958 | 105.32 | 11.647 | | |

*$p＜.05$，***$p＜.001$

# 貳 » 不同背景變項之海峽兩岸民眾在食品安全態度上之差異情形

## 一、不同地區之海峽兩岸民眾在食品安全態度上之差異情形

本研究受試者之地區劃分按照海峽兩岸之劃分方式分為：中國大陸、台灣、香港、澳門。依表 4-6-8 之分析摘要內容可知，不同地區的海峽兩岸民眾在食品安全態度及各層面均達到顯著差異，其分析結果整體如下：

1. 不同地區的海峽兩岸民眾在「衛生管理」上達到顯著差異（$F=3.511*$，$p=.02＜.05$），事後比較中表現為中國大陸地區民眾得分上顯著高於澳門民眾。

2. 不同地區的海峽兩岸民眾在「標準規格」上存在顯著差異（$F=3.135*$，$p=.03＜.05$），事後比較中表現為中國大陸地區民眾、香港民眾得分上顯著高於澳門民眾。

3. 不同地區的海峽兩岸民眾在「安全顧慮」上存在顯著差異
（F=8.254**，*p*=.004＜.01），事後比較中表現為香港民眾、台灣民
眾得分上顯著高於中國大陸民眾、澳門民眾。

4. 不同地區的海峽兩岸民眾在「購買信心」上存在顯著差異
（F=7.212**，*p*=.005＜.01），事後比較中表現為香港民眾得分上顯
著高於中國大陸民眾、澳門民眾、台灣民眾。

5. 不同地區的海峽兩岸民眾在「安全態度」上存在顯著差異
（F=5.523**，*p*=.005＜.01），事後比較中表現為香港民眾得分上顯
著高於澳門民眾。

表 4-6-8　不同地區之海峽兩岸民眾在食品安全態度上及各層面之差異情形摘要表

| 層面 | 組別 | 個數 | 平均數 | 標準差 | F 值 | 事後比較 |
|---|---|---|---|---|---|---|
| 衛生管理 | 1. 中國大陸 | 1,297 | 15.33 | 4.143 | 3.511* | 1＞3 |
| | 2. 香港 | 250 | 15.50 | 2.940 | | |
| | 3. 澳門 | 231 | 14.65 | 3.137 | | |
| | 4. 台灣 | 513 | 15.53 | 2.410 | | |
| 標準規格 | 1. 中國大陸 | 1,297 | 16.46 | 3.426 | 3.135* | 1＞3 |
| | 2. 香港 | 250 | 16.55 | 2.487 | | 2＞3 |
| | 3. 澳門 | 231 | 15.83 | 2.694 | | |
| | 4. 台灣 | 513 | 16.26 | 2.867 | | |
| 安全顧慮 | 1. 中國大陸 | 1,297 | 15.89 | 3.109 | 8.254** | 2＞1 |
| | 2. 香港 | 250 | 16.55 | 2.407 | | 2＞3 |
| | 3. 澳門 | 231 | 15.76 | 2.600 | | 4＞1 |
| | 4. 台灣 | 513 | 16.45 | 2.170 | | 4＞3 |
| 購買信心 | 1. 中國大陸 | 1,297 | 16.10 | 2.954 | 7.212** | 2＞1 |
| | 2. 香港 | 250 | 16.86 | 2.382 | | 2＞3 |
| | 3. 澳門 | 231 | 15.01 | 2.583 | | 2＞4 |
| | 4. 台灣 | 513 | 16.10 | 2.058 | | |
| 安全態度 | 1. 中國大陸 | 1,297 | 62.82 | 11.553 | 5.523** | 2＞3 |
| | 2. 香港 | 250 | 65.21 | 8.226 | | |
| | 3. 澳門 | 231 | 62.47 | 9.355 | | |
| | 4. 台灣 | 513 | 64.35 | 8.420 | | |

*p＜.05，**p＜.01

## 二、不同性別之海峽兩岸民眾在食品安全態度上之差異情形

依表 4-6-9 之分析摘要內容可知，不同性別的海峽兩岸民眾在食品安全態度整體及其各層面上除「衛生管理」外均有顯著差異，其分析結果整體如下：

1. 不同性別的海峽兩岸民眾在「衛生管理」上無顯著差異（t=-1.924，$p$=.055＞.05）。

2. 不同性別的海峽兩岸民眾在「標準規格」上有顯著差異（t=-3.275*，$p$=.011＜.05）。

3. 不同性別的海峽兩岸民眾在「安全顧慮」上有顯著差異（t=-5.740**，$p$=.006＜.01）。

4. 不同性別的海峽兩岸民眾在「購買信心」上有顯著差異（t=-2.744*，$p$=.036＜.05）。

5. 不同性別的海峽兩岸民眾在「安全態度」上有顯著差異（t=-3.922*，$p$=.015＜.05）。

表 4-6-9　不同性別之海峽兩岸民眾在食品安全態度及各層面差異情形摘要表

| 變項層面 | 性別 | 人數 | 平均數 | 標準差 | t 值 |
|---|---|---|---|---|---|
| 衛生管理 | 1. 男性 | 942 | 15.15 | 3.662 | -1.924 |
| | 2. 女性 | 1,349 | 15.44 | 3.562 | |
| 標準規格 | 1. 男性 | 942 | 16.10 | 3.362 | -3.275* |
| | 2. 女性 | 1,349 | 16.55 | 2.982 | |
| 安全顧慮 | 1. 男性 | 942 | 15.96 | 3.072 | -5.740** |
| | 2. 女性 | 1,349 | 16.66 | 2.580 | |
| 購買信心 | 1. 男性 | 942 | 16.22 | 2.850 | -2.744* |
| | 2. 女性 | 1,349 | 16.54 | 2.662 | |
| 安全態度 | 1. 男性 | 942 | 63.43 | 11.022 | -3.922** |
| | 2. 女性 | 1,349 | 65.20 | 9.915 | |

*$p$＜.05，**$p$＜.01

## 三、不同年齡之海峽兩岸民眾在食品安全態度上之差異情形

本研究將被訪者之年齡分為 20 歲以下、21-30 歲、31-40 歲、41-50 歲、51 歲以上這五個階段，分別進行分析。依表 4-6-10 之分析摘要內容可知，不同年齡的海峽兩岸民眾在食品安全態度及各層面中，「安全顧慮」、「購買信心」、「安全態度」均有顯著差異，其分析結果整體如下：

1. 不同年齡的海峽兩岸民眾在「衛生管理」上無顯著差異（F=1.885，$p$=.168＞.05）。

2. 不同年齡的海峽兩岸民眾在「標準規格」上無顯著差異（F=2.232，$p$=.179＞.05）。

3. 不同年齡的海峽兩岸民眾在「安全顧慮」上達到顯著差異（F=4.055*，$p$=.040＜.05），事後比較表現為年齡為 31-40 歲之海峽兩岸民眾在得分上顯著高於 51 歲以上之民眾。

4. 不同年齡的海峽兩岸民眾在「購買信心」上達到顯著差異（F=10.627***，$p$=.000＜.001），事後比較表現事後比較表現為年齡為 20 歲以下、21-30 歲、31-40 歲、41-50 歲之海峽兩岸民眾在得分上顯著高於 51 歲以上之民眾。

5. 不同年齡的海峽兩岸民眾在「安全態度」上達到顯著差異（F=4.734*，$p$=.020＜.05），事後比較表現為年齡為 21-30 歲、31-40 歲之海峽兩岸民眾在得分上顯著高於 51 歲以上之民眾。

表 4-6-10　不同年齡之海峽兩岸民眾在食品安全態度上之差異情形摘要表

| 變項層面 | 年齡 | 人數 | 平均數 | 標準差 | F 值 | 事後比較 |
|---|---|---|---|---|---|---|
| 衛生管理 | 1. 20 歲以下 | 271 | 15.07 | 3.906 | 1.885 | |
| | 2. 21-30 歲 | 849 | 15.38 | 3.573 | | |
| | 3. 31-40 歲 | 587 | 15.52 | 3.147 | | |
| | 4. 41-50 歲 | 326 | 15.39 | 3.590 | | |
| | 5. 51 歲以上 | 258 | 14.87 | 4.294 | | |

| 變項層面 | 年齡 | 人數 | 平均數 | 標準差 | F 值 | 事後比較 |
|---|---|---|---|---|---|---|
| 標準規格 | 1. 20 歲以下 | 271 | 16.21 | 3.570 | 2.232 | |
| | 2. 21-30 歲 | 849 | 16.42 | 3.005 | | |
| | 3. 31-40 歲 | 587 | 16.55 | 2.823 | | |
| | 4. 41-50 歲 | 326 | 16.40 | 2.706 | | |
| | 5. 51 歲以上 | 258 | 15.88 | 4.181 | | |
| 安全顧慮 | 1. 20 歲以下 | 271 | 16.38 | 2.875 | 4.055* | 3＞5 |
| | 2. 21-30 歲 | 849 | 16.44 | 2.673 | | |
| | 3. 31-40 歲 | 587 | 16.58 | 2.534 | | |
| | 4. 41-50 歲 | 326 | 16.33 | 2.447 | | |
| | 5. 51 歲以上 | 258 | 15.75 | 3.948 | | |
| 購買信心 | 1. 20 歲以下 | 271 | 16.30 | 2.741 | 10.627*** | 1＞5 |
| | 2. 21-30 歲 | 849 | 16.77 | 2.595 | | 2＞5 |
| | 3. 31-40 歲 | 587 | 16.42 | 2.329 | | 3＞5 |
| | 4. 41-50 歲 | 326 | 16.27 | 2.663 | | 4＞5 |
| | 5. 51 歲以上 | 258 | 15.53 | 3.803 | | |
| 安全態度 | 1. 20 歲以下 | 271 | 63.96 | 10.804 | 4.734* | 2＞5 |
| | 2. 21-30 歲 | 849 | 65.00 | 10.135 | | 3＞5 |
| | 3. 31-40 歲 | 587 | 65.06 | 8.895 | | |
| | 4. 41-50 歲 | 326 | 64.39 | 8.866 | | |
| | 5. 51 歲以上 | 258 | 62.04 | 14.761 | | |

$*p＜.05$，$***p＜.001$

## 四、不同婚姻狀況之海峽兩岸民眾在食品安全態度上之差異情形

依表 4-6-11 之分析摘要內容可知，不同婚姻狀況的海峽兩岸民眾在食品安全態度整體及其各層面上除「衛生管理」、「標準規格」、「安全態度」外均無顯著差異，其分析結果整體如下：

1. 不同婚姻狀況的海峽兩岸民眾在「衛生管理」上有顯著差異（t=-2.064*，$p$=.039＜.05）。

2. 不同婚姻狀況的海峽兩岸民眾在「標準規格」上有顯著差異（t=-4.131**，$p$=.008＜.01）。

3. 不同婚姻狀況的海峽兩岸民眾在「安全顧慮」上無顯著差異（t=
   -1.639，*p*=.101＞.05）。

4. 不同婚姻狀況的海峽兩岸民眾在「購買信心」上無顯著差異
   （t=1.050，*p*=.294＞.05）。

5. 不同婚姻狀況的海峽兩岸民眾在「安全態度」上有顯著差異（t=
   -2.126*，*p*=.034＜.05）。

表 4-6-11　不同婚姻狀況之海峽兩岸民眾在食品安全態度及各層面差異情形摘要表

| 變項層面 | 性別 | 人數 | 平均數 | 標準差 | t 值 |
|---|---|---|---|---|---|
| 衛生管理 | 1. 未婚 | 1,167 | 15.17 | 3.498 | -2.064* |
|  | 2. 已婚 | 1,124 | 15.48 | 3.709 |  |
| 標準規格 | 1. 未婚 | 1,167 | 16.10 | 3.159 | -4.131** |
|  | 2. 已婚 | 1,124 | 16.64 | 3.119 |  |
| 安全顧慮 | 1. 未婚 | 1,167 | 16.28 | 2.665 | -1.639 |
|  | 2. 已婚 | 1,124 | 16.47 | 2.958 |  |
| 購買信心 | 1. 未婚 | 1,167 | 16.47 | 2.516 | 1.050 |
|  | 2. 已婚 | 1,124 | 16.35 | 2.963 |  |
| 安全態度 | 1. 未婚 | 1,167 | 64.02 | 10.003 | -2.126* |
|  | 2. 已婚 | 1,124 | 64.94 | 10.818 |  |

*p＜.05，**p＜.01

## 五、不同教育程度之海峽兩岸民眾在食品安全態度上之差異情形

本研究將被訪者之教育程度分為初中及以下、高中、大學、研究生及以上這四個分類，分別進行分析。依表 4-6-12 之分析摘要內容可知，不同教育程度的海峽兩岸民眾在食品安全態度及各層面上除「衛生管理」、「購買信心」外均未達到顯著差異，其分析結果整體如下：

1. 不同教育程度的海峽兩岸民眾在「衛生管理」上達到顯著差異
   （F=2.814*，*p*=.038＜.05），事後比較表現為教育程度為研究生及以上者得分上顯著高於高中者。

2. 不同教育程度的海峽兩岸民眾在「標準規格」上無顯著差異
   （F=1.513，*p*=.271＞.05）。

3. 不同教育程度的海峽兩岸民眾在「安全顧慮」上無顯著差異（F=2.488，*p*=.067＞.05）。

4. 不同教育程度的海峽兩岸民眾在「購買信心」上達到顯著差異（F=9.322***，*p*=.000＜.001），事後比較表現為教育程度為大學者得分上顯著高於初中及以下、高中者。

5. 不同教育程度的海峽兩岸民眾在「安全態度」上無顯著差異（F=1.933，*p*=.133＞.05）。

表 4-6-12　不同教育程度之海峽兩岸民眾在食品安全態度上之差異情形摘要表

| 變項層面 | 年齡 | 人數 | 平均數 | 標準差 | F 值 | 事後比較 |
|---|---|---|---|---|---|---|
| 衛生管理 | 1. 初中及以下 | 327 | 15.26 | 3.825 | 2.814* | 4＞2 |
| | 2. 高中 | 401 | 14.75 | 3.505 | | |
| | 3. 大學 | 1,336 | 15.35 | 3.552 | | |
| | 4. 研究生及以上 | 227 | 15.61 | 3.725 | | |
| 標準規格 | 1. 初中及以下 | 327 | 16.41 | 3.088 | 1.513 | |
| | 2. 高中 | 401 | 16.64 | 3.480 | | |
| | 3. 大學 | 1,336 | 16.30 | 3.035 | | |
| | 4. 研究生及以上 | 227 | 16.18 | 3.284 | | |
| 安全顧慮 | 1. 初中及以下 | 327 | 16.10 | 3.028 | 2.488 | |
| | 2. 高中 | 401 | 16.35 | 3.294 | | |
| | 3. 大學 | 1,336 | 16.49 | 2.568 | | |
| | 4. 研究生及以上 | 227 | 16.11 | 2.928 | | |
| 購買信心 | 1. 初中及以下 | 327 | 16.13 | 2.889 | 9.322*** | 3＞1， |
| | 2. 高中 | 401 | 15.96 | 3.351 | | 3＞2， |
| | 3. 大學 | 1,336 | 16.66 | 2.444 | | |
| | 4. 研究生及以上 | 227 | 16.14 | 2.868 | | |
| 安全態度 | 1. 初中及以下 | 327 | 63.91 | 11.047 | 1.933 | |
| | 2. 高中 | 401 | 64.56 | 12.090 | | |
| | 3. 大學 | 1,336 | 64.80 | 9.609 | | |
| | 4. 研究生及以上 | 227 | 63.19 | 10.814 | | |

*$p$＜.01，***$p$＜.001

## 六、不同職業之海峽兩岸民眾在食品安全態度上之差異情形

本研究將被訪者之職業分為學生、服務業、製造業、金融業、自由業、軍警／公務／教師、家庭主婦、退休等八類，分別進行分析。依表 4-6-13 之分析摘要內容可知，不同職業的海峽兩岸民眾在食品安全態度及各層面上均有顯著差異，其分析結果整體如下：

1. 不同職業的海峽兩岸民眾在「衛生管理」上達到顯著差異（F=3.086*，$p$=.013＜.05），事後比較表現為學生得分上顯著高於服務業。

2. 不同職業的海峽兩岸民眾在「標準規格」上達到顯著差異（F=2.014*，$p$=.024＜.05），但事後比較無果。

3. 不同職業的海峽兩岸民眾在「安全顧慮」上達到顯著差異（F=3.757**，$p$=.010＜.01），事後比較表現為學生得分上顯著高於服務業、製造業。

4. 不同職業的海峽兩岸民眾在「購買信心」上達到顯著差異（F=15.210***，$p$=.000＜.001），事後比較表現為學生得分上顯著高於服務業、製造業、金融業；自由業、軍警／公務／教師、家庭主婦得分上顯著高於服務業、製造業；退休人士得分上顯著高於服務業。

5. 不同職業的海峽兩岸民眾在「安全態度」上達到顯著差異（F=5.757**，$p$=.008＜.01），事後比較表現為學生、家庭主婦得分上顯著高於服務業、製造業。

表 4-6-13　不同職業之海峽兩岸民眾在食品安全態度上之差異情形摘要表

| 變項層面 | 職業 | 人數 | 平均數 | 標準差 | F 值 | 事後比較 |
|---|---|---|---|---|---|---|
| 衛生管理 | 1. 學生 | 498 | 15.69 | 3.829 | 3.086* | 1＞2 |
| | 2. 服務業 | 394 | 14.87 | 3.531 | | |
| | 3. 製造業 | 362 | 15.00 | 2.873 | | |
| | 4. 金融業 | 209 | 15.29 | 3.539 | | |
| | 5. 自由業 | 215 | 15.39 | 3.799 | | |
| | 6. 軍警／公務／教師 | 345 | 15.21 | 3.818 | | |
| | 7. 家庭主婦 | 149 | 15.67 | 3.465 | | |
| | 8. 退休 | 119 | 16.08 | 3.949 | | |

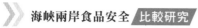

| 變項層面 | 職業 | 人數 | 平均數 | 標準差 | F 值 | 事後比較 |
|---|---|---|---|---|---|---|
| 標準規格 | 1. 學生 | 498 | 16.68 | 3.296 | 2.014* | |
| | 2. 服務業 | 394 | 16.19 | 3.483 | | |
| | 3. 製造業 | 362 | 16.19 | 2.856 | | |
| | 4. 金融業 | 209 | 16.34 | 3.071 | | |
| | 5. 自由業 | 215 | 16.32 | 3.050 | | |
| | 6. 軍警／公務／教師 | 345 | 16.09 | 3.095 | | |
| | 7. 家庭主婦 | 149 | 16.88 | 2.446 | | |
| | 8. 退休 | 119 | 16.43 | 3.376 | | |
| 安全顧慮 | 1. 學生 | 498 | 16.79 | 2.663 | 3.757* | 1＞2 |
| | 2. 服務業 | 394 | 15.90 | 3.423 | | 1＞3 |
| | 3. 製造業 | 362 | 16.19 | 2.573 | | |
| | 4. 金融業 | 209 | 16.20 | 2.768 | | |
| | 5. 自由業 | 215 | 16.40 | 2.831 | | |
| | 6. 軍警／公務／教師 | 345 | 16.46 | 2.556 | | |
| | 7. 家庭主婦 | 149 | 16.54 | 2.161 | | |
| | 8. 退休 | 119 | 16.61 | 3.131 | | |
| 購買信心 | 1. 學生 | 498 | 17.14 | 2.517 | 15.210*** | 1＞2, 1＞3 |
| | 2. 服務業 | 394 | 15.60 | 3.265 | | 1＞4, 5＞2 |
| | 3. 製造業 | 362 | 15.82 | 2.511 | | 5＞3, 6＞2 |
| | 4. 金融業 | 209 | 16.01 | 2.863 | | 6＞3, 7＞2 |
| | 5. 自由業 | 215 | 16.78 | 2.520 | | 7＞3, 8＞2 |
| | 6. 軍警／公務／教師 | 345 | 16.70 | 2.442 | | |
| | 7. 家庭主婦 | 149 | 16.70 | 2.250 | | |
| | 8. 退休 | 119 | 16.71 | 2.920 | | |
| 安全態度 | 1. 學生 | 498 | 66.30 | 10.364 | 5.757** | 1＞2 |
| | 2. 服務業 | 394 | 62.54 | 11.950 | | 1＞3 |
| | 3. 製造業 | 362 | 63.20 | 9.058 | | 7＞2 |
| | 4. 金融業 | 209 | 63.85 | 10.446 | | 7＞3 |
| | 5. 自由業 | 215 | 64.88 | 10.246 | | |
| | 6. 軍警／公務／教師 | 345 | 64.46 | 9.852 | | |
| | 7. 家庭主婦 | 149 | 65.79 | 8.304 | | |
| | 8. 退休 | 119 | 65.82 | 11.780 | | |

*$p < .05$，**$p < .01$，***$p < .001$

## 七、不同家庭採買者之海峽兩岸民眾在食品安全態度上之差異情形

本研究將被訪者之家庭採買者分為父親、母親及自己這三個分類，分別進行分析。依表 4-6-14 之分析摘要內容可知，不同家庭採買者的海峽兩岸民眾在食品安全態度及各層面上均達到顯著差異，其分析結果整體如下：

1. 不同家庭採買者的海峽兩岸民眾在「衛生管理」上達到顯著差異（F=14.721***，$p=.000 < .001$），事後比較表現為家庭採買者為父親者得分上顯著高於母親和自己。

2. 不同家庭採買者的海峽兩岸民眾在「標準規格」上達到顯著差異（F=9.429***，$p=.000 < .001$），事後比較表現為家庭採買者為父親和自己者得分上顯著高於母親。

3. 不同家庭採買者的海峽兩岸民眾在「安全顧慮」上達到顯著差異（F=8.771***，$p=.000 < .001$），事後比較表現為家庭採買者為父親和自己者得分上顯著高於母親。

4. 不同家庭採買者的海峽兩岸民眾在「購買信心」上達到顯著差異（F=11.798***，$p=.000 < .001$），事後比較表現為家庭採買者為父親得分上顯著高於母親和自己。

5. 不同家庭採買者的海峽兩岸民眾在「安全態度」上達到顯著差異（F=11.665***，$p=.000 < .001$），事後比較表現為家庭採買者為父親得分上顯著高於母親和自己。

表 4-6-14　不同家庭採買者之海峽兩岸民眾在食品安全態度上之差異情形摘要表

| 變項層面 | 年齡 | 人數 | 平均數 | 標準差 | F 值 | 事後比較 |
|---|---|---|---|---|---|---|
| 衛生管理 | 1. 父親 | 253 | 16.47 | 3.506 | 14.721*** | 1＞2 |
| | 2. 母親 | 1,080 | 15.14 | 3.496 | | 1＞3 |
| | 3. 自己 | 958 | 15.23 | 3.701 | | |
| 標準規格 | 1. 父親 | 253 | 16.91 | 2.907 | 9.429*** | 1＞2 |
| | 2. 母親 | 1,080 | 16.09 | 3.321 | | 3＞2 |
| | 3. 自己 | 958 | 16.53 | 2.983 | | |

| 變項層面 | 年齡 | 人數 | 平均數 | 標準差 | F 值 | 事後比較 |
|---|---|---|---|---|---|---|
| 安全顧慮 | 1. 父親 | 253 | 16.89 | 2.826 | 8.771*** | 1＞2 |
|  | 2. 母親 | 1,080 | 16.15 | 2.832 |  | 3＞2 |
|  | 3. 自己 | 958 | 16.49 | 2.767 |  |  |
| 購買信心 | 1. 父親 | 253 | 17.07 | 2.855 | 11.798*** | 1＞2 |
|  | 2. 母親 | 1,080 | 16.48 | 2.667 |  | 1＞3 |
|  | 3. 自己 | 958 | 16.16 | 2.771 |  |  |
| 安全態度 | 1. 父親 | 253 | 67.35 | 10.656 | 11.665*** | 1＞2 |
|  | 2. 母親 | 1,080 | 63.85 | 10.365 |  | 1＞3 |
|  | 3. 自己 | 958 | 64.41 | 10.299 |  |  |

\*\*\*$p < .001$

## 參 » 不同背景變項之海峽兩岸民眾在食品安全行為上之差異情形

### 一、不同地區之海峽兩岸民眾在食品安全行為上之差異情形

　　本研究受試者之地區劃分按照海峽兩岸之劃分方式分為：中國大陸、台灣、香港、澳門。依表 4-6-15 之分析摘要內容可知，不同地區的海峽兩岸民眾在食品安全行為及各層面均達到顯著差異，其分析結果整體如下：

1. 不同地區的海峽兩岸民眾在「資訊搜尋」上達到顯著差異（F=38.840\*\*\*，$p$=.000＜.001），事後比較中表現為香港民眾得分上顯著高於中國大陸民眾、澳門民眾、台灣民眾。

2. 不同地區的海峽兩岸民眾在「方案評估」上存在顯著差異（F=19.232\*\*\*，$p$=.000＜.001），事後比較中表現為香港民眾、台灣民眾得分上顯著高於中國大陸民眾、澳門民眾。

3. 不同地區的海峽兩岸民眾在「購買意願」上存在顯著差異（F=14.981\*\*\*，$p$=.000＜.001），事後比較中表現為香港民眾、台灣民眾得分上顯著高於中國大陸民眾、澳門民眾。

4. 不同地區的海峽兩岸民眾在「購後行為」上存在顯著差異
（F=14.981***，p=.000＜.001），事後比較中表現為香港民眾、台灣
民眾得分上顯著高於中國大陸民眾、澳門民眾。

5. 不同地區的海峽兩岸民眾在「安全行為」上存在顯著差異
（F=17.631***，p=.000＜.001），事後比較中表現為香港民眾得分上
顯著高於中國大陸民眾、澳門民眾、台灣民眾。

表 4-6-15　不同地區之海峽兩岸民眾在食品安全行為上及各層面之差異情形摘要表

| 層面 | 組別 | 個數 | 平均數 | 標準差 | F 值 | 事後比較 |
|------|------|------|--------|--------|------|----------|
| 資訊搜尋 | 1. 中國大陸 | 1,297 | 18.07 | 2.500 | 38.840*** | 2＞1 |
| | 2. 香港 | 250 | 19.30 | 2.137 | | 2＞3 |
| | 3. 澳門 | 231 | 17.99 | 2.454 | | 2＞4 |
| | 4. 台灣 | 513 | 18.13 | 1.523 | | |
| 方案評估 | 1. 中國大陸 | 1,297 | 18.12 | 2.418 | 39.232*** | 2＞1 |
| | 2. 香港 | 250 | 18.80 | 1.379 | | 2＞3 |
| | 3. 澳門 | 231 | 17.70 | 2.263 | | 4＞1 |
| | 4. 台灣 | 513 | 19.12 | 1.339 | | 4＞3 |
| 購買意願 | 1. 中國大陸 | 1,297 | 17.36 | 2.840 | 14.981*** | 2＞1 |
| | 2. 香港 | 250 | 17.89 | 2.064 | | 2＞3 |
| | 3. 澳門 | 231 | 16.79 | 2.387 | | 4＞1 |
| | 4. 台灣 | 513 | 17.98 | 2.104 | | 4＞3 |
| 購後行為 | 1. 中國大陸 | 1,297 | 14.42 | 3.073 | 67.945*** | 2＞1 |
| | 2. 香港 | 250 | 17.21 | 2.492 | | 2＞3 |
| | 3. 澳門 | 231 | 14.88 | 3.196 | | 4＞1 |
| | 4. 台灣 | 513 | 16.02 | 2.220 | | 4＞3 |
| 安全行為 | 1. 中國大陸 | 1,297 | 69.24 | 8.817 | 47.631*** | 2＞1 |
| | 2. 香港 | 250 | 73.60 | 5.541 | | 2＞3 |
| | 3. 澳門 | 231 | 67.37 | 7.947 | | 2＞4 |
| | 4. 台灣 | 513 | 69.57 | 5.222 | | |

***p＜.001

## 二、不同性別之海峽兩岸民眾在食品安全行為上之差異情形

依表 4-6-16 之分析摘要內容可知，不同性別的海峽兩岸民眾在食品安全行為整體及其各層面上除「購後行為」外均有顯著差異，其分析結果整體如下：

1. 不同性別的海峽兩岸民眾在「資訊搜尋」上有顯著差異（t=-4.061**，*p*=.009＜.01）。

2. 不同性別的海峽兩岸民眾在「方案評估」上有顯著差異（t=-2.467*，*p*=.014＜.05）。

3. 不同性別的海峽兩岸民眾在「購買意願」上有顯著差異（t=-3.005*，*p*=.033＜.05）。

4. 不同性別的海峽兩岸民眾在「購後行為」上無顯著差異（t=1.302，*p*=.193＞.05）。

5. 不同性別的海峽兩岸民眾在「安全行為」上有顯著差異（t=-2.288*，*p*=.022＜.05）。

表 4-6-16　不同性別之海峽兩岸民眾在食品安全行為及各層面差異情形摘要表

| 變項層面 | 性別 | 人數 | 平均數 | 標準差 | t 值 |
|---|---|---|---|---|---|
| 資訊搜尋 | 1. 男性 | 942 | 18.10 | 2.603 | -4.061** |
| | 2. 女性 | 1,349 | 18.52 | 2.100 | |
| 方案評估 | 1. 男性 | 942 | 18.24 | 2.392 | -2.467* |
| | 2. 女性 | 1,349 | 18.47 | 1.974 | |
| 購買意願 | 1. 男性 | 942 | 17.31 | 2.778 | -3.005* |
| | 2. 女性 | 1,349 | 17.64 | 2.447 | |
| 購後行為 | 1. 男性 | 942 | 16.09 | 3.352 | 1.302 |
| | 2. 女性 | 1,349 | 15.92 | 2.689 | |
| 安全行為 | 1. 男性 | 942 | 69.73 | 9.082 | -2.288* |
| | 2. 女性 | 1,349 | 70.54 | 7.077 | |

*p＜.05，**p＜.01

## 三、不同年齡之海峽兩岸民眾在食品安全行為上之差異情形

本研究將被訪者之年齡分為 20 歲以下、21-30 歲、31-40 歲、41-50 歲、51 歲以上這五個階段，分別進行分析。依表 4-6-17 之分析摘要內容可知，不同年齡的海峽兩岸民眾在食品安全行為及各層面上均有顯著差異，其分析結果整體如下：

1. 不同年齡的海峽兩岸民眾在「資訊搜尋」上有顯著差異（F=13.062***，*p*=.000＜.001），事後比較表現為年齡為 20 歲以下、31-40 歲之海峽兩岸民眾在得分上顯著高於 41-50 歲、51 歲以上之民眾。

2. 不同年齡的海峽兩岸民眾在「方案評估」上有顯著差異（F=10.623***，*p*=.000＜.001），事後比較表現為年齡為 20 歲以下、31-40 歲之海峽兩岸民眾在得分上顯著高於 41-50 歲、51 歲以上之民眾。

3. 不同年齡的海峽兩岸民眾在「購買意願」上有顯著差異（F=12.553***，*p*=.000＜.001），事後比較表現為年齡為 31-40 歲之海峽兩岸民眾在得分上顯著高於 41-50 歲、51 歲以上之民眾。

4. 不同年齡的海峽兩岸民眾在「購後行為」上有顯著差異（F=17.601***，*p*=.000＜.001），事後比較表現為年齡為 31-40 歲之海峽兩岸民眾在得分上顯著高於 41-50 歲、51 歲以上之民眾。

5. 不同年齡的海峽兩岸民眾在「安全行為」上有顯著差異（F=17.179***，*p*=.000＜.001），事後比較表現為年齡為 31-40 歲之海峽兩岸民眾在得分上顯著高於 41-50 歲、51 歲以上之民眾。

表 4-6-17　不同年齡之海峽兩岸民眾在食品安全行為上之差異情形摘要表

| 變項層面 | 年齡 | 人數 | 平均數 | 標準差 | F 值 | 事後比較 |
|---|---|---|---|---|---|---|
| | 1. 20 歲以下 | 271 | 18.74 | 1.921 | 13.062*** | 1＞2 |
| | 2. 21-30 歲 | 849 | 18.28 | 2.098 | | 1＞4 |
| 資訊搜尋 | 3. 31-40 歲 | 587 | 18.74 | 2.212 | | 1＞5 |
| | 4. 41-50 歲 | 326 | 17.90 | 2.276 | | 3＞4 |
| | 5. 51 歲以上 | 258 | 17.81 | 3.335 | | |

| 變項層面 | 年齡 | 人數 | 平均數 | 標準差 | F值 | 事後比較 |
|---|---|---|---|---|---|---|
| 方案評估 | 1. 20 歲以下 | 271 | 18.79 | 1.793 | 10.623*** | 1＞2 |
| | 2. 21-30 歲 | 849 | 18.26 | 1.987 | | 1＞4 |
| | 3. 31-40 歲 | 587 | 18.69 | 1.981 | | 1＞5 |
| | 4. 41-50 歲 | 326 | 18.09 | 2.070 | | 3＞4 |
| | 5. 51 歲以上 | 258 | 17.93 | 3.162 | | |
| 購買意願 | 1. 20 歲以下 | 271 | 17.63 | 2.486 | 12.553*** | 3＞4 |
| | 2. 21-30 歲 | 849 | 17.31 | 2.496 | | 3＞5 |
| | 3. 31-40 歲 | 587 | 18.08 | 2.172 | | |
| | 4. 41-50 歲 | 326 | 17.21 | 2.283 | | |
| | 5. 51 歲以上 | 258 | 16.96 | 3.770 | | |
| 購後行為 | 1. 20 歲以下 | 271 | 15.67 | 2.870 | 17.601*** | 3＞4 |
| | 2. 21-30 歲 | 849 | 15.96 | 2.891 | | 3＞5 |
| | 3. 31-40 歲 | 587 | 16.78 | 2.742 | | |
| | 4. 41-50 歲 | 326 | 15.46 | 2.528 | | |
| | 5. 51 歲以上 | 258 | 15.28 | 3.911 | | |
| 安全行為 | 1. 20 歲以下 | 271 | 70.21 | 6.975 | 17.179*** | 3＞4 |
| | 2. 21-30 歲 | 849 | 69.81 | 7.072 | | 3＞5 |
| | 3. 31-40 歲 | 587 | 72.29 | 7.145 | | |
| | 4. 41-50 歲 | 326 | 69.29 | 6.753 | | |
| | 5. 51 歲以上 | 258 | 67.97 | 12.625 | | |

***$p < .001$

## 四、不同婚姻狀況之海峽兩岸民眾在食品安全行為上之差異情形

依表 4-6-18 之分析摘要內容可知，不同婚姻狀況的海峽兩岸民眾在食品安全行為整體及其各層面上除「購買意願」外均無顯著差異，其分析結果整體如下：

1. 不同婚姻狀況的海峽兩岸民眾在「資訊搜尋」上無顯著差異（$t=1.887$，$p=.059＞.05$）。

2. 不同婚姻狀況的海峽兩岸民眾在「方案評估」上無顯著差異（$t=1.303$，$p=.193＞.05$）。

3. 不同婚姻狀況的海峽兩岸民眾在「購買意願」上有顯著差異（t= -4.300**，*p*=.007＜.01）。

4. 不同婚姻狀況的海峽兩岸民眾在「購後行為」上無顯著差異（t=1.187，*p*=.235＞.05）。

5. 不同婚姻狀況的海峽兩岸民眾在「安全行為」上無顯著差異（t= -.045，*p*=.964＞.05）。

表 4-6-18　不同婚姻狀況之海峽兩岸民眾在食品安全行為及各層面差異情形摘要表

| 變項層面 | 性別 | 人數 | 平均數 | 標準差 | t 值 |
|---|---|---|---|---|---|
| 資訊搜尋 | 1. 未婚 | 1,167 | 18.43 | 2.187 | 1.887 |
| | 2. 已婚 | 1,124 | 18.25 | 2.464 | |
| 方案評估 | 1. 未婚 | 1,167 | 18.43 | 1.972 | 1.303 |
| | 2. 已婚 | 1,124 | 18.31 | 2.336 | |
| 購買意願 | 1. 未婚 | 1,167 | 17.27 | 2.491 | -4.300** |
| | 2. 已婚 | 1,124 | 17.74 | 2.675 | |
| 購後行為 | 1. 未婚 | 1,167 | 16.07 | 2.935 | 1.187 |
| | 2. 已婚 | 1,124 | 15.92 | 3.025 | |
| 安全行為 | 1. 未婚 | 1,167 | 70.20 | 7.310 | -.045 |
| | 2. 已婚 | 1,124 | 70.22 | 8.607 | |

**\*\*p＜.01**

## 五、不同教育程度之海峽兩岸民眾在食品安全行為上之差異情形

本研究將被訪者之教育程度分為初中及以下、高中、大學、研究生及以上這四個分類，分別進行分析。依表 4-6-19 之分析摘要內容可知，不同教育程度的海峽兩岸民眾在食品安全行為及各層面上除「購買意願」外均達到顯著差異，其分析結果整體如下：

1. 不同教育程度的海峽兩岸民眾在「資訊搜尋」上達到顯著差異（F=19.101***，*p*=.000＜.001），事後比較表現為教育程度為大學、研究生及以上得分顯著高於教育程度為初中及以下、高中之人群。

2. 不同教育程度的海峽兩岸民眾在「方案評估」上達到顯著差異（F=12.927***，*p*=.000＜.001），事後比較表現為教育程度為大學

者、研究生及以上得分上顯著高於教育程度為初中及以下、高中人群。

3. 不同教育程度的海峽兩岸民眾在「購買意願」上無顯著差異
（F=2.295，$p$=.145＞.05）。

4. 不同教育程度的海峽兩岸民眾在「購後行為」上達到顯著差異
（F=10.857***，$p$=.000＜.001），事後比較表現為教育程度為大學者
得分顯著高於教育程度為初中及以下之人群。

5. 不同教育程度的海峽兩岸民眾在「安全行為」上達到顯著差異
（F=10.944***，$p$=.000＜.001），事後比較表現為教育程度為大學得
分顯著高於教育程度為初中及以下、高中之人群；研究生及以上者得
分顯著高於高中之人群。

表 4-6-19　不同教育程度之海峽兩岸民眾在食品安全行為上之差異情形摘要表

| 變項層面 | 年齡 | 人數 | 平均數 | 標準差 | F 值 | 事後比較 |
|---|---|---|---|---|---|---|
| 資訊搜尋 | 1. 初中及以下 | 327 | 17.99 | 2.464 | 19.101*** | 3＞1 |
| | 2. 高中 | 401 | 17.69 | 3.081 | | 3＞2 |
| | 3. 大學 | 1,336 | 18.59 | 2.005 | | 4＞1 |
| | 4. 研究生及以上 | 227 | 18.59 | 2.073 | | 4＞2 |
| 方案評估 | 1. 初中及以下 | 327 | 18.31 | 2.255 | 12.927*** | 3＞2 |
| | 2. 高中 | 401 | 17.81 | 2.888 | | 4＞2 |
| | 3. 大學 | 1,336 | 18.50 | 1.901 | | |
| | 4. 研究生及以上 | 227 | 18.73 | 1.730 | | |
| 購買意願 | 1. 初中及以下 | 327 | 17.45 | 2.760 | 2.295 | |
| | 2. 高中 | 401 | 17.24 | 3.191 | | |
| | 3. 大學 | 1,336 | 17.54 | 2.330 | | |
| | 4. 研究生及以上 | 227 | 17.77 | 2.614 | | |
| 購後行為 | 1. 初中及以下 | 327 | 15.49 | 2.951 | 10.857*** | 3＞1 |
| | 2. 高中 | 401 | 15.81 | 3.330 | | |
| | 3. 大學 | 1,336 | 16.27 | 2.847 | | |
| | 4. 研究生及以上 | 227 | 15.38 | 2.939 | | |
| 安全行為 | 1. 初中及以下 | 327 | 69.24 | 8.526 | 10.944*** | 3＞1 |
| | 2. 高中 | 401 | 68.55 | 10.831 | | 3＞2 |
| | 3. 大學 | 1,336 | 70.90 | 6.782 | | 4＞2 |
| | 4. 研究生及以上 | 227 | 70.47 | 7.104 | | |

***$p$＜.001

## 六、不同職業之海峽兩岸民眾在食品安全行為上之差異情形

本研究將被訪者之職業分為學生、服務業、製造業、金融業、自由業、軍警／公務／教師、家庭主婦、退休等八類，分別進行分析。依表 4-6-20 之分析摘要內容可知，不同職業的海峽兩岸民眾在食品安全行為及各層面上除「購買意願」外均有顯著差異，其分析結果整體如下：

1. 不同職業的海峽兩岸民眾在「資訊搜尋」上達到顯著差異（F=8.392**，$p$=.003＜.01），事後比較表現為學生、製造業、金融業、軍警／公務／教師、退休人士得分上顯著高於服務業。

2. 不同職業的海峽兩岸民眾在「方案評估」上達到顯著差異（F=9.159***，$p$=.000＜.001），事後比較表現為學生得分上顯著高於服務業、自由業、軍警／公務／教師、家庭主婦；製造業得分上顯著高於服務業、家庭主婦；軍警／公務／教師、退休人士得分上顯著高於服務業；退休人士得分上顯著高於自由業、家庭主婦。

3. 不同職業的海峽兩岸民眾在「購買意願」上無顯著差異（F=1.543，$p$=.133＞.05）。

4. 不同職業的海峽兩岸民眾在「購後行為」上達到顯著差異（F=8.054**，$p$=.004＜.01），事後比較表現為自由業得分上顯著高於學生；自由業、軍警／公務／教師、退休人士顯著高於學生、服務業、製造業。

5. 不同職業的海峽兩岸民眾在「安全行為」上達到顯著差異（F=4.919*，$p$=.029＜.05），事後比較表現為學生、製造業、軍警／公務／教師、退休人士得分上顯著高於服務業；退休人士得分上顯著高於家庭主婦。

表 4-6-20　不同職業之海峽兩岸民眾在食品安全行為上之差異情形摘要表

| 變項層面 | 職業 | 人數 | 平均數 | 標準差 | F 值 | 事後比較 |
|---|---|---|---|---|---|---|
| 資訊搜尋 | 1. 學生 | 498 | 18.69 | 1.779 | 8.392** | 1＞2 |
| | 2. 服務業 | 394 | 17.63 | 3.184 | | 3＞2 |
| | 3. 製造業 | 362 | 18.60 | 2.508 | | 4＞2 |
| | 4. 金融業 | 209 | 18.42 | 2.111 | | 6＞2 |

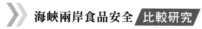

| 變項層面 | 職業 | 人數 | 平均數 | 標準差 | F 值 | 事後比較 |
|---|---|---|---|---|---|---|
| | 5. 自由業 | 215 | 18.25 | 2.114 | | 8＞2 |
| | 6. 軍警／公務／教師 | 345 | 18.38 | 2.013 | | |
| | 7. 家庭主婦 | 149 | 18.13 | 2.133 | | |
| | 8. 退休 | 119 | 18.69 | 1.666 | | |
| 方案評估 | 1. 學生 | 498 | 18.77 | 1.724 | 9.159*** | 1＞2, 1＞5 |
| | 2. 服務業 | 394 | 17.80 | 2.947 | | 1＞6, 1＞7 |
| | 3. 製造業 | 362 | 18.67 | 2.223 | | 3＞2, 3＞7 |
| | 4. 金融業 | 209 | 18.25 | 2.172 | | 6＞2, 8＞2 |
| | 5. 自由業 | 215 | 18.16 | 2.057 | | 8＞5, 8＞7 |
| | 6. 軍警／公務／教師 | 345 | 18.38 | 1.732 | | |
| | 7. 家庭主婦 | 149 | 17.97 | 1.948 | | |
| | 8. 退休 | 119 | 18.76 | 1.378 | | |
| 購買意願 | 1. 學生 | 498 | 17.65 | 2.530 | 1.543 | |
| | 2. 服務業 | 394 | 17.26 | 3.265 | | |
| | 3. 製造業 | 362 | 17.66 | 2.575 | | |
| | 4. 金融業 | 209 | 17.56 | 2.457 | | |
| | 5. 自由業 | 215 | 17.37 | 2.402 | | |
| | 6. 軍警／公務／教師 | 345 | 17.38 | 2.277 | | |
| | 7. 家庭主婦 | 149 | 17.33 | 2.258 | | |
| | 8. 退休 | 119 | 17.86 | 2.120 | | |
| 購後行為 | 1. 學生 | 498 | 15.40 | 2.889 | 8.054** | 5＞1 |
| | 2. 服務業 | 394 | 15.72 | 3.501 | | 6＞1 |
| | 3. 製造業 | 362 | 15.91 | 2.981 | | 6＞2 |
| | 4. 金融業 | 209 | 16.11 | 3.047 | | 6＞3 |
| | 5. 自由業 | 215 | 16.28 | 2.793 | | 8＞1 |
| | 6. 軍警／公務／教師 | 345 | 16.68 | 2.501 | | 8＞2 |
| | 7. 家庭主婦 | 149 | 16.00 | 2.828 | | 8＞3 |
| | 8. 退休 | 119 | 16.90 | 2.499 | | |
| 安全行為 | 1. 學生 | 498 | 70.51 | 6.070 | 4.919* | 1＞2 |
| | 2. 服務業 | 394 | 68.41 | 11.348 | | 3＞2 |
| | 3. 製造業 | 362 | 70.85 | 8.478 | | 6＞2 |
| | 4. 金融業 | 209 | 70.34 | 7.857 | | 8＞2 |
| | 5. 自由業 | 215 | 70.07 | 7.313 | | 8＞7 |
| | 6. 軍警／公務／教師 | 345 | 70.82 | 6.333 | | |
| | 7. 家庭主婦 | 149 | 69.44 | 6.835 | | |
| | 8. 退休 | 119 | 72.20 | 5.421 | | |

*$p＜.05$，**$p＜.01$，***$p＜.001$

## 七、不同家庭採買者之海峽兩岸民眾在食品安全行為上之差異情形

本研究將被訪者之家庭採買者分為父親、母親及自己這三個分類，分別進行分析。依表 4-6-21 之分析摘要內容可知，不同家庭採買者的海峽兩岸民眾在食品安全行為及各層面上除「購買意願」、「購後行為」外均未達到顯著差異，其分析結果整體如下：

1. 不同家庭採買者的海峽兩岸民眾在「資訊搜尋」上未達到顯著差異（F=1.228，p=.293＞.05）。

2. 不同家庭採買者的海峽兩岸民眾在「方案評估」上未達到顯著差異（F=.092，p=.912＞.05）。

3. 不同家庭採買者的海峽兩岸民眾在「購買意願」上達到顯著差異（F=7.700**，p=.004＜.01），事後比較中顯示採買者為父親、母親的得分顯著高於自己。

4. 不同家庭採買者的海峽兩岸民眾在「購後行為」上達到顯著差異（F=3.483*，p=.018＜.05），事後比較中顯示採買者為父親的得分顯著高於母親。

5. 不同家庭採買者的海峽兩岸民眾在「安全行為」上未達到顯著差異（F=1.281，p=.278＞.05）。

表 4-6-21　不同家庭採買者之海峽兩岸民眾在食品安全行為上之差異情形摘要表

| 變項層面 | 年齡 | 人數 | 平均數 | 標準差 | F 值 | 事後比較 |
|---|---|---|---|---|---|---|
| 資訊搜尋 | 1. 父親 | 253 | 18.20 | 2.121 | 1.228 | |
| | 2. 母親 | 1,080 | 18.42 | 2.347 | | |
| | 3. 自己 | 958 | 18.30 | 2.358 | | |
| 方案評估 | 1. 父親 | 253 | 18.32 | 1.949 | .092 | |
| | 2. 母親 | 1,080 | 18.39 | 2.182 | | |
| | 3. 自己 | 958 | 18.37 | 2.186 | | |
| 購買意願 | 1. 父親 | 253 | 17.75 | 2.322 | 7.700** | 1＞2 |
| | 2. 母親 | 1,080 | 17.28 | 2.661 | | 3＞2 |
| | 3. 自己 | 958 | 17.68 | 2.564 | | |
| 購後行為 | 1. 父親 | 253 | 16.39 | 2.619 | 3.483* | 1＞2 |
| | 2. 母親 | 1,080 | 15.86 | 3.076 | | |
| | 3. 自己 | 958 | 16.04 | 2.951 | | |

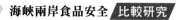 

| 變項層面 | 年齡 | 人數 | 平均數 | 標準差 | F 值 | 事後比較 |
|---|---|---|---|---|---|---|
| 安全行為 | 1. 父親 | 253 | 70.67 | 6.987 | 1.281 | |
| | 2. 母親 | 1,080 | 69.94 | 8.085 | | |
| | 3. 自己 | 958 | 70.39 | 8.081 | | |
| | 3. 自己 | 958 | 70.39 | 8.081 | | |

*$p < .05$，**$p < .01$

## 第七節　海峽兩岸民眾食品安全認知、態度與行為之相關關係

# 壹 » 中國大陸民眾食品安全認知、態度與行為之相關關係

### 一、中國大陸民眾食品安全認知與食品安全態度之相關關係

依表 4-7-1 的相關係數摘要表分析可知，整體「安全認知」與整體「安全態度」之相關係數為.687**（$p < .01$），而安全認知與安全態度各層面亦有正相關（r=.311-.687），表示安全認知程度越高時，其安全態度程度相對越高，反之則越低。其中以「安全認知」與整體「安全態度」為最高（.687**），而「標示認知」與「衛生管理」為最低（.311**），其餘相互間之相關係數介於上述兩者之間，其分析結果整理如下表所示。

表 4-7-1　中國大陸民眾食品安全認知與安全態度之 Pearson 相關係數摘要表

| 維度 | 重視認知 | 標示認知 | 標示認知 | 品牌認知 | 標章認知 | 傳播認知 | 安全認知 |
|---|---|---|---|---|---|---|---|
| 衛生管理 | .358** | .311** | .312** | .352** | .401** | .549** | .493** |
| 標準規格 | .510** | .432** | .470** | .428** | .484** | .522** | .605** |
| 安全顧慮 | .525** | .497** | .497** | .476** | .535** | .525** | .649** |
| 購買信心 | .517** | .481** | .496** | .462** | .475** | .469** | .613** |
| 安全態度 | .553** | .497** | .511** | .500** | .553** | .613** | .687** |

**$p < .01$

## 二、中國大陸民眾食品安全認知與食品安全行為之相關關係

依表 4-7-2 的相關係數摘要表分析可知，整體「安全認知」與整體「安全行為」之相關係數為.784**（p＜.01），而安全認知與安全行為各層面亦有正相關（r=.361-.784），表示安全認知程度越高時，其安全行為程度相對越高，反之則越低。其中以「安全認知」與整體「安全行為」為最高（.784**），而「標章認知」與「方案評估」為最低（.361**），其餘相互間之相關係數介於上述兩者之間，其分析結果整理如下表所示。

表 4-7-2　中國大陸民眾食品安全認知與安全行為之 Pearson 相關係數摘要表

| 維度 | 重視認知 | 標示認知 | 標示認知 | 品牌認知 | 標章認知 | 傳播認知 | 安全認知 |
|------|---------|---------|---------|---------|---------|---------|---------|
| 資訊搜尋 | .567** | .574** | .633** | .544** | .458** | .456** | .677** |
| 方案評估 | .470** | .451** | .498** | .419** | .361** | .407** | .547** |
| 購買意願 | .598** | .536** | .562** | .510** | .514** | .502** | .678** |
| 購後行為 | .470** | .422** | .388** | .447** | .545** | .438** | .578** |
| 安全行為 | .666** | .626** | .655** | .606** | .596** | .572** | .784** |

**p＜.01

## 三、中國大陸民眾食品安全態度與食品安全行為之相關關係

依表 4-7-3 的相關係數摘要表分析可知，整體「安全態度」與整體「安全行為」之相關係數為.686**（p＜.01），而安全態度與安全行為各層面亦有正相關（r=.252-.686），表示安全態度程度越高時，其安全行為程度相對越高，反之則越低。其中以「安全態度」與整體「安全行為」為最高（.686**），而「資訊搜尋」與「衛生管理」為最低（.252**），其餘相互間之相關係數介於上述兩者之間，其分析結果整理如下表所示。

表 4-7-3　中國大陸民眾食品安全態度與安全行為之 Pearson 相關係數摘要表

| 維度 | 資訊搜尋 | 方案評估 | 購買意願 | 購後行為 | 安全行為 |
|------|---------|---------|---------|---------|---------|
| 衛生管理 | .252** | .277** | .457** | .442** | .458** |
| 標準規格 | .392** | .398** | .637** | .539** | .628** |
| 安全顧慮 | .447** | .415** | .648** | .570** | .663** |
| 購買信心 | .471** | .378** | .564** | .528** | .616** |
| 安全態度 | .447** | .426** | .671** | .607** | .686** |

**p＜.01

# 貳 » 台灣民眾食品安全認知、態度與行為之相關關係

## 一、台灣民眾食品安全認知與食品安全態度之相關關係

依表 4-7-4 的相關係數摘要表分析可知，整體「安全認知」與整體「安全態度」之相關係數為.437**（$p$＜.01），而安全認知與安全態度各層面亦有正相關（r=.059-.437），表示安全認知程度越高時，其安全態度程度相對越高，反之則越低。其中以「安全認知」與整體「安全態度」為最高.437**），而「標示認知」與「安全態度」為最低（.059），其餘相互間之相關係數介於上述兩者之間，其分析結果整理如下表所示。

表 4-7-4　台灣民眾食品安全認知與安全態度之 Pearson 相關係數摘要表

|  | 重視認知 | 標示認知 | 標示認知 | 品牌認知 | 標章認知 | 傳播認知 | 安全認知 |
|---|---|---|---|---|---|---|---|
| 衛生管理 | .338** | -.219** | .135** | -.542** | -.108* | .356** | -.062 |
| 標準規格 | .515** | .350** | .355** | -.252** | -.017 | .507** | .310** |
| 安全顧慮 | .423** | .289** | .451** | -.361** | -.241** | .393** | .151** |
| 購買信心 | .162** | -.295** | .024 | -.641** | -.332** | .244** | -.274** |
| 安全態度 | .421** | .059 | .282** | -.491** | -.180** | .435** | .437** |

*$p$＜.05，**$p$＜.01

## 二、台灣民眾食品安全認知與食品安全行為之相關關係

依表 4-7-5 的相關係數摘要表分析可知，整體「安全認知」與整體「安全行為」之相關係數為.700**（$p$＜.01），而安全認知與安全行為各層面亦有正相關（r=.023-1.000），表示安全認知程度越高時，其安全行為程度相對越高，反之則越低。其中以「品牌認知」與整體「購後行為」為最高（1.000**），而「標章認知」與「資訊搜尋」為最低（.023），其餘相互間之相關係數介於上述兩者之間，其分析結果整理如下表所示。

表 4-7-5　台灣民眾食品安全認知與安全行為之 Pearson 相關係數摘要表

| | 重視認知 | 標示認知 | 標示認知 | 品牌認知 | 標章認知 | 傳播認知 | 安全認知 |
|---|---|---|---|---|---|---|---|
| 資訊搜尋 | .349** | .061 | .552** | .142** | .023 | .210** | .294** |
| 方案評估 | .586** | .223** | .670** | .155** | .084 | .344** | .465** |
| 購買意願 | .849** | .312** | .469** | .004 | .074 | .500** | .502** |
| 購後行為 | .083 | .548** | .219** | 1.000** | .675** | -.280** | .644** |
| 安全行為 | .615** | .454** | .610** | .555** | .376** | .207** | .700** |

**$p<.01$，

## 三、台灣民眾食品安全態度與食品安全行為之相關關係

依表 4-7-6 的相關係數摘要表分析可知，整體「安全態度」與整體「安全行為」之相關係數為.511**（$p<.01$），而安全態度與安全行為各層面亦有正相關（r=.011-.579），表示安全態度程度越高時，其安全行為程度相對越高，反之則越低。其中以「購買意願」與整體「標準規格」為最高（.579**），而「安全行為」與「衛生管理」為最低（.252**），其餘相互間之相關係數介於上述兩者之間，其分析結果整理如下表所示。

表 4-7-6　台灣民眾食品安全態度與安全行為之 Pearson 相關係數摘要表

| | 資訊搜尋 | 方案評估 | 購買意願 | 購後行為 | 安全行為 |
|---|---|---|---|---|---|
| 衛生管理 | .123** | .275** | .422** | -.542** | .011 |
| 標準規格 | .065 | .316** | .579** | -.252** | .203** |
| 安全顧慮 | .218** | .377** | .496** | -.361** | .177** |
| 購買信心 | .020 | .127** | .261** | -.641** | -.165** |
| 安全態度 | .118** | .314** | .509** | -.491** | .511** |

**$p<.01$

# 參 》 香港民眾食品食品安全認知、態度與行為之相關關係

## 一、香港民眾食品安全認知與食品安全態度之相關關係

依表 4-7-7 的相關係數摘要表分析可知，整體「安全認知」與整體「安全態度」之相關係數為.317\*\*（$p < .01$），而安全認知與安全態度各層面亦有正相關（r=.022-.361），表示安全認知程度越高時，其安全態度程度相對越高，反之則越低。其中以「安全認知」與整體「安全顧慮」為最高（.361\*\*），而「標示認知」與「安全態度」為最低（.022），其餘相互間之相關係數介於上述兩者之間，其分析結果整理如下表所示。

表 4-7-7　香港民眾食品安全認知與安全態度之 Pearson 相關係數摘要表

|  | 重視認知 | 標示認知 | 標示認知 | 品牌認知 | 標章認知 | 傳播認知 | 安全認知 |
|---|---|---|---|---|---|---|---|
| 衛生管理 | .209\*\* | .087 | -.187\*\* | .180\*\* | -.014 | .323\*\* | .162\* |
| 標準規格 | .086 | .164\*\* | .105 | .308\*\* | .278\*\* | .030 | .260\*\* |
| 安全顧慮 | .123 | .374\*\* | .118 | .257\*\* | .335\*\* | .134\* | .361\*\* |
| 購買信心 | .141\* | .030 | .079 | .250\*\* | .073 | .352\*\* | .259\*\* |
| 安全態度 | .178\*\* | .199\*\* | .022 | .305\*\* | .198\*\* | .266\*\* | .317\*\* |

\*$p < .05$，\*\*$p < .01$

## 二、香港民眾食品安全認知與食品安全行為之相關關係

依表 4-7-8 的相關係數摘要表分析可知，整體「安全認知」與整體「安全行為」之相關係數為.435\*\*（$p < .01$），而安全認知與安全行為各層面亦有正相關（r=-.013-.473\*\*），表示安全認知程度越高時，其安全行為程度相對越高，反之則越低。其中以「標示認知」與整體「購後行為」為最高（.473\*\*），而「傳播認知」與「資訊搜尋」為最低（-.013），其餘相互間之相關係數介於上述兩者之間，其分析結果整理如下表所示。

表 4-7-8　香港民眾食品安全認知與安全行為之 Pearson 相關係數摘要表

|  | 重視認知 | 標示認知 | 標示認知 | 品牌認知 | 標章認知 | 傳播認知 | 安全認知 |
|---|---|---|---|---|---|---|---|
| 資訊搜尋 | .134* | .200** | .254** | .094 | .334** | -.013 | .270** |
| 方案評估 | .258** | .165** | .153* | .145* | .088 | .100 | .231** |
| 購買意願 | .254** | .137* | .112 | .200** | .084 | .083 | .219** |
| 購後行為 | .276** | .473** | -.040 | .167** | .363** | .232** | .396** |
| 安全行為 | .337** | .390** | .180** | .224** | .368** | .149* | .435** |

*p＜.05，**p＜.01，

## 三、香港民眾食品安全態度與食品安全行為之相關關係

　　依表 4-7-9 的相關係數摘要表分析可知，整體「安全態度」與整體「安全行為」之相關係數為.342**（$p < .01$），而安全態度與安全行為各層面亦有正相關（r=.076-.342），表示安全態度程度越高時，其安全行為程度相對越高，反之則越低。其中以「安全態度」與整體「安全行為」為最高（.342**），而「資訊搜尋」與「衛生管理」為最低（.076），其餘相互間之相關係數介於上述兩者之間，其分析結果整理如下表所示。

表 4-7-9　香港民眾食品安全態度與安全行為之 Pearson 相關係數摘要表

|  | 資訊搜尋 | 方案評估 | 購買意願 | 購後行為 | 安全行為 |
|---|---|---|---|---|---|
| 衛生管理 | .076 | .120 | .370** | .281** | .320** |
| 標準規格 | .179** | .105 | .273** | .144* | .272** |
| 安全顧慮 | .240** | .075 | .109 | .298** | .301** |
| 購買信心 | .112 | .001 | .117 | .231** | .196** |
| 安全態度 | .184** | .097 | .281** | .298** | .342** |

*p＜.05，**p＜.01

# 肆 » 澳門民眾食品安全認知、態度與行為之相關關係

## 一、澳門民眾食品安全認知與食品安全態度之相關關係

依表 4-7-10 的相關係數摘要表分析可知，整體「安全認知」與整體「安全態度」之相關係數為.507$^{**}$（$p < .01$），而安全認知與安全態度各層面亦有正相關（r=.159-.507），表示安全認知程度越高時，其安全態度程度相對越高，反之則越低。其中以「安全認知」與整體「安全顧慮」為最高（.507$^{**}$），而「標示認知」與「衛生管理」為最低（.159$^{*}$），其餘相互間之相關係數介於上述兩者之間，其分析結果整理如下表所示。

表 4-7-10　澳門民眾食品安全認知與安全態度之 Pearson 相關係數摘要表

|  | 重視認知 | 標示認知 | 標示認知 | 品牌認知 | 標章認知 | 傳播認知 | 安全認知 |
|---|---|---|---|---|---|---|---|
| 衛生管理 | .215$^{**}$ | .247$^{**}$ | .159$^{*}$ | .272$^{**}$ | .256$^{**}$ | .339$^{**}$ | .330$^{**}$ |
| 標準規格 | .320$^{**}$ | .272$^{**}$ | .300$^{**}$ | .398$^{**}$ | .323$^{**}$ | .390$^{**}$ | .444$^{**}$ |
| 安全顧慮 | .258$^{**}$ | .332$^{**}$ | .300$^{**}$ | .422$^{**}$ | .413$^{**}$ | .360$^{**}$ | .464$^{**}$ |
| 購買信心 | .333$^{**}$ | .315$^{**}$ | .401$^{**}$ | .439$^{**}$ | .346$^{**}$ | .444$^{**}$ | .506$^{**}$ |
| 安全態度 | .327$^{**}$ | .340$^{**}$ | .334$^{**}$ | .444$^{**}$ | .389$^{**}$ | .450$^{**}$ | .507$^{**}$ |

$^{*}p < .05$，$^{**}p < .01$

## 二、澳門民眾食品安全認知與食品安全行為之相關關係

依表 4-7-11 的相關係數摘要表分析可知，整體「安全認知」與整體「安全行為」之相關係數為.711$^{**}$（$p < .01$），而安全認知與安全行為各層面亦有正相關（r=.199-.711），表示安全認知程度越高時，其安全行為程度相對越高，反之則越低。其中以「安全認知」與整體「安全行為」為最高（.711$^{**}$），而「重視認知」與「購後行為」為最低（.199$^{**}$），其餘相互間之相關係數介於上述兩者之間，其分析結果整理如下表所示。

表 4-7-11　澳門民眾食品安全認知與安全行為之 Pearson 相關係數摘要表

| | 重視認知 | 標示認知 | 標示認知 | 品牌認知 | 標章認知 | 傳播認知 | 安全認知 |
|---|---|---|---|---|---|---|---|
| 資訊搜尋 | .340** | .257** | .390** | .330** | .219** | .326** | .411** |
| 方案評估 | .484** | .492** | .589** | .525** | .340** | .506** | .645** |
| 購買意願 | .521** | .515** | .515** | .499** | .362** | .523** | .644** |
| 購後行為 | .199** | .350** | .214** | .438** | .435** | .458** | .468** |
| 安全行為 | .500** | .524** | .552** | .594** | .455** | .600** | .711** |

**$p < .01$

## 三、澳門民眾食品安全態度與食品安全行為之相關關係

依表 4-7-12 的相關係數摘要表分析可知，整體「安全態度」與整體「安全行為」之相關係數為.552**（$p < .01$），而安全態度與安全行為各層面亦有正相關（r=.136-.552），表示安全態度程度越高時，其安全行為程度相對越高，反之則越低。其中以「安全態度」與整體「安全行為」為最高（.552**），而「資訊搜尋」與「衛生管理」為最低（.136*），其餘相互間之相關係數介於上述兩者之間，其分析結果整理如下表所示。

表 4-7-12　澳門民眾食品安全態度與安全行為之 Pearson 相關係數摘要表

| | 資訊搜尋 | 方案評估 | 購買意願 | 購後行為 | 安全行為 |
|---|---|---|---|---|---|
| 衛生管理 | .136* | .176** | .385** | .412** | .373** |
| 標準規格 | .281** | .352** | .535** | .408** | .523** |
| 安全顧慮 | .212** | .362** | .419** | .406** | .463** |
| 購買信心 | .289** | .404** | .508** | .409** | .534** |
| 安全態度 | .267** | .373** | .540** | .481** | .552** |

*$p < .05$，**$p < .01$

# 伍 » 海峽兩岸民眾食品安全認知、態度與行為之相關關係

## 一、海峽兩岸民眾食品安全認知與食品安全態度之相關關係

依表 4-7-13 的相關係數摘要表分析可知，整體「安全認知」與整體「安全態度」之相關係數為.564[**]（$p<.01$），而安全認知與安全態度各層面亦有正相關（r=.201-.564），表示安全認知程度越高時，其安全態度程度相對越高，反之則越低。其中以「安全認知」與整體「安全顧慮」為最高（.564[**]），而「品牌認知」與「衛生管理」為最低（.201[**]），其餘相互間之相關係數介於上述兩者之間，其分析結果整理如下表所示。

表 4-7-13　海峽兩岸民眾食品安全認知與安全態度之 Pearson 相關係數摘要表

| | 重視認知 | 標示認知 | 標示認知 | 品牌認知 | 標章認知 | 傳播認知 | 安全認知 |
|---|---|---|---|---|---|---|---|
| 衛生管理 | .335[**] | .227[**] | .240[**] | .201[**] | .281[**] | .485[**] | .400[**] |
| 標準規格 | .465[**] | .384[**] | .383[**] | .278[**] | .363[**] | .461[**] | .518[**] |
| 安全顧慮 | .458[**] | .446[**] | .425[**] | .309[**] | .385[**] | .461[**] | .551[**] |
| 購買信心 | .412[**] | .314[**] | .361[**] | .240[**] | .307[**] | .421[**] | .456[**] |
| 安全態度 | .489[**] | .398[**] | .409[**] | .300[**] | .392[**] | .542[**] | .564[**] |

[**]$p<.01$

## 二、海峽兩岸民眾食品安全認知與食品安全行為之相關關係

依表 4-7-14 的相關係數摘要表分析可知，整體「安全認知」與整體「安全行為」之相關係數為.738[**]（$p<.01$），而安全認知與安全行為各層面亦有正相關（r=.327-.738），表示安全認知程度越高時，其安全行為程度相對越高，反之則越低。其中以「安全認知」與整體「安全行為」為最高（.738[**]），而「傳播認知」與「購後行為」為最低（.327[**]），其餘相互間之相關係數介於上述兩者之間，其分析結果整理如下表所示。

表 4-7-14　海峽兩岸民眾食品安全認知與安全行為之 Pearson 相關係數摘要表

|  | 重視認知 | 標示認知 | 標示認知 | 品牌認知 | 標章認知 | 傳播認知 | 安全認知 |
|---|---|---|---|---|---|---|---|
| 資訊搜尋 | .506** | .479** | .620** | .453** | .351** | .390** | .614** |
| 方案評估 | .570** | .504** | .622** | .461** | .343** | .460** | .649** |
| 購買意願 | .607** | .476** | .511** | .400** | .380** | .463** | .623** |
| 購後行為 | .387** | .343** | .335** | .380** | .386** | .327** | .481** |
| 安全行為 | .645** | .560** | .641** | .530** | .464** | .511** | .738** |

**$p<.01$

## 三、海峽兩岸民眾食品安全態度與食品安全行為之相關關係

依表 4-7-15 的相關係數摘要表分析可知，整體「安全態度」與整體「安全行為」之相關係數為.606**（$p<.01$），而安全態度與安全行為各層面亦有正相關（r=.218-.606），表示安全態度程度越高時，其安全行為程度相對越高，反之則越低。其中以「安全態度」與整體「安全行為」為最高（.686**），而「資訊搜尋」與「衛生管理」為最低（.218**），其餘相互間之相關係數介於上述兩者之間，其分析結果整理如下表所示。

表 4-7-15　海峽兩岸民眾食品安全態度與安全行為之 Pearson 相關係數摘要表

|  | 資訊搜尋 | 方案評估 | 購買意願 | 購後行為 | 安全行為 |
|---|---|---|---|---|---|
| 衛生管理 | .218** | .307** | .442** | .390** | .437** |
| 標準規格 | .317** | .427** | .590** | .387** | .545** |
| 安全顧慮 | .383** | .461** | .558** | .437** | .581** |
| 購買信心 | .348** | .377** | .450** | .411** | .504** |
| 安全態度 | .366** | .459** | .601** | .478** | .606** |

**$p<.01$

# 第五章·結論與建議

　　本研究係以中國大陸、台灣、香港、澳門等海峽兩岸民眾為對象，旨在探討海峽兩岸民眾食品安全認知、食品安全態度和食品安全行為的概況，以及各變項構面之間的關係。本研究先經由文獻探討與相關分析，瞭解食品安全認知、食品安全態度和食品安全行為之內涵作為本研究的基礎，而後提出海峽兩岸民眾食品安全認知、食品安全態度和食品安全行為之研究架構，進行問卷的編製、修訂、預試及正式施測等研究程式。

　　本研究取樣範圍包括海峽兩岸各行政劃分區域，共計發出現場問卷2,350 份，回收 2,319 份，有效問卷 2,291 份。以 t 檢定及單因數變異數分析、積差相關分析等統計方法加以分析討論，研究結果的呈現及討論如第四章所述。

　　本章共分為三節，首先呈現將研究發現加以羅列呈現，其次將研究發現綜合歸納為結論，而後提出具體建議，作為提升海峽兩岸食品安全認知、態度、行為等綜合能力的依據以及嗣後進一步研究之參考。

## 第一節　研究發現

　　本節乃依據第四章的統計分析的結果，加以歸納整理後，獲致發現如下。

## 壹 » 各區民眾在食品安全認知、食品安全態度、食品安全行為的現狀

### 一、中國大陸

#### （一）民眾食品安全認知方面

　　中國大陸民眾食品安全認知現況為較高程度，在「重視認知」、「成分

認知」、「標示認知」、「品牌認知」、「標章認知」、「傳播認知」、「安全認知」等層面均呈現良好表現，其中以「重視認知」層面為最高。

## （二）民眾食品安全態度方面

中國大陸民眾食品安全態度現況為較高程度，在「衛生管理」、「標準規格」、「安全顧慮」、「購買信心」、「安全態度」等層面均有良好表現，其中以「標準規格」層面為最高。

## （三）民眾食品安全行為方面

中國大陸民眾食品安全行為現況為較高程度，在「資訊搜尋」、「方案評估」、「購買意願」、「購後行為」、「安全行為」等層面均有良好表現，其中以「方案評估」層面為最高。

# 二、台灣

## （一）民眾食品安全認知方面

台灣民眾食品安全認知現況為較高程度，在「重視認知」、「成分認知」、「標示認知」、「品牌認知」、「標章認知」、「傳播認知」、「安全認知」等層面均呈現良好表現，其中以「重視認知」層面為最高。

## （二）民眾食品安全態度方面

台灣民眾食品安全態度現況為較高程度，在「衛生管理」、「標準規格」、「安全顧慮」、「購買信心」、「安全態度」等層面均有良好表現，其中以「安全顧慮」層面為最高。

## （三）民眾食品安全行為方面

台灣民眾食品安全行為現況為較高程度，在「資訊搜尋」、「方案評估」、「購買意願」、「購後行為」、「安全行為」等層面均有良好表現，其中以「方案評估」層面為最高。

## 三、香港

### （一）民眾食品安全認知方面

香港民眾食品安全認知現況為較高程度，在「重視認知」、「成分認知」、「標示認知」、「品牌認知」、「標章認知」、「傳播認知」、「安全認知」等層面均呈現良好表現，其中以「標示認知」層面為最高。

### （二）民眾食品安全態度方面

香港民眾食品安全態度現況為較高程度，在「衛生管理」、「標準規格」、「安全顧慮」、「購買信心」、「安全態度」等層面均有良好表現，其中以「購買信心」層面為最高。

### （三）民眾食品安全行為方面

香港民眾食品安全行為現況為較高程度，在「資訊搜尋」、「方案評估」、「購買意願」、「購後行為」、「安全行為」等層面均有良好表現，其中以「資訊搜尋」層面為最高。

## 四、澳門

### （一）民眾食品安全認知方面

澳門民眾食品安全認知現況為較高程度，在「重視認知」、「成分認知」、「標示認知」、「品牌認知」、「標章認知」、「傳播認知」、「安全認知」等層面均呈現良好表現，其中以「重視認知」層面為最高。

### （二）民眾食品安全態度方面

澳門民眾食品安全態度現況為較高程度，在「衛生管理」、「標準規格」、「安全顧慮」、「購買信心」、「安全態度」等層面均有良好表現，其中以「購買信心」層面為最高。

## （三）民眾食品安全行為方面

澳門民眾食品安全行為現況為較高程度，在「資訊搜尋」、「方案評估」、「購買意願」、「購後行為」、「安全行為」等層面均有良好表現，其中以「資訊搜尋」層面為最高。

## 五、海峽兩岸

## （一）民眾食品安全認知方面

海峽兩岸民眾食品安全認知現況為較高程度，在「重視認知」、「成分認知」、「標示認知」、「品牌認知」、「標章認知」、「傳播認知」、「安全認知」等層面均呈現良好表現，其中以「重視認知」層面為最高。

## （二）民眾食品安全態度方面

海峽兩岸民眾食品安全態度現況為較高程度，在「衛生管理」、「標準規格」、「安全顧慮」、「購買信心」、「安全態度」等層面均有良好表現，其中以「購買信心」層面為最高。

## （三）民眾食品安全行為方面

海峽兩岸民眾食品安全行為現況為較高程度，在「資訊搜尋」、「方案評估」、「購買意願」、「購後行為」、「安全行為」等層面均有良好表現，其中以「方案評估」層面為最高。

# 貳 » 不同背景的中國大陸民眾在食品安全認知、食品安全態度、食品安全行為之差異

## 一、不同地區之中國大陸民眾在食品安全認知、食品安全態度、食品安全行為上之差異情形

1. 不同地區的中國大陸民眾在食品安全認知及各層面均達到顯著差異。

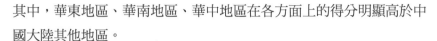
其中，華東地區、華南地區、華中地區在各方面上的得分明顯高於中國大陸其他地區。

2. 不同地區的中國大陸民眾在食品安全態度及各層面均達到顯著差異。其中，華東地區、華南地區、華中地區在各方面上的得分明顯高於中國大陸其他地區；「購買信心」方面西南地區得分顯著高於華北地區、東北地區。

3. 不同地區的中國大陸民眾在食品安全行為及各層面均達到顯著差異。其中，華東地區、華南地區、華中地區在各方面上的得分明顯高於中國大陸其他地區；「購買意願」上西南地區得分顯著高於華北地區；「購後行為」上西北地區得分顯著高於華南地區；「安全行為」上西南地區得分顯著高於華北地區、華中地區。

## 二、不同性別之中國大陸民眾在食品安全認知、食品安全態度、食品安全行為上之差異情形

1. 不同性別的中國大陸民眾在食品安全認知及各層面均無顯著差異。

2. 不同性別的中國大陸民眾在食品安全態度及各層面均無顯著差異。

3. 不同性別的中國大陸民眾在食品安全行為及各層面除「資訊搜尋」外均無顯著差異，「資訊搜尋」上表現為女性優於男性。

## 三、不同年齡之中國大陸民眾在食品安全認知、食品安全態度、食品安全行為上之差異情形

1. 不同年齡的中國大陸民眾在食品安全認知及各層面均有顯著差異。表現為 20-40 歲的年輕一代在此方面的關注程度顯著高於 50 歲以上的長者。

2. 不同性別的中國大陸民眾在食品安全態度及各層面均有顯著差異。表現為 20-40 歲的年輕一代在此方面的關注程度顯著高於 50 歲以上的長者。

3. 不同性別的中國大陸民眾在食品安全行為及各層面均有顯著差異。表現為 20-40 歲的年輕一代在此方面的關注程度顯著高於 50 歲以上的長者。

## 四、不同婚姻狀況之中國大陸民眾在食品安全認知、食品安全態度、食品安全行為上之差異情形

1. 不同婚姻狀況的中國大陸民眾在食品安全認知及各層面均無顯著差異。

2. 不同婚姻狀況的中國大陸民眾在食品安全態度及各層面除「購買信心」外均無顯著差異。

3. 不同婚姻狀況的中國大陸民眾在食品安全行為及各層面除「資訊搜尋」、「方案評估」、「安全行為」外均無顯著差異。

## 五、不同教育程度之中國大陸民眾在食品安全認知、食品安全態度、食品安全行為上之差異情形

1. 不同教育程度的中國大陸民眾在食品安全認知及各層面上在「重視認知」、「成分認知」、「標示認知」、「品牌認知」、「安全認知」均達到顯著差異，且表現為文化程度較高者得分上顯著高於文化程度較低者。

2. 不同教育程度的中國大陸民眾在食品安全態度及各層面除「購買信心」外均無顯著差異，且表現為文化程度較高者得分上顯著高於文化程度較低者。

3. 不同教育程度的中國大陸民眾在食品安全行為及各層面在「資訊搜尋」、「方案評估」、「購買意願」、「安全行為」上均達到顯著差異，且表現為文化程度較高者得分上顯著高於文化程度較低者。

## 六、不同職業之中國大陸民眾在食品安全認知、食品安全態度、食品安全行為上之差異情形

1. 不同職業的中國大陸民眾在食品安全認知及各層面上均達到顯著差異，且表現為學生、軍警／公務／教師、退休人士得分上顯著高於其他行業者。

2. 不同職業的中國大陸民眾在食品安全態度及各層面上在「安全顧慮」、「購買信心」、「安全態度」方面有顯著差異，且表現為學生、軍警／公務／教師、退休人士得分上顯著高於其他行業者。

3. 不同職業的中國大陸民眾在食品安全行為及各層面上均達到顯著差異，且表現為學生、軍警／公務／教師、退休人士得分上顯著高於其他行業者。

## 七、不同個人月收入之中國大陸民眾在食品安全認知、食品安全態度、食品安全行為上之差異情形

1. 不同個人月收入之中國大陸民眾在食品安全認知及各層面上「重視認知」、「成分認知」、「標示認知」、「標章認知」達到顯著差異，且表現為收入較高者得分上顯著高於收入較低者。

2. 不同個人月收入之中國大陸民眾在食品安全態度及各層面上無顯著差異。

3. 不同個人月收入之中國大陸民眾在食品安全行為及各層面上「資訊搜尋」和「購後行為」達到顯著差異，且表現為收入較高者得分上顯著高於收入較低者。

## 八、不同家庭採買者之中國大陸民眾在食品安全認知、食品安全態度、食品安全行為上之差異情形

1. 不同家庭採買者的中國大陸民眾在品安全認知及各層面中在「重視認知」、「成分認知」、「標章認知」、「傳播認知」上達到顯著差異，且表現為採買者為父親的得分顯著高於自己。

2. 不同家庭採買者之中國大陸民眾在食品安全態度及各層面中「衛生管理」上有顯著差異，但事後比較無果。

3. 不同家庭採買者之中國大陸民眾在食品安全行為及各層面中在「方案評估」、「購後行為」上達到顯著差異，且表現為採買者為母親的得分顯著高於自己。

# 參 » 不同背景的台灣民眾在食品安全認知、食品安全態度、食品安全行為之差異

## 一、不同地區之台灣民眾在食品安全認知、食品安全態度、食品安全行為上之差異情形

1. 不同地區的台灣民眾在食品安全認知及各層面均達到顯著差異。其中，北部地區在各方面上的得分明顯高於其他地區。

2. 不同地區的台灣民眾在食品安全態度及各層面中，「衛生管理」、「安全顧慮」、「安全態度」上均達到顯著差異。其中，北部地區在各方面上的得分明顯高於其他地區。

3. 不同地區的台灣民眾在食品安全行為及各層面中，「資訊搜尋」、「購後行為」均達到顯著差異。其中，北部地區在各方面上的得分明顯高於其他地區。

## 二、不同性別之台灣民眾在食品安全認知、食品安全態度、食品安全行為上之差異情形

1. 不同性別的台灣民眾在食品安全認知及各層面中，「成分認知」、「品牌認知」、「標章認知」、「傳播認知」均有顯著差異。

2. 不同性別的台灣民眾在食品安全態度及各層面中，「標準規格」、「購買信心」、「安全態度」有顯著差異。

3. 不同性別的台灣民眾在食品安全行為及各層面除中，「方案評估」、「購買意願」、「購後行為」、「安全行為」均有顯著差異。

## 三、不同年齡之台灣在食品安全認知、食品安全態度、食品安全行為上之差異情形

1. 不同年齡的台灣民眾在食品安全認知及各層面中，「重視認知」、「成分認知」、「標示認知」、「品牌認知」、「標章認知」、「安全認知」上均有顯著差異。「重視認知」、「成分認知」中表現為年長者得分上顯著高於年少者；「標示認知」、「標章認知」中表現為年少者得分上顯著高於年長者。

2. 不同年齡的台灣民眾在食品安全態度及各層面均有顯著差異。表現為年少者得分上顯著高於年長者。

3. 不同年齡的台灣民眾在食品安全行為及各層面中,「資訊搜尋」、「購買意願」、「購後行為」、「安全行為」上均有顯著差異。表現為年少者得分上顯著高於年長者。

## 四、不同婚姻狀況之台灣民眾在食品安全認知、食品安全態度、食品安全行為上之差異情形

1. 不同婚姻狀況的台灣民眾在食品安全認知及各層面中,「成分認知」、「品牌認知」、「標章認知」、「傳播認知」有顯著差異。

2. 不同婚姻狀況的台灣民眾在食品安全態度及各層面中,「標準規格」、「安全態度」有顯著差異。

3. 不同婚姻狀況的台灣民眾在食品安全行為及各層面中,「資訊搜尋」、「方案評估」上有顯著差異。

## 五、不同教育程度之台灣民眾在食品安全認知、食品安全態度、食品安全行為上之差異情形

1. 不同教育程度的台灣民眾在食品安全認知及各層面均達到顯著差異,且表現為文化程度較高者得分上顯著高於文化程度較低者。

2. 不同教育程度的台灣民眾在食品安全態度及各層面中,「衛生管理」、「安全顧慮」、「購買信心」、「安全態度」上均有顯著差異,且表現為文化程度較高者得分上顯著高於文化程度較低者。

3. 不同教育程度的台灣民眾在食品安全行為及各層面在「重視認知」、「成分認知」、「標示認知」、「品牌認知」、「標章認知」、「安全認知」上均達到顯著差異,且表現為文化程度較高者得分上顯著高於文化程度較低者。

## 六、不同職業之台灣民眾在食品安全認知、食品安全態度、食品安全行為上之差異情形

1. 不同職業的台灣民眾在食品安全認知及各層面上均達到顯著差異,且表現為學生、服務業和製造業得分上顯著高於其他行業者。

2. 不同職業的台灣民眾在食品安全態度及各層面均有顯著差異，且表現為學生、服務業得分上顯著高於其他行業者。

3. 不同職業的台灣民眾在食品安全行為及各層面上均達到顯著差異，且表現為學生、服務業得分上顯著高於其他行業者。

## 七、不同個人月收入之台灣民眾在食品安全認知、食品安全態度、食品安全行為上之差異情形

1. 不同個人月收入之台灣民眾在食品安全認知及各層面上「重視認知」、「標示認知」、「傳播認知」、「安全認知」達到顯著差異，且表現為收入較高者得分上顯著高於收入較低者。

2. 不同個人月收入之台灣民眾在食品安全態度及各層面中，在「標準規格」、「購買信心」上，且表現為收入較高者得分上顯著高於收入較低者。

3. 不同個人月收入之台灣民眾在食品安全行為及各層面上「購買意願」達到顯著差異，且表現為收入較高者得分上顯著高於收入較低者。

## 八、不同家庭採買者之台灣民眾在食品安全認知、食品安全態度、食品安全行為上之差異情形

1. 不同家庭採買者的台灣民眾在品安全認知及各層面中在「重視認知」、「標章認知」、「傳播認知」上達到顯著差異，且表現為採買者為父親的得分顯著高於其他人。

2. 不同家庭採買者之台灣民眾在食品安全態度及各層面中「衛生管理」、「標準規格」、「購買信心」、「安全態度」上有顯著差異，事後比較表現為採買者為父親的得分顯著高於其他人。

3. 不同家庭採買者之台灣民眾在食品安全行為及各層面中在「購買意願」、「購後行為」上達到顯著差異，且表現為採買者為自己的得分顯著高於其他人。

# 肆 » 不同背景的香港民眾在食品安全認知、食品安全態度、食品安全行為之差異

## 一、不同性別之香港民眾在食品安全認知、食品安全態度、食品安全行為上之差異情形

1. 不同性別的香港民眾在食品安全認知及各層面均無顯著差異。

2. 不同性別的香港民眾在食品安全態度及各層面均有顯著差異，表現為女性在食品安全態度各方面上均優於男性。

3. 不同性別的香港民眾在食品安全行為及各層面均無顯著差異。

## 二、不同年齡之香港民眾在食品安全認知、食品安全態度、食品安全行為上之差異情形

1. 不同年齡的香港民眾在食品安全認知及各層面均有顯著差異。表現為年齡較長者在此方面的關注程度顯著高於 20 歲以下者。

2. 不同性別的香港民眾在食品安全態度及各層面均有顯著差異。表現為年齡較小者在此方面的表現顯著高於年長者。

3. 不同性別的香港民眾在食品安全行為及各層面中在「資訊搜尋」、「購買意願」、「購後行為」、「安全行為」上有顯著差異，表現為30-50歲年齡段的人群在此方面的表現顯著高於其他人群。

## 三、不同婚姻狀況之香港民眾在食品安全認知、食品安全態度、食品安全行為上之差異情形

1. 不同婚姻狀況的香港民眾在食品安全認知及各層面中，在「重視認知」、「成分認知」、「標示認知」、「標章認知」上均有顯著差異。

2. 不同婚姻狀況的香港民眾在食品安全態度及各層面「衛生管理」、「標準規格」、「安全顧慮」、「安全態度」上均有顯著差異。

3. 不同婚姻狀況的香港民眾在食品安全行為及各層面除「資訊搜尋」、「方案評估」、「安全行為」外均無顯著差異。

## 四、不同教育程度之香港民眾在食品安全認知、食品安全態度、食品安全行為上之差異情形

1. 不同教育程度的香港民眾在食品安全認知及各層面上在「標章認知」、「安全認知」上達到顯著差異，且表現為文化程度較高者得分上顯著高於文化程度較低者。

2. 不同教育程度的香港民眾在食品安全態度及各層面均達到顯著差異，且表現為文化程度較高者得分上顯著高於文化程度較低者。

3. 不同教育程度的香港民眾在食品安全行為及各層面在「資訊搜尋」、「安全行為」上均達到顯著差異，且表現為文化程度較高者得分上顯著高於文化程度較低者。

## 五、不同職業之香港民眾在食品安全認知、食品安全態度、食品安全行為上之差異情形

1. 不同職業的香港民眾在食品安全認知及各層面中，在「標章認知」、「傳播認知」上均達到顯著差異，且表現為學生得分上顯著高於其他行業者。

2. 不同職業的香港民眾在食品安全態度及各層面上在「衛生管理」、「安全顧慮」、「購買信心」、「安全態度」方面有顯著差異，且表現為家庭主婦得分上顯著高於其他行業者。

3. 不同職業的香港民眾在食品安全行為及各層面上在「方案評估」、「購買意願」、「購後行為」、「安全行為」上均達到顯著差異，且表現為學生、軍警／公務／教師、退休人士得分上顯著高於其他行業者。

## 六、不同個人月收入之香港民眾在食品安全認知、食品安全態度、食品安全行為上之差異情形

1. 不同個人月收入之香港民眾在食品安全認知及各層面中「標示認知」、「標章認知」、「傳播認知」上達到顯著差異，且表現為收入較高者得分上顯著高於收入較低者。

2. 不同個人月收入之香港民眾在食品安全態度及各層面上「標準規格」、「安全顧慮」、「購買信心」達到顯著差異，且表現為收入較高者得分上顯著高於收入較低者。

3. 不同個人月收入之香港民眾在食品安全行為及各層面上「資訊搜尋」和「購後行為」達到顯著差異，且表現為收入較高者得分上顯著高於收入較低者。

## 七、不同家庭採買者之香港民眾在食品安全認知、食品安全態度、食品安全行為上之差異情形

1. 不同家庭採買者的香港民眾在食品安全認知及各層面中在「成分認知」、「標示認知」、「標章認知」、「安全認知」上達到顯著差異，且表現為採買者為母親的得分顯著高於自己。

2. 不同家庭採買者之香港民眾在食品安全態度及各層面中「衛生管理」、「標準規格」、「安全顧慮」、「安全態度」上有顯著差異，且表現為採買者為母親、自己的得分顯著高於父親。

3. 不同家庭採買者之香港民眾在食品安全行為及各層面中在「資訊搜尋」、「購後行為」上達到顯著差異，且表現為採買者為自己的得分顯著高於其他。

# 伍 » 不同背景的澳門民眾在食品安全認知、食品安全態度、食品安全行為之差異

## 一、不同性別之澳門民眾在食品安全認知、食品安全態度、食品安全行為上之差異情形

1. 不同性別的澳門民眾在食品安全認知及各層面中，在「重視認知」、「標章認知」上有顯著差異。

2. 不同性別的澳門民眾在食品安全態度及各層面均無顯著差異。

3. 不同性別的澳門民眾在食品安全行為及各層面中，「方案評估」、「安全行為」上有顯著差異。

## 二、不同年齡之澳門民眾在食品安全認知、食品安全態度、食品安全行為上之差異情形

1. 不同年齡的澳門民眾在食品安全認知及各層面中在「成分認知」、「品牌認知」、「安全認知」上有顯著差異。表現為年齡較長者在此方面的關注程度顯著高於年齡較小者。

2. 不同性別的澳門民眾在食品安全態度及各層面中在「衛生管理」、「標準規格」、「安全顧慮」、「安全態度」上有顯著差異。表現為年齡較小者在此方面的表現顯著高於年長者。

3. 不同性別的澳門民眾在食品安全行為及各層面中在「資訊搜尋」、「方案評估」、「購後行為」、「安全行為」上有顯著差異，表現為年齡較小的人群在此方面的表現顯著高於年紀較長者。

## 三、不同婚姻狀況之香港民眾在食品安全認知、食品安全態度、食品安全行為上之差異情形

1. 不同婚姻狀況的澳門民眾在食品安全認知及各層面中，在「重視認知」、「標示認知」、「傳播認知」上均有顯著差異。

2. 不同婚姻狀況的澳門民眾在食品安全態度及各層面中，在「購買信心」上有顯著差異。

3. 不同婚姻狀況的澳門民眾在食品安全行為及各層面中，在「方案評估」、「購後行為」、「安全行為」上有顯著差異。

## 四、不同教育程度之澳門民眾在食品安全認知、食品安全態度、食品安全行為上之差異情形

1. 不同教育程度的澳門民眾在食品安全認知及各層面上在「標章認知」、「安全認知」上達到顯著差異，且表現為文化程度較高者得分上顯著高於文化程度較低者。

2. 不同教育程度的澳門民眾在食品安全態度及各層面均達到顯著差異，且表現為文化程度較高者得分上顯著高於文化程度較低者。

3. 不同教育程度的澳門民眾在食品安全行為及各層面在「資訊搜尋」、「方案評估」、「購後行為」、「安全行為」上均達到顯著差異，且表

現為文化程度較高者得分上顯著高於文化程度較低者。

## 五、不同職業之澳門民眾在食品安全認知、食品安全態度、食品安全行為上之差異情形

1. 不同職業的澳門民眾在食品安全認知及各層面中，在「重視認知」、「成分認知」、「品牌認知」、「安全認知」上達到顯著差異，且表現為軍警／公務／教師得分上顯著高於其他行業者。

2. 不同職業的澳門民眾在食品安全態度及各層面上在「標準規格」、「安全顧慮」、「安全態度」方面有顯著差異，且表現為學生、軍警／公務／教師得分上顯著高於其他行業者。

3. 不同職業的澳門民眾在食品安全行為及各層面中，在「資訊搜尋」、「購買意願」、「購後行為」、「安全行為」上均達到顯著差異，且表現為學生、軍警／公務／教師、退休人士得分上顯著高於其他行業者。

## 六、不同個人月收入之澳門民眾在食品安全認知、食品安全態度、食品安全行為上之差異情形

1. 不同個人月收入之澳門民眾在食品安全認知及各層面中「標示認知」、「傳播認知」上達到顯著差異，且表現為收入較高者得分上顯著高於收入較低者。

2. 不同個人月收入之澳門民眾在食品安全態度及各層面上均無顯著差異。

3. 不同個人月收入之澳門民眾在食品安全行為及各層面上「方案評估」、「購買意願」、「購後行為」、「安全行為」達到顯著差異，且表現為收入較高者得分上顯著高於收入較低者。

## 七、不同家庭採買者之澳門民眾在食品安全認知、食品安全態度、食品安全行為上之差異情形

1. 不同家庭採買者的澳門民眾在食品安全認知及各層面中在「重視認知」、「成分認知」、「標章認知」、「傳播認知」上達到顯著差異，且表現為採買者為父親的得分顯著高於其他人。

2. 不同家庭採買者之澳門民眾在食品安全態度及各層面中「衛生管理」、「標準規格」、「購買信心」上有顯著差異，且表現為採買者為母親、自己的得分顯著高於父親。

3. 不同家庭採買者之澳門民眾在食品安全行為及各層面中在「資訊搜尋」、「方案評估」、「安全行為」上達到顯著差異，且表現為採買者為母親的得分顯著高於其他。

# 陸 》 不同背景的海峽兩岸民眾在食品安全認知、食品安全態度、食品安全行為之差異

## 一、不同地區之海峽兩岸民眾在食品安全認知、食品安全態度、食品安全行為上之差異情形

1. 不同地區的海峽兩岸民眾在食品安全認知及各層面均達到顯著差異。事後比較表現為香港地區民眾的得分顯著高於其他地區。

2. 不同地區的海峽兩岸民眾在食品安全態度及各層面均達到顯著差異。事後比較表現為香港地區民眾的得分顯著高於其他地區。

3. 不同地區的海峽兩岸民眾在食品安全行為及各層面均達到顯著差異。事後比較表現為香港民眾、台灣民眾的得分顯著高於其他地區。

## 二、不同性別之海峽兩岸民眾在食品安全認知、食品安全態度、食品安全行為上之差異情形

1. 不同性別的海峽兩岸民眾在食品安全認知及各層面中，「成分認知」、「品牌認知」、「標章認知」、「傳播認知」均有顯著差異。

2. 不同性別的海峽兩岸民眾在食品安全態度及各層面中，「標準規格」、「購買信心」、「安全態度」有顯著差異。

3. 不同性別的海峽兩岸民眾在食品安全行為及各層面除中，「方案評估」、「購買意願」、「購後行為」、「安全行為」均有顯著差異。

### 三、不同年齡之海峽兩岸在食品安全認知、食品安全態度、食品安全行為上之差異情形

1. 不同年齡的海峽兩岸民眾在食品安全認知及各層面均有顯著差異，表現為年少者得分上顯著高於年長者。

2. 不同年齡的海峽兩岸民眾在食品安全態度及各層面中，「安全顧慮」、「購買信心」、「安全態度」上均有顯著差異，表現為年少者得分上顯著高於年長者。

3. 不同年齡的海峽兩岸民眾在食品安全行為及各層面上均有顯著差異，表現為年少者得分上顯著高於年長者。

### 四、不同婚姻狀況之海峽兩岸民眾在食品安全認知、食品安全態度、食品安全行為上之差異情形

1. 不同婚姻狀況的海峽兩岸民眾在食品安全認知及各層面中，「重視認知」、「成分認知」、「標示認知」、「傳播認知」有顯著差異。

2. 不同婚姻狀況的海峽兩岸民眾在食品安全態度及各層面中，「衛生管理」、「標準規格」、「安全態度」有顯著差異。

3. 不同婚姻狀況的海峽兩岸民眾在食品安全行為及各層面中，「購買意願」上有顯著差異。

### 五、不同教育程度之海峽兩岸民眾在食品安全認知、食品安全態度、食品安全行為上之差異情形

1. 不同教育程度的海峽兩岸民眾在食品安全認知及各層面中，「重視認知」、「成分認知」、「標示認知」、「品牌認知」、「標章認知」、「安全認知」上均達到顯著差異，且表現為文化程度較高者得分上顯著高於文化程度較低者。

2. 不同教育程度的海峽兩岸民眾在食品安全態度及各層面中，「衛生管理」、「購買信心」上均有顯著差異，且表現為文化程度較高者得分上顯著高於文化程度較低者。

3. 不同教育程度的海峽兩岸民眾在食品安全行為及各層面在「資訊搜尋」、「方案評估」、「購後行為」、「安全行為」上均達到顯著差異，

且表現為文化程度較高者得分上顯著高於文化程度較低者。

## 六、不同職業之海峽兩岸民眾在食品安全認知、食品安全態度、食品安全行為上之差異情形

1. 不同職業的海峽兩岸民眾在食品安全認知及各層面上均達到顯著差異，且表現為學生、軍警／公務／教師得分上顯著高於其他行業者。

2. 不同職業的海峽兩岸民眾在食品安全態度及各層面均有顯著差異，且表現為學生、家庭主婦得分上顯著高於其他行業者。

3. 不同職業的海峽兩岸民眾在食品安全行為及各層面中，「資訊搜尋」、「方案評估」、「購後行為」、「安全行為」上均達到顯著差異，且表現為學生、製造業、軍警／公務／教師、退休人士得分上顯著高於其他行業者。

## 七、不同家庭採買者之海峽兩岸民眾在食品安全認知、食品安全態度、食品安全行為上之差異情形

1. 不同家庭採買者的海峽兩岸民眾在品安全認知及各層面上均達到顯著差異，且表現為採買者為自己的得分顯著高於其他人。

2. 不同家庭採買者之海峽兩岸民眾在食品安全態度及各層面上有顯著差異，事後比較表現為採買者為父親的得分顯著高於其他人。

3. 不同家庭採買者之海峽兩岸民眾在食品安全行為及各層面中在「購買意願」、「購後行為」上達到顯著差異，且表現為採買者為父親的得分顯著高於其他人。

# 柒 》 中國大陸民眾食品安全認知、態度與行為之相關關係

## 一、中國大陸民眾食品安全認知與食品安全態度之相關關係

食品安全認知與食品安全態度之整體及各層面相關係數均達顯著正相關。中國大陸民眾在整體「安全認知」、「重視認知」、「標示認知」、「品牌

認知」、「標章認知」及「傳播認知」程度越高時，其在整體「安全態度」、「衛生管理」、「標準規格」、「安全顧慮」及「購買信心」之程度亦相對越高。而其相關情形，以整體「安全認知」與整體「安全態度」為最高，「重視認知」與「衛生管理」為最低。

## 二、中國大陸民眾食品安全認知與食品安全行為之相關關係

食品安全認知與食品安全行為之整體及各層面相關係數均達顯著正相關。中國大陸民眾在整體「安全認知」、「重視認知」、「標示認知」、「品牌認知」、「標章認知」及「傳播認知」程度越高時，其在整體「安全行為」、「資訊搜尋」、「方案評估」、「購買意願」及「購後行為」之程度亦相對越高。而其相關情形，以整體「安全認知」與整體「安全行為」為最高，「重視認知」與「資訊搜尋」為最低。

## 三、中國大陸民眾食品安全態度與食品安全行為之相關關係

食品安全態度與食品安全行為之整體及各層面相關係數均達顯著正相關。中國大陸民眾在整體「安全態度」、「衛生管理」、「標準規格」、「安全顧慮」及「購買信心」程度越高時，其在整體「安全行為」、「資訊搜尋」、「方案評估」、「購買意願」及「購後行為」之程度亦相對越高。而其相關情形，以整體「安全態度」與整體「安全行為」為最高，「衛生管理」與「資訊搜尋」為最低。

# 捌 》台灣民眾食品安全認知、態度與行為之相關關係

## 一、台灣民眾食品安全認知與食品安全態度之相關關係

食品安全認知與食品安全態度之整體及各層面相關係數均達顯著正相關。台灣民眾在整體「安全認知」、「重視認知」、「標示認知」、「品牌認知」、「標章認知」及「傳播認知」程度越高時，其在整體「安全態度」、「衛

生管理」、「標準規格」、「安全顧慮」及「購買信心」之程度亦相對越高。而其相關情形，以整體「安全認知」與整體「安全態度」為最高，「重視認知」與「衛生管理」為最低。

## 二、台灣民眾食品安全認知與食品安全行為之相關關係

食品安全認知與食品安全行為之整體及各層面相關係數均達顯著正相關。台灣民眾在整體「安全認知」、「重視認知」、「標示認知」、「品牌認知」、「標章認知」及「傳播認知」程度越高時，其在整體「安全行為」、「資訊搜尋」、「方案評估」、「購買意願」及「購後行為」之程度亦相對越高。而其相關情形，以整體「安全認知」與整體「安全行為」為最高，「重視認知」與「資訊搜尋」為最低。

## 三、台灣民眾食品安全態度與食品安全行為之相關關係

食品安全態度與食品安全行為之整體及各層面相關係數均達顯著正相關。台灣民眾在整體「安全態度」、「衛生管理」、「標準規格」、「安全顧慮」及「購買信心」程度越高時，其在整體「安全行為」、「資訊搜尋」、「方案評估」、「購買意願」及「購後行為」之程度亦相對越高。而其相關情形，以整體「安全態度」與整體「安全行為」為最高，「衛生管理」與「資訊搜尋」為最低。

# 玖 》 香港民眾食品安全認知、態度與行為之相關關係

## 一、香港民眾食品安全認知與食品安全態度之相關關係

食品安全認知與食品安全態度之整體及各層面相關係數均達顯著正相關。香港民眾在整體「安全認知」、「重視認知」、「標示認知」、「品牌認知」、「標章認知」及「傳播認知」程度越高時，其在整體「安全態度」、「衛生管理」、「標準規格」、「安全顧慮」及「購買信心」之程度亦相對越高。

而其相關情形，以整體「安全認知」與整體「安全態度」為最高，「重視認知」與「衛生管理」為最低。

## 二、香港民眾食品安全認知與食品安全行為之相關關係

食品安全認知與食品安全行為之整體及各層面相關係數均達顯著正相關。香港民眾在整體「安全認知」、「重視認知」、「標示認知」、「品牌認知」、「標章認知」及「傳播認知」程度越高時，其在整體「安全行為」、「資訊搜尋」、「方案評估」、「購買意願」及「購後行為」之程度亦相對越高。而其相關情形，以整體「安全認知」與整體「安全行為」為最高，「重視認知」與「資訊搜尋」為最低。

## 三、香港民眾食品安全態度與食品安全行為之相關關係

食品安全態度與食品安全行為之整體及各層面相關係數均達顯著正相關。香港民眾在整體「安全態度」、「衛生管理」、「標準規格」、「安全顧慮」及「購買信心」程度越高時，其在整體「安全行為」、「資訊搜尋」、「方案評估」、「購買意願」及「購後行為」之程度亦相對越高。而其相關情形，以整體「安全態度」與整體「安全行為」為最高，「衛生管理」與「資訊搜尋」為最低。

# 拾 » 澳門民眾食品安全認知、態度與行為之相關關係

## 一、澳門民眾食品安全認知與食品安全態度之相關關係

食品安全認知與食品安全態度之整體及各層面相關係數均達顯著正相關。澳門民眾在整體「安全認知」、「重視認知」、「標示認知」、「品牌認知」、「標章認知」及「傳播認知」程度越高時，其在整體「安全態度」、「衛生管理」、「標準規格」、「安全顧慮」及「購買信心」之程度亦相對越高。而其相關情形，以整體「安全認知」與整體「安全態度」為最高，「重視認

知」與「衛生管理」為最低。

## 二、澳門民眾食品安全認知與食品安全行為之相關關係

　　食品安全認知與食品安全行為之整體及各層面相關係數均達顯著正相關。澳門民眾在整體「安全認知」、「重視認知」、「標示認知」、「品牌認知」、「標章認知」及「傳播認知」程度越高時，其在整體「安全行為」、「資訊搜尋」、「方案評估」、「購買意願」及「購後行為」之程度亦相對越高。而其相關情形，以整體「安全認知」與整體「安全行為」為最高，「重視認知」與「資訊搜尋」為最低。

## 三、澳門民眾食品安全態度與食品安全行為之相關關係

　　食品安全態度與食品安全行為之整體及各層面相關係數均達顯著正相關。澳門民眾在整體「安全態度」、「衛生管理」、「標準規格」、「安全顧慮」及「購買信心」程度越高時，其在整體「安全行為」、「資訊搜尋」、「方案評估」、「購買意願」及「購後行為」之程度亦相對越高。而其相關情形，以整體「安全態度」與整體「安全行為」為最高，「衛生管理」與「資訊搜尋」為最低。

# 拾壹 》海峽兩岸民眾食品安全認知、態度與行為之相關關係

## 一、海峽兩岸民眾食品安全認知與食品安全態度之相關關係

　　食品安全認知與食品安全態度之整體及各層面相關係數均達顯著正相關。海峽兩岸民眾在整體「安全認知」、「重視認知」、「標示認知」、「品牌認知」、「標章認知」及「傳播認知」程度越高時，其在整體「安全態度」、「衛生管理」、「標準規格」、「安全顧慮」及「購買信心」之程度亦相對越高。而其相關情形，以整體「安全認知」與整體「安全態度」為最高，「重視認知」與「衛生管理」為最低。

## 二、海峽兩岸民眾食品安全認知與食品安全行為之相關關係

食品安全認知與食品安全行為之整體及各層面相關係數均達顯著正相關。海峽兩岸民眾在整體「安全認知」、「重視認知」、「標示認知」、「品牌認知」、「標章認知」及「傳播認知」程度越高時，其在整體「安全行為」、「資訊搜尋」、「方案評估」、「購買意願」及「購後行為」之程度亦相對越高。而其相關情形，以整體「安全認知」與整體「安全行為」為最高，「重視認知」與「資訊搜尋」為最低。

## 三、海峽兩岸民眾食品安全態度與食品安全行為之相關關係

食品安全態度與食品安全行為之整體及各層面相關係數均達顯著正相關。海峽兩岸民眾在整體「安全態度」、「衛生管理」、「標準規格」、「安全顧慮」及「購買信心」程度越高時，其在整體「安全行為」、「資訊搜尋」、「方案評估」、「購買意願」及「購後行為」之程度亦相對越高。而其相關情形，以整體「安全態度」與整體「安全行為」為最高，「衛生管理」與「資訊搜尋」為最低。

## 第二節　結論

本節乃針對前述主要研究發現，綜合歸納為以下結論。

# 壹 》 海峽兩岸民眾之食品安全認知、食品安全態度及食品安全行為的實際情況良好

## 一、海峽兩岸食品安全認知上以「重視認知」之認知最高

根據本研究顯示，海峽兩岸食品安全認知中，食品安全認知現況平均得分為 4.32，屬中等略高程度，四地中以香港地區得分最高，其次為台灣地區、中國大陸地區及澳門地區，且四地中食品安全認知上均達到 4 分以上之得分。而各層面之平均得分，以重視認知為最高，其次為標示認知，其後依次為成分認知、品牌認知、傳播認知和標章認知，整體而言乃屬良好並稍高

狀況。

食品安全認知，是體現海峽兩岸民眾對食品安全的認知程度。食品安全認知程度的高低，與被調查人群所在地區的食品安全宣傳力度、宣傳方式、民眾對該方面的關注程度等多方面原因相關。近年來，食品安全事件在海峽兩岸頻頻發生，孔雀石綠事件、狂牛病事件等一系列的食品安全問題接連發生，致使全球人心惶惶，人們對食品安全上的問題也有所提防，一次次的食品安全事件為市民們敲響了警鐘。從本研究數據中也可看出海峽兩岸民眾在此層面中之得分均處於較高水平，黃韶顏（1994）調查不同國家校內餐飲從業人員衛生知識發現：微生物知識台灣地區餐飲從業人員答對比率占61.54%；中國大陸60.71%，同樣印證了這一點。這可能是由於食品安全問題爆發後引起海峽兩岸民眾的強烈關注。而香港地區在此方面的較高得分可能是由於香港地區嚴密的法律法規及香港政府對法治教育的大力宣傳所致。

## 二、海峽兩岸食品安全態度上以「安全顧慮」之得分最高

根據本研究顯示，海峽兩岸食品安全態度中，食品安全態度現況平均得分為4.03，屬中等略高程度，四地中以香港地區得分最高，其次為台灣地區、中國大陸地區及澳門地區，且四地中食品安全認知上均達到3.5分以上之得分。而各層面之平均得分，以安全顧慮為最高，其次為購買信心，其後依次為標準規格、衛生管理，整體而言乃屬良好並稍高狀況。

食品安全態度，是由經驗組成的一種心理與神經的準備狀態，是個人對於事物有關情況所做的反應（Allport, 1967）。近年食品安全事件的頻頻發生，從認知上提高了民眾們的警覺外，民眾們的態度上也發生了改變，民眾們對品牌企業的信心減少，企業在民眾們心中的信譽降低，兩者失去了信任的同時，政府公信力也受到了影響。在本研究中，食品安全態度層面上安全顧慮得分最高可見在政府大力管制下，民眾們對食品安全的顧慮依然沒有消減。海峽兩岸中，香港地區在該層面上得分最高，可能與香港地區在食品安全方面的宣傳力度較強有關。

### 三、海峽兩岸食品安全行為上以「方案評估」之得分最高

根據本研究顯示，海峽兩岸食品安全行為中，食品安全行為現況平均得分為 4.39，屬中等略高程度，四地中以香港地區得分最高，其次為台灣地區、中國大陸地區及澳門地區，且四地中食品安全認知上均達到 4.0 分以上之得分。而各層面之平均得分，以方案評估為最高，其次為資訊搜尋，其後依次為購買意願、購後行為，整體而言乃屬良好並稍高狀況。

食品安全行為，通常指在自我認知與自我態度下所支配自身而產生的動作或體驗。徐詩旻（2005）調查台北縣市餐盒從業人員餐飲行為得分供膳及清潔衛生總分為 25，平均分數 22.96 分，占該構面滿分的 91.8%、個人衛生總分為 30，平均分數 26.39 分，占該構面滿分的 88%、製程衛生總分為 25，平均分數 21.77 分，占該構面滿分的 87%。本研究中，海峽兩岸民眾的調查結果與其相同，表現為食品安全行為得分較高，以「方案評估」之得分最高則可看出人們對於食品安全相關行為更為理智，在行動前對於方案的評估非常看重。而海峽兩岸中，香港地區的得分較高，可見在法治較嚴格、宣傳力度較強的地區，法制宣傳切實可行。

## 貳 》 不同背景變項之海峽兩岸民眾在食品安全認知、食品安全態度、食品安全行為上具有差異

### 一、文化程度較高收入較高年齡較年輕之未婚女性在食品安全認知上表現較好

本研究中發現，民眾之不同性別、年齡、婚姻狀況、教育程度等不同背景變項在食品安全認知上存在差異性。不同之背景變項條件下，形成不一樣的人群。此類條件下之人群多為接受過良好高等教育的上班族，文化程度較高，收入頗為樂觀，工作之餘要照顧好自己的日常起居飲食，較為注重品質，因此對於食品上的安全問題比較注重。加之年輕一代對於資訊信息來源管道的多元化，使其能夠獲知更多的食品安全相關資訊訊息，從而增進民眾們對食品安全的認知與判斷力，促進健康發展。

## 二、文化程度較高收入較高之已婚年輕女性在食品安全態度上表現較好

探討消費者的個人背景變項對態度之影響，歸納出性別、年齡、教育程度、婚姻狀況、職業、月收入與消費者態度上存在差異性。已婚女性通常承擔起家庭食物採買者的角色，其受過多年之高等教育，文化程度較高，對事物的辨別有自己的看法，判別能力較強，不盲目從眾。從各個資訊渠道獲取信息後，通過自身的歸納整合形成自身對於食品安全上之態度，對於外來的食品資訊會從多角度去剖析問題，因此其對於食物安全的態度較其他人較為強烈。

## 三、文化程度較高收入較高之年輕女性在食品安全行為上表現較好

安全行為包括購買前的資訊了解、購買方案的評估、購後的處理、對食物的衛生處理等等。本研究中發現食品安全行為與地區、性別、年齡、教育程度、職業等有顯著差異。食物進入人體後，能夠對人體產生一系列的影響，因此一個稍有不慎的決定可能就會釀成大錯。月收入較高者，往往更願意花費更高的價錢購買讓人放心的食物，換取家人的健康和安心。

# 參 》 海峽兩岸民眾之食品安全認知、食品安全態度、食品安全行為，彼此相關且相互影響

海峽兩岸民眾食品安全認知程度越深、食品安全態度狀態越好，在食品安全行為之表現也越高。根據研究數據顯示，海峽兩岸民眾之食品安全認知、食品安全態度、食品安全行為具有正向之關係。海峽兩岸民眾食品安全認知程度越深，則在食品安全態度方面表現越好，尤其表現在海峽兩岸食品安全認知上傳播認知的具備程度顯著影響海峽兩岸食品安全態度在購買信心的表現，而且食品安全態度也會對海峽兩岸民眾食品安全行為上的資訊搜尋有重要影響，且對海峽兩岸民眾方案評估的肯定，最後則影響其在購買意願、購後行為等食品安全行為的各項表現，品牌認知越濃厚也會影響到購買

意願程度。所以食品安全認知程度越深、食品安全態度狀態越好，而且在食品安全行為之表現也越高。

本研究之目的乃在於瞭解海峽兩岸民眾食品安全認知、食品安全態度、食品安全行為之實際情形，並探討其間之關係，提出切實可行之方法，以供政府相關部門及海峽兩岸民眾等之參考。本節乃依據研究發現與研究結論，提出相關建議，現就實務的應用及未來研究兩部分，提出以下具體建議。

# 壹 》 實務之應用：對政府相關部門的建議

### 一、多渠道加大對食品安全之宣傳教育

從本研究之數據可看出，海峽兩岸民眾食品安全認知、食品安全態度及食品安全行為總體上皆處於良好水平，但部分地區仍存在食品安全知識稍有欠缺的問題，政府相關部門可提出切實可行之方案，通過電視、報紙、電台等媒體、網絡社交軟體、社區教育等活動對民眾們進行食品安全知識的推廣。久而久之，民眾們對於信息的被動獲取會隨著安全意識的提升而變成主動搜索，積極參與和政府、媒體等信息交流，讓民眾們認識到食品安全的意義、作用及重要性，從而提高自身食品安全素養，保證其身心健康發展。

### 二、嚴格執法，提高政府相關部門公信力

食品安全問題近年來的屢次發生，民眾們或多或少受到此類事件的影響，對此方面更加關注的同時，對於政府部門的信任度大大減少，企業商業信譽、政府公信力下滑。為了讓民眾安心生活，政府應加大執法力度，依法查處食品存在質量問題的企業，作出嚴厲罰責。另外，還可將合格驗證標章交由行事嚴謹、更具公信力之相關研究單位進行食品檢驗的機構，使得民眾們少操一份心。

### 三、借助外界力量，共同監督市場，防止食品安全問題再度發生

政府相關部門作為執行部門，享有執法權，但只有執法部分無監督部分，對於執行的效率上往往會有所影響。新聞媒體作為社會焦點問題的曝光者、跟進者，常常關注著社會的熱點問題，食品安全問題也因此越來越受到媒體行業的重視。媒體對於民眾們知情權的保護能使其面對安全問題後理性、客觀，以明確自身責任為出發點，基於此作出更負責的行為。因此媒體作為最大的監督者，在積極鼓勵民眾們共同監督食品安全問題的同時應將最真實的事實第一時間呈現在大家面前，還原事實，剖析真相。

## 貳 》 實務之應用：對海峽兩岸民眾的建議

### 一、提高海峽兩岸民眾食品安全責任意識，強化企業責任感

民眾們作為食品安全問題的參與者，同時也是食品安全問題的受害者。市場上食品質量參差不齊，由於民眾們對產品的優劣存在辨別困難，可能會出現低價劣質商品受到追捧而質優高價商品遭淘汰的現象。而劣質商品在市場上流通，不但沒有為民眾們帶來實惠，還損害其利益。因此對於消費者及企業之責任意識教育尤為重要，引導企業走正路，負責任地生產，踏實謀取利潤，形成良性循環。

### 二、中國大陸民眾應熱心關注食品安全權威資訊發布平台

在中國大陸食品安全事件頻發的背景下，民眾更需要通過一些宣傳管道，提升自身食品安全的知識。在本研究中，數據顯示食品安全認知、態度、行為中中國大陸民眾傳播認知水準較其他因素低，表現出中國大陸民眾認知無門的無助。由於中國大陸內地食品安全事件的頻發，食品安全資訊繁多，種類繁雜，各類消息良莠不齊，作為普通大眾難以分辨真假好壞，消費者需要統一權威資訊發布平台，通過此平台接收篩選後的系統化知識，還可通過此平台標示公民達到的認知程度從而瞭解自己對食品安全認知的實際情況。提高自身食品安全認知能力，提升食品安全素養，培養正確的食品安全

態度，達成正確的食品安全行為。

### 三、台灣民眾應熟知食品衛生管理相關條例，將內容落實到位

台灣食品安全管理開始於 1969 年的「食品衛生管理條例草案」，1975
年公布《食品衛生管理法》，2000 年修正《食品衛生管理法》，強調自主
管理源頭製管，並正式公告實施食品衛生良好衛生規範，2003 年公告實施
危害分析重要管制點的食品安全管制系統。並在 2014 年 2 月 5 日修正公布
為今日 2014 年最新修訂公布的《食品安全衛生管理法》，以食品之「安全
與衛生」管理為主要核心。對於食品衛生管理上的條例台灣修訂了不少，但
在本研究中數據顯示台灣民眾在衛生管理上之表現顯著低於其他部分，因此
建議台灣民眾熟知食品衛生管理相關條例，將食品衛生管理條例內容落實到
位，同時監督銷售經營者依照條例實施，保障民眾權益。

### 四、香港民眾可適當提高標章認知能力

在本次研究中發現，香港民眾在食品安全認知、態度、行為上在食品標
章認知方面有所欠缺。而所謂的食品標章則是民眾無法經由農產品外觀判斷
是否安全，即不能從產品外觀去區隔差異，因此驗證把關標章，發揮其識別
意義或功能，且民眾憑藉著產品上合格標章訊息，消費者則可放心安全選購
（方雅卉，2015）。同時，標章代表著其衛生安全符合要求、品質規格符合
標準、包裝標示符合規定、食品良好作業規範等等。而香港絕大部分的糧食
都由外地輸入，中國大陸內地對於香港地區而言更是其中最主要的進口來源
地。因此，對於香港民眾而言，提高其對中國大陸內地及其他食品進口來源
地之食品標章的認識顯得尤為重要，對香港民眾而言無形中多了一重保障。

### 五、澳門民眾可多利用購後保障維護自身權益

從對澳門民眾的過往調查結果顯示超過六成（627 人）受訪者對食品安
全的法律法規「沒聽過」，「聽過，但不瞭解」的達 35.7%（366 人），或
許與目前本澳公民教育未及至此有關，加上政府對相關法律法規宣傳推廣不
足，致受訪者相關意識弱；但男性較女性受訪者對相關法律法規有較多瞭

解；而教育程度亦未能反映受訪者在相關法律法規上的認識，只有極少數「碩士或以上」（4 人，12.9%）教育程度的受訪者表示「瞭解」相關法律資訊，可見不論教育程度如何，受訪者普遍都對食品安全相關法律法規不瞭解。在本研究中，澳門民眾在購後行為上的表現明顯低於其他方面，因此鼓勵澳門民眾多學習食品安全相關法律法規，維護自身購後權利。

# 參 » 對未來研究之建議

## 一、研究對象方面

　　本研究限於人力、物力及時間等其他因素，僅以海峽兩岸各行政區域內民眾做了部分的調查，建議往後研究者對未來研究對象可擴展至海峽兩岸各省市區內進行隨機抽樣調查，以便能更全面性的瞭解海峽兩岸民眾在食品安全認知、食品安全態度與食品安全行為之關係情形。

## 二、研究變項方面

　　本研究係以海峽兩岸民眾食品安全認知、食品安全態度為研究變項，進行食品安全行為之實徵性之研究，未來可嘗試投入其他變項以建立更完整之理論模式或增加父母親職業、收入等作為背景變項或外在變項進行相關之探討，以豐富國內相關研究文獻。

## 三、研究工具方面

　　在本研究中，各變項量表均以李克特量表（Likert Scale）五點量表瞭解受試者對食品安全認知、食品安全態度與食品安全行為之知覺程度，雖經專家效度及信度考驗，尚符合本研究所需，但若將其應用至其他團體或地區，或需進一步斟酌之發展與研究，建立更本土化之研究工具從而符合所需，或可採是非、選擇等測驗題型來作一比較研究。

## 四、研究方法方面

本研究以問卷調查作為本次蒐集實徵資料之依據，瞭解目前海峽兩岸民眾之食品安全現況，以多項統計方法加以分析印證，但難免會存在問卷調查的先天限制。為獲致更深度之資料，建議未來之研究者可兼採用質性研究法，如觀察訪談、焦點團體等方法來分析，補充量性研究之不足，以使研究結果更為周全。

## 五、統計分析方面

本研究採 t 檢定、單因數變異數分析、Pearson 相關等統計分析資料方法，建構海峽兩岸民眾食品安全行為模式，為針對此主題之嚴謹性，宜採用更多資訊及不同之統計分析結果交互印證，企盼未來有更多研究，以其他之統計方法加以補充檢證。

# 參考文獻
## BIBLIOGRAPHY

中國八大城市食品安全公眾認知度調查課題組（2012）。我國八大城市食品安全公眾認知度調查報告。**品質與標準化**，12，33-36。

中國大陸政府門戶網站（2015）。中華人民共和國食品衛生法。資料檢索日期：2015年12月17日。取自：http://www.gov.cn/banshi/2005-08/01/content_18960.htm。

中華人民共和國中央人民政府（2009）。中華人民共和國食品安全法。中國政府網。資料檢索日期：2015年12月19日。取自：http://www.gov.cn/flfg/2009-02/28/content_1246367.htm。

尤子彥（2012）。揭開美味陷阱。**商業週刊**，1269，110-120。

文長安（1998）。簡介中餐烹調技術士證照制度。**中國飲食文化基金會會訊**，4（2），4-7。

方立維（2011）。從歐盟食品安全政策中的風險預防角度看塑化劑風暴。**經濟前瞻**，136，105-109。

方雅卉（2015）。**食品標章對消費者購買食品意願之影響**（碩士論文）。取自臺灣博碩士論文知識加值系統。

王宏文（2014）。**公共政策與法律研究中心102年度研究計畫案期末報告——臺灣食品安全管理制度及執行之研究**。臺灣大學，台北市。

王海燕、孫效暉、陳理良、薛良輝、江理平、孫中華（2003）。食品安全與控制。**山東食品科技**，5（12），9-10。

王暄茹（2013）。體檢臺灣食品安全小吃王國的美譽是怎麼弄丟的？**康健雜誌**，176，58-71。

王裕民（2001）。基因改造食品之標示制度。**理律法律雜誌雙月刊**，2001：1，19-20。資料檢索日期：2013年10月11日。取自：http://www.leeandli.com/web/bulletin/artical.asp?id=747。

甘志展、李明聰（2008）。消費者對食品安全議題之風險認知與其消息來源可靠度之研究。**食品市場資訊**，97（4），1-10。

田琳（2011）。**銀髮族對日本料理餐廳食品品質認知之研究**（碩士論文）。取自臺灣博碩士論文知識加值系統。

朱坤、范志紅、賈麗立（2010）。焙烤食品反式脂肪酸標注情況及消費者態度調

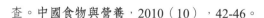

查。中國食物與營養，2010（10），42-46。

江振昌（2006）。中國步入風險社會與政府管理轉型——以SARS事件為例。中國大陸研究，49（2），45-67。

行政院衛生署（2009a）。食品衛生管理法。行政院衛生署。資料檢索日期：2009年10月17日。取自：http://www.doh.gov.tw/cht2006/index_populace.aspx。

行政院衛生署（2009b）。食品資訊處：即時新聞。行政院衛生署。資料檢索日期：2009年10月17日。取自：http://food.doh.gov.tw/foodnew/News/NewsPromptDetail.aspx?IDX=2856&Tabl eSource=News&RowNo=306。

行政院衛生署（2010）。食品衛生管理法。資料檢索日期：2010年3月9日。取自http://law.moj.gov.tw/LawClass/LawAll.aspx?PCode=L0040001。

何雅慧（2012）。民眾樂活觀念、生活型態、綠色消費行為、永續生活行為之研究（未出版之碩士論文）。大葉大學，彰化縣。

吳旺達（2009）。台北地區餐盒業從業人員對食品安全管制系統知識之研究（未出版之碩士論文）。輔仁大學，台北。

吳佳靜（2000）。臺灣主要都會區蔬菜食用安全特徵價格之研究（碩士論文）。取自臺灣博碩士論文知識加值系統。

吳宗熹、劉翠玲、林淑莉、馮潤蘭、蔡淑貞（2012）。100年度臺輸入食品查驗調查分析。食品藥物研究年報，3，31-42。

吳國龍、侯正裕、黃顗倫（2015）。食品標示資訊、食品添加物知識、態度與消費者購買意願之關係——以台南市大學生為。崑山科技大學學報，10，91-107。

吳榮傑（2010）。強化臺灣食品安全管理機制刻不容緩。看守臺灣季刊，12（1），26-34。

吳維成（2011）。消費者對轉基因食品的認知情況及消費態度調查分析。西南民族大學學報（自然科學版），37（5），771-775。

吳蔓莉（2003）。國人出國旅遊對旅遊風險的認知與旅遊保險的購買行為之研究（碩士論文）。取自臺灣博碩士論文知識加值系統。

吳錚（2018）。台灣食品衛生安全管理法之沿革及兩岸食品添加物違規使用與罰則之研究（碩士論文）。取自臺灣博碩士論文知識加值系統。

呂紹凡（2011）。基因改造食品之規範、標示及宣傳。萬國法律，180，19-28。

呂麗蓉、江福松（2006）。消費者對基改食品認知與接受度之質性分析——焦點團體討論法之應用。調查研究——方法與應用，20，93-119。

李丹、臧明伍、王守傳、周清杰、李笑曼、張凱華、張哲奇（2019）。中、美食品安全法律法規演進之路。科技導報，37（5），6-16。

李世敏（2005）。美國食源性疾病監測預警系統及其特點。中國衛生監督雜誌，12（6），434-437。

李知諭（2007）。大陸青島啤酒副品牌定位與來源國形象對消費者態度影響之研究（碩士論文）。取自臺灣博碩士論文知識加值系統。

李青芳（2001）。消費者對有機餐廳的態度與需求之研究（碩士論文）。取自臺灣博碩士論文知識加值系統。

李泰然（2003）。中國食源性疾病現狀及管理建議。中華流行病學雜誌，24（8），651-653。

李能慧（2008）。金門觀光客行為傾向模式之建構與實證（未出版之博士論文）。雲林科技大學，雲林。

李雅慧（2009）。消費者對有機農產品之認知與消費行為之研究——以北中高三市為例（碩士論文）。取自臺灣博碩士論文知識加值系統。

李壽崧（2010）。臺灣地區的食品安全衛生管理。中國檢驗檢疫，4，39-40。

李學愚、謝峻旭、文長安（1999）。中式餐廳廚房工作人員衛生行為正確性量表之建構。中華民國營養學會雜誌，24（3），288-297。

杜憲昌（2013）。毒澱粉、假油品、胖達人、山水米、有機米含農藥　十大消費新聞　食安過半。人間福報電子報，取自：https://www.merit-times.com/NewsPage.aspx?unid=331620。

周勍（2007）。中國大陸食品污染。台北：自由文化。

周愉晴（2005）。再論《食品安全法》立法。河北法學（大陸），23（12），76-78、92。

周琦淳、莊培梃、黃大維、李亞潔、張家瑋、黃姵嘉、…王紀新（2013）。圖解食品安全全書。台北市：易博士文化。

林玉貴（2001）。青少年及青年食品綠色消費認知、態度及行為研究。2001年健康休閒暨觀光餐飲產官學研討會，立德管理學院。

林生傳（2007）。教育心理學。台北：五南。

林佳蓉（2003）。四至七歲兒童與父母親食物偏好相似性研究（計畫編號：CNEN9201），未出版。

林明舜（2011）。臺灣地區大專院校學生營養知識、態度及飲食行為之研究（未出版之碩士論文）。輔仁大學，新北市。

林勇、平瑛、李玉峰（2013）。我國消費者食品安全認知調查與行為分析。江蘇農業科學，4（12），299-302。

林弈豪（2015）。論預防原則下食品安全之管制措施與救濟（碩士論文）。取自臺灣博碩士論文知識加值系統。

林素連（2006）。消費者對 CAS 認證漁產品認知與消費行為之研究——以大台

北地區家庭為例（未出版之碩士論文）。臺灣海洋大學，基隆市。

林隆儀、曾席璋（2008）。品牌策略與企業形象對消費者購買意願的影響──涉入的干擾效果。**真理財經學報**，19，79-122。

林雅純（2009）。樂活飲食減碳又健康。**秀傳季刊**，24（4），13。

林銀鳳（2010）。芻議食品安全問題與食品安全保障體系的建構。**長沙民政職業技術學院學報**（大陸），17（2），44-47。

林靈宏、魁峰（2006）。**消費者行為學**。台北：五南。

邱雯雯（2010）。**中國食品安全制度的發展與挑戰：以毒奶粉事件為例**（碩士論文）。取自臺灣博碩士論文知識加值系統。

邵瑞珍、皮連生（1989）。**教育心理學**。台北：五南。

金偉、顧沈兵、華盛榮（2015）。上海市某地區餐飲從業人員食品安全知識、態度、行為調查。**環境與職業醫學**，3，22-25。

厚生労働省（2013）。薬事法等の一部を改正する法律について（平成25年12月13日法律第103号）。資料檢索日期：2021年10月8日。取自：http://law.e-gov.go.jp/htmldata/S22/S22HO233.html。

洪德欽（2011）。歐盟食品安全局風險評估體系之研究。載於洪德欽主編，**歐盟與美國生物科技政策**（頁35-125）。台北：中央研究院歐美研究所。

洪德欽（2016）。專號序：食品安全的法理與論證。**歐美研究**，46（4），443-456。

洪蘇翠娟（2004）。**高雄市居民對年節習俗的飲食認知、態度與行為之相關研究**（碩士論文）。取自臺灣博碩士論文知識加值系統。

禹桂枝（2008）。強化我國食品安全法律規制的措施。**河南社會科學**（大陸），16（5），76-79。

胡淑慧、王惠珠、蔡政融（2008）。大專院校自助餐廳衛生管理研究──以經國管理暨健康學院為例。**經國學報**，26，43-63。

唐澤瀛（2008）。我國食品安全所面臨的問題和對策──由「三鹿」奶粉事件所引起的思考談起。**金卡工程**（經濟與法）（大陸），9，63。

徐仁全（2007）。外食人口大調查　全台330萬天天外食族逼近北縣人口。**遠見雜誌**，252，37-43。

徐詩旻（2005）。**台北縣市餐盒業從業人員餐飲衛生知識、態度、行為之研究**（碩士論文）。取自臺灣碩博士論文知識加值系統。

徐曉新（2002）。中國食品安全：問題、成因、對策。**農業經濟問題**，10，45-48。

烏雲塔娜、包梅榮、李鐵柱（2009）。湖南省轉基因食品公共認知調查分析。**內蒙古農業大學學報**（自然科學版），30（4），145-149。

高蓓蓓（2010）。**兩岸簽署食品安全協議之研究**（未出版之碩士論文）。臺灣大學，台北市。

教育部統計處（2014）。教育統計提要分析。取自：https://depart.moe.edu.tw/ED4500/Content_List.aspx?n=E316EA4999034915。

張正明、蔡中和（2005）。**食品安全衛生與法規實務**。台北市：威仕曼文化。

張玉純（2012）。**探索餐飲連鎖加盟創業者選擇經營綠色環保餐廳意願的因素**（未出版之碩士論文）。逢甲大學，台中市。

張守文（2005）。當前我國圍繞食品安全內涵及相關立法的研究熱點——兼論食品安全、食品衛生、食品品質之間關係的研究。**食品科技**，9，1-6。

張芳（2009）。論中國食品安全監管體制的修正。**東方法學**（大陸），2，137。

張春興（1989）。**張氏心理學辭典**。台北市：東華書局。

張春興（1992）。社會變遷與青少年問題——台灣地區事實的觀察與分析。**教育心理學報**，25，1-12。

張凱斐（2011）。**食品安全管理之國際法律制度——以食品法典為例**（未出版之碩士論文）。東吳大學，台北市。

張斌（2010）。食品企業在食品安全上的法律主體責任和社會責任。**食品工業**，4，86-88。

張嘉佑（2012）。食品添加物風險管理。**財團法人食品工業發展研究所**。資料檢索日期：2014年4月25日。取自：http://www.firdi.org.tw/2/foodmagz/food_magz_201209-2.pdf。

梁雲芳（2014）。你不知道的假食物：食品添加物真相。**大家健康雜誌**，323，16-18。

梁銘修（2004）。**消費者對營養標示認知與態度、需求行為的探討——以台中市為例**（碩士論文）。取自臺灣博碩士論文知識加值系統。

許文怡（2019）。**研究類科學新聞之框架分析——以飲食保健為例**（碩士論文）。取自臺灣博碩士論文知識加值系統。

許秀華、許惠美、蔡東亦、莊立勳（2007）。餐飲業落實良好衛生規範成效之評估研究以台南地區筵席餐廳為例。**品質月刊**，43（5），58-63。

許家祥、孔方正、張倩華、王翊安（2010）。有機食品消費者認知、商店印象與購買意願之關聯性研究。**運動健康與休閒學刊**，17，59-70。

許朝凱、蕭欣宜、鄭維智、馮潤蘭（2011）。餐飲業食品安全管制系統（HACCP）衛生評鑑成果。**食品藥物研究年報**，2，77-82。

許瀞尹、張惠娟、林冠宇、林蘭砡、林旭陽、魏任廷、潘志寬（2019）。國際觀光旅館內餐飲業之食品追溯追蹤自主管理概況調查。**食品藥物研究年報**，10，286-291。

許瓊文（2013）。素食族小心三大食品危機。今週刊，856，104-105。

郭芳裕（2008）。臺東市消費者對有機產品認知及消費行為之研究（未出版之碩士論文）。屏東科技大學，屏東縣。

郭愷琋（2005）。消費者對基因改造食品的風險認知與消費行為之研究（碩士論文）。取自臺灣博碩士論文知識加值系統。

陳元科（2001）。食物中毒案件危機管理模式之建立。中國飲食文化基金會會訊，7（2），4-11。

陳可欣（2013）。澳門小學生父母食品安全認知及態度行為分析（碩士論文）。澳門科技大學，澳門。

陳明祥（2014）。大專院校餐旅系學生對烘焙業之知識、態度、行為探討（碩士論文）。取自臺灣博碩士論文知識加值系統。

陳奕志（2010）。台北縣市觀光旅館餐飲從業人員衛生知識、衛生態度與自我規範之研究（未出版之碩士論文）。輔仁大學，台北市。

陳思穎、吳宜蓁（2007）。食品污染新聞報導內容與品質之研究——以2005年「戴奧辛鴨蛋」與「孔雀石綠石斑魚」為例。台灣公共衛生雜誌，26（1），49-57。

陳政忻（2011）。全球食品安全發展趨勢。農業生技產業季刊，27，7-10。

陳素珍（2007）。石斑魚養殖漁業與食品安全——以高雄縣市消費者認知為例（未出版之碩士論文）。（台灣）中山大學，高雄市。

陳國隆等（2012）。2012年食品產業年鑑。台北：財團法人食品工業發展研究所。資料檢索日期：2014 年3 月18 日。取自：https://www2.itis.org.tw/pubreport/pubreport_detail.aspx?rpno=31425354。

陳婉婷（2006）。國產鮮乳使用品質驗證標章對消費者行為影響之研究（未出版之碩士論文）。中興大學，台中市。

陳琪婷、何偉瑮、陳政雄、謝邦昌（2007）。台北市民對健康食品認知與消費行為的研究。觀光旅遊研究學刊，2，1-21。

陳樹功（1996）。我國餐飲業衛生管理現況介紹。載於張玉欣主編，第一屆餐飲管理學術研討會論文集（頁1-14）。台北：中國飲食基金會。

陳錫文、鄧楠（2004）。中國食品安全戰略研究。北京：化學工業。

傅安弘、簡嘉靜（2009）。台灣地區大學生屬性對營養知識、飲食態度與飲食行為之影響。臺灣營養學會雜誌，34（4），142-154。

曾光華、饒怡雲（2012）。行銷學原理。新北市：前程文化。

曾芬玲、黃韶顏（1995）。中餐廚師工作知識之研究。觀光研究學報，1（3），77-95。

游素玲、黃伯超（2012）。高科技、高風險？談基因改造食品的爭議。健康世

界，319，37-46。

黃仁珍（2007）。高中職生對於綠色消費認知、態度與行為之研究——南部四縣市（未出版之碩士論文）。臺南大學，台南。

黃惠如（2008）。只吃真食物，對抗黑心食物。康健雜誌，120，38-49。

黃萃薇（2008）。校園食物中毒事件的危機管理之研究（碩士論文）。取自臺灣博碩士論文知識加值系統。

黃韶顏（1993）。台北地區大專院校餐飲從業人員衛生知識、態度、行為正確性之研究。輔仁學誌，27，55-80。

黃韶顏（1994）。不同國家校內餐飲從業人員衛生行為之研究。衛生教育，15，15-20。

黃韶顏（1995）。臺灣地區餐飲從業人員衛生知識、態度、行為之研究。輔仁民生學誌，1（1），53-71。

黃儀蓁、李明聰（2005）。消費者社經背景與食品安全議題擔心程度之相關研究。2005中華觀光管理學會研討會，靜宜大學。

黃薇（2009）。建立保障食品安全的長效機制——《中華人民共和國食品安全法》釋義。中國工商管理研究（大陸），4，11。

黃顯倫、吳國龍、侯正裕、黃錦川（2013）。食品標籤資訊與消費行為之關係——以某科技大學為例。危機管理學刊，10（2），109-120。

新華網（2009）。國務院新聞辦發表《中國的食品品質安全狀況》白皮書。資料檢索日期：2021年10月25日。取自：http://big5.xinhuanet.com/gate/big5/news.xinhuanet.com/life/2007-08/18/content_6556233.htm。

楊小敏（2013）。歐洲食品安全局的治理結構評析。當代法學，27（5），40-49。

楊正勇、梁文靜（2007）。中國食品安全監管問題研究。雲南社會科學，6，102-106。

楊光（2004）。貫徹食品標籤新標準　提升食品企業競爭力。世界標準化與品質管制，12。

楊定一（2012）。樂活真飲食療癒身與心。康健雜誌，169，83-84。

楊岱欣（2014）。歐盟與我國食品管理法制之比較研究（未出版之碩士論文）。中央大學，桃園縣。

楊昭景（2001）。二十一世紀中餐主廚職業能力需求之研究，生活應用科技學刊，2（3），237-254。

楊桂玲、葉雪珠、袁玉偉、張志恒（2009）。歐盟食品標識法規管理現狀及對我國食品標識體系的建議。食品與發酵工業，35（5），128。

楊艷濤（2008）。由「三鹿奶粉」引發的對我國食品安全管理體制的思考。中國

食物與營養，10，9-12。

溫佳茹（2010）。台北縣市大專院校餐飲從業人員餐飲衛生知識、態度、行為之影響（碩士論文）。取自臺灣博碩士論文知識加值系統。

經濟部統計處（2014）。製造業投資及營運概況調查。經濟部統計處。資料檢索日期：2021年9月8日。取自：http://dmz9.moea.gov.tw/gmweb/investigate/InvestigateEC.aspx。

葉乃靜、陳怡如（2011）。從生活風格觀點探討樂活消費者的日常生活資訊行為。教育資料與圖書館學，48（4），489-510。

葛變娥（1984）。食品事件對消費者行為之影響（未出版之碩士論文）。中國文化大學，台北市。

賈玉嬌（2008）。對於食品安全問題的透視及反思——風險社會視角下的社會學思考。蘭州學刊，4，102-106。

農林水産省、厚生労働省（2005）。農林水産省及び厚生労働省における食品の安全性に関するリスク管理の標準手順書。資料檢索日期：2014年5月8日。取自：http://www.maff.go.jp/j/study/risk_kanri/pdf/risk_tejunsyo.pdf。

監察院（2011）。我國食品安全衛生把關總體檢專案調查研究報告。台北市：監察院。資料檢索日期：2014年3月28日。取自：https://www.cy.gov.tw/public/Data/2120949771.pdf。

臺北市政府產業發展局（2015）。食在健康——農產品標章及標示。資料檢索日期：2015年10月9日。取自：http://www.tpehouse.org.tw/webroot/file/download/files_1368436556_8.pdf。

趙嘉裕（2009）。空廚業HACCP衛生管理人員專業能力之研究（碩士論文）。取自臺灣博碩士論文知識加值系統。

劉依蓁（2013），臺灣進口食品趨勢分析。農業生技產業季刊，35，6-21。

劉思岑、李雅慧（2010）。消費者對有機農產品之知識與消費分析。臺灣農學會報，11（5），488-500。

劉為軍、魏益民、韓俊等（2005）。我國食品安全控制體系及其發展方向分析。中國農業科技導報（大陸），5，59-62。

劉淑芬（2009）。八仙山國家森林遊樂區遊客生態旅遊認知及遊憩行為之研究（碩士論文）。取自臺灣博碩士論文知識加值系統。

劉菁（2008）。我國食品安全法律體系的建構。遼寧廣播電視大學學報（遼寧），3，112-113。

劉貴雲、呂槃、陳瓊珠（1997）。台灣地區學童食品衛生知識、態度、行為及教育需求調查。衛生教育論文集刊，10，143-161。

劉翠玲（2012）。臺灣進口食品趨勢與風險分析。農業生技產業季刊，30，

1-16。

樊台聖、李一靜、葉憲弘（2009）。屏東市消費者對有機蔬果之認知與消費行為進行研究。**臺灣農學會報**，10（6），504-519。

蔡文碩（2003）。**負面口碑對消費者購買決策之影響**（未出版之碩士論文）。大同大學，嘉義市。

蔡育岱、譚偉恩（2011）。國際社會越來越重視食品安全。Ettoday東森新聞雲。資料檢索日期：2014年4月18日。取自：http://www.ettoday.net/news/20111121/752.htm。

蔣凌琳、李宇陽（2011）。我國食品添加劑管理現狀研究綜述。**中國衛生政策研究**，4（7），34-38。

衛生福利部（2014a）。103年度衛生教育主軸宣導計畫重點工作與策略。資料檢索日期：2014年3月28日。取自：http://www.mohw.gov.tw/cht/Ministry/DM2_P.aspx?f_list_no=23&fod_list_no=4692&doc_no=43110。

衛生福利部（2014b）。食品安全衛生管理法。資料檢索日期：2021年10月9日。取自：http://law.moj.gov.tw/News/news_detail.aspx?id=102618。

衛生福利部（2014c）。食品添加物使用範圍及限量暨規格標準。資料檢索日期：2021年7月9日。取自：http://law.moj.gov.tw/LawClass/LawContent.aspx?PCODE=L0040084。

衛生福利部食品藥物管理署（2011）。2011臺灣民眾營養健康狀況變遷調查結果。取自：https://www.hpa.gov.tw/Pages/List.aspx?nodeid=1773。

衛生福利部食品藥物管理署（2014a）。食品添加物之安全問題。食品藥物消費者專區。資料檢索日期：2014年4月20日。取自：https://consumer.fda.gov.tw/Pages/detail.aspx?nodeID=107&pid=428。

衛生福利部食品藥物管理署（2014b）。食品。食品藥物消費者專區。資料檢索日期：2014年4月25日。取自：https://consumer.fda.gov.tw/News/List.aspx?code=1010&nodeID=10。

衛生福利部食品藥物管理署（2015）。認識食品標章。食品藥物消費者專區。資料檢索日期：2015年9月7日。取自：https://consumer.fda.gov.tw/Pages/Detail.aspx?nodeID=527&pid=6677。

鄭麗玉（1993）。**認知心理學——理論與應用**。台北市：五南。

魯皓平（2014）。食安問題層出不窮，如何改變食品生態？**遠見雜誌**。資料檢索日期：2021年10月9日。取自：http://www.gvm.com.tw/webonly_content_2102.html。

澳門工會聯合總會（2011）。二〇一一年澳門居民關於食品安全問題的意見問卷調查報告。澳門工會聯合總會。資料檢索日期：2021年10月9日。取自：

http://www.faom.org.mo/files/research/201108rep.pdf。

澳門特別行政區立法會（2013）。澳門特別行政區第5/2013號法律食品安全法。
澳門特別行政區公報——第一組，17，259-269。取自：http://images.io.gov.
mo/bo/i/2013/17/lei-5-2013.pdf。

繆永東（2007）。試論我國食品安全衛生監督管理體系調整後面臨的現狀及對
策。實用預防醫學（大陸），14（2），572-574。

謝淑芬（1994）。觀光心理學。台北市：五南。

鍾聖校（1990）。認知心理學。台北市：心理。

韓俊（2007）。2007年中國食品安全報告。北京：社會科學文獻出版社，食品安
全綠皮書叢書。

簡相堂等（2013）。2013年食品產業年鑑。台北：財團法人食品工業發展研究
所。資料檢索日期：2014年3月18日。取自：https://www2.itis.org.tw/
pubreport/pubreport_detail.aspx?rpno=36218166。

魏益民（2009）。基於風險分析原理的中國食品安全法規體系建設。中國食物與
營養（大陸），8，11-13。

蘇俊旗（2012）。高中職餐飲科學生中餐知識、態度與行為之研究（未出版之碩
士論文）。輔仁大學，新北市。

Ajzen, I. (1991). The Theory of Planned Behavior. *Organizational Behavior and Human
Decision Processes, 50*(2), 179-211.

Ali, M. M., Verrill, L., & Zhang, Y. (2014). Self-Reported Hand Washing Behaviors and
Foodborne Illness: A Propensity Score Matching Approach. *Journal of Food
Protection, 77*(3), 352-358.

Allport, G. W. (1967). Attitudes. In Martin Fishbein (Ed.), *Readings in Attitude Theory
and Measurement* (pp. 1-13). New York: John Wiley & Sons, Inc.

Bian Yongmin (2004). The Challenges for Food Safety in China. *China Perspectives
[Online], 53.* From http://journals.openedition.org/chinaperspectives/819

Bolton, D. J., Kennedy, J., & Cowan, C. (2005). *Irish Domestic Food Safety Knowledge,
Practice and Microbiology with Particular Emphasis on Staphylococcus Aureus.*
Ashtown, Dublin: Teagasc Final Report.

Brannon, L. A., York, V. K., Roberts, K. R., Shanklin, C. W., & Howells, A. D. (2009).
Appreciation of Food Safety Practices Based on Level of Experience. *Journal of
Foodservice Business Research, 12*(2), 134-154.

Brennan, M., McCarthy, M., & Ritson, C. (2007). Why do Consumers Deviate from
Best Microbiological Food Safety Advice? An Examination of 'High Risk'
Consumers on the Island of Ireland. *Appetite, 49*(2), 405-418.

Bruhn, C. M. (1997). Consumer Concerns: Motivating to Action. *Emerging Infectious Diseases, 3*(4), 511-515. Retrieved from: http://www.ncbi.nlm.nih.gov/pmc/articles/PMC2640097/pdf/9366604.pdf

Buchholz, U., Run G., Kool, J. L., Fielding, J., & Mascola, L. (2002). A Risk-Based Restaurant Inspection System in Los Angeles County. *Journal of Food Protection, 65*(2), 367-372.

Chang, H. S., Wei, F. H., & Shih, C. C. (2008). Comparative Study of Consumer Perceptions of Organic Food in Taiwan and Australia. 建國科大學報, *27*(2), 47-72.

Chou, K. T. (2007). Public Trust and Risk Perceptions: A Preliminary Study of Taiwan's GMOs, 2003-2004. 科技醫療與社會, 4, 150-178.

Clayton, D. A., Griffith, C. J., & Price, P. (2003). An Investigation of the Factors Underlying Consumers' Implementation of Specific Food Safety Practices. *British Food Journal, 105*(7), 434-453.

Conner, M., & Sparks, P. (2005). The Theory of Planned Behavior and Health Behavior. In M. Conner & P. Norman (Eds.), *Predicting Health Behavior: Research and Practice with Social Cognition Models* (pp. 121-162). Buckingham: Open University Press.

Cruickshank, J. G. (1990). Food Handlers and Food Poisoning. *BMJ: British Medical Journal*, *300*(6719), 207-208.

Eagly, A. H., & Chaiken, S. (1993). *The Psychology of Attitudes.* Orlando: Hartcourt Brace Jovanovich College Publisher.

Engel, J. F., Kollat, D. T. & Blackwell, R. D.(1968). *Consumer Behavior.* New York: Holt, Rinehart & Winston.

Februhartanty, J., Widyastuti, T. N., & Iswarawanti, D. N. (2007). Attitudes of Agricultural Scientist in Indonesia towards Genetically Modified Foods. *Asia Pacific Journal of Clinical Nutrition,16*(2), 375-380.

Garayoa, R., Díez-Leturia, M., Bes-Rastrollo, M., García-Jalón, I., Vitas, A. I. (2014). Catering Services and HACCP: Temperature Assessment and Surface Hygiene Control before and after Audits and a Specific Training Session. *Food Control Sept, 43,* 193-198.

Griffith, C. J., Mathias, K. A., & Price, P. E. (1994). The Mass Media and Food Hygiene Education. *British Food Journal*, 96(9), 16-21. DOI:10.1108/00070709410072535.

Howes, M., McEwen, S., Griffiths, M., & Harris, L. (1996). Food Handler Certification by Home Study: Measuring Changes in Knowledge and Behavior. *Dairy, Food and Environmental Sanitation, 16,* 737-744.

Irwin, K., Ballard, J., Grendon, J., & Kobayashi, J. (1989). Results of Routine Restaurant Inspections can Predict Outbreaks of Foodborne Illness: The Seattle-King County Experience. *American Journal of Public Health, 79*(5), 586-590.

Iso-Ahola, S. E. (1984). Social Psychological Foundations of Leisure and Resultant Implications for Leisure Counseling. In E. T. Dowd (Ed.), *Leisure Counseling, Concepts and Applications* (pp. 97-125). IL: Charles C. Thomas.

Käferstein, F. K., Motarjemi, Y., & Bettcher, D. W. (1997). Foodborne Disease Control: A Transnational Challenge. *Emerg Infect Dis, 3*(4), 503-510. doi: 10.3201/ eid0304.970414.

Keiko, A., Junyi, S., & Tatsuyoshi, S. (2010). Consumer Reaction to Information on Food Additives: Evidence from an Eating Experiment and a Field Survey. *Journal of Economic Behavior & Organization,73*, 433-438.

Knight, A. J., Worosz, M. R., & Todd, E. C. D. (2009). Dining for Safety: Consumer Perceptions of Food Safety and Eating Out. *Journal of Hospitality & Tourism Research, 33*(4), 471-486.

Kotler, P. (1993). *Marketing Management: Analysis, Planning, Implementation and Control* (7th ed.). NJ: Englewood Cliffs.

Kotler, P. (1997). Patch Use by Gerbils in a Risky Environment: Manipulating Food and Safety to Test Four Models. *Oikos, 78*(2), 274-282.

Kotler, P. (2000). *Marketing Management: Millennium Edition* (10th ed.). Upper Saddle, NJ: Prentice Hall. Retrieved from: http://www.perspectiva.md/ro/files/ biblioteca/Kotler-Marketing%20Management%20Millenium%20Edition.pdf

Lee, L. E., Niode, O., Simonne, A. H., & Bruhn, C. M. (2012). Consumer Perceptions on Food Safety in Asian and Mexican Restaurants. *Food Control, 26*(2), 531-538.

Loudon, D. L., & Della, B. A. J. (1993). *Consumer Behavior: Concepts and Applications* (4th ed.). New York: McGraw-Hill.

Lues, J. F. R., & Van Tonder, I. (2007). The Occurrence of Indicator Bacteria on Hands and Aprons of Food Handlers in the Delicatessen Sections of a Retail Group. *Food control, 18*(4), 326-332.

Mahgoub, S. E., Lesoli, P. P., & Gobotswang, K. (2007). Awareness and Use of Nutrition Information on Food Packages among Consumers in Maseru (Lesotho). *African Journal of Food, Agriculture, Nutrition and Development, 7*(6), 1-16.

Martins, R. B., Hogg, T., & Otero, J. G. (2012). Food Handlers' Knowledge on Food Hygiene: The Case of a Catering Company in Portugal. *Food Control, 23*(1), 184-

190.

Murphy, J. M. (1992). What is Branding?. In J. M. Murphy (Ed.), *Branding: A Key Marketing Tool* (pp. 1-12). London: Palgrave Macmillan, London.

Myers, J. H., & Reynold, W. H. (1976). *Consumer Behavior and Marketing Management.* Boston: Houghton Mifflin Co..

Polanyi, J. C. (1958). Quenching and Vibrational-Energy Transfer of Excited Iodine Molecules. *Canadian Journal of Chemistry, 36*(1), 121-130.

Poli, S. (2004). The European Community and the Adoption of International Food Standards within the Codex Alimentarius Commission. *European Law Journal, 10*(5), 613-630.

Rebellato, S., Cholewa, S., Chow, J., & Poon, D. (2011). Impact of Proton: A Food Handler Certification Course on Food Handers' Knowledge, Attitude and Behaviors. *Journal of Food Safety, 32*(1), 129-133. Retrieved from https://doi.org/10.1111/j.1745-4565.2011.00359.x

Röhr, A., Lüddecke, K., Drusch, S., Müller, M. J., & R. v. Alvensleben (2005). Food Quality and Safety—Consumer Perception and Public Health Concern. *Food Control, 16*(8), 649-655.

Santos, M. J., Nogueira, J. R., Patarata, L., & Mayan, O. (2008). Knowledge Levels of Food Handlers in Portuguese School Canteens and Their Self-reported Behaviour towards Food Safety. *International Journal of Environmental Health Research, 18*(6), 387-401.

Schiffman, L. G., & Kanuk, L. L. (1991). Communication and Consumer Behavior. Consumer Behavior, 2, 268-306.

Schwartz, S. (1975). The Justice of Need and the Activation of Humanitarian Norms. *Journal of Social Issues, 31*(3), 111-136.

Sharif, L., & Al-Malki, T. (2010). Knowledge, Attitude and Practice of Taif University Students on Food Poisoning. *Food Control, 21*(1), 55-60.

Shepherd, R. (1990). Attitudes and Beliefs as Determinants of Food Choice. In R. L. McBride & H. J. H. MacFie (Eds.), *Psychological Basis of Sensory Evaluation.* London: Elsevier Applied Science.

Smed, S., & Jensen, J. D. (2005). Food Safety Information and Food Demand. *British Food Journal, 107*(3), 173-186.

Smith, D., & Riethmuller, P. (1999). Consumer Concerns about Food Safety in Australia and Japan. *International Journal of Social Economics, 26*(6), 724-740.

Snyder, P. (2001). Why Gloves are not the Solution to the Fingertip Washing Problem.

*Food Prot. Rep, 17*, 8-10.

Tan, S. L., Abu Bakar, F., Abdul Karim, M. S., Lee, H. Y., & Mahyudin, N. A. (2013). Hand Hygiene Knowledge, Attitudes and Practices among Food Handlers at Primary Schools in Hulu Langat District, Selangor (Malaysia). *Food Control, 34*(2), 428-435.

Tuorila, H. (1997). Attitudes as Determinants of Food Consumption. In R. Dulbecco (Ed.), *Encyclopedia of Human Biology* (2 ed., pp. 599-606). *California: Academic Press.*

Walters, C. G. & Paul W. G. (1970). Consumer Behaviors: An Integrated Framework. NY: Richard D. Irwin, Inc.

Waikeung Tam & Dali Yang (2005). Food Safety and the Development of Regulatory Institutions in China. *Asian Perspective, 29*(4), 5-36.

Worsfold, D. (2006). Eating Out: Consumer Perceptions of Food Safety. *International Journal of Environmental Health Research, 16*(3), 219-229.

Yongmin, B. (2004). The Challenges for Food Safety in China: Current Legislation is Unable to Protect Consumers from the Consequences of Unscrupulous Food Production. *China Perspectives*, 53. Available at: http://chinaperspectives.revues. org/document819.html